Die Behandlung der
infantilen Zerebralparese

Die Behandlung der infantilen Zerebralparese

Herausgegeben von
Fritz U. Niethard, C. Carstens, L. Döderlein

Bearbeitet von

D. von Aufschnaiter
J. U. Baumann
C. Carstens
L. Döderlein
J. Dubousset
W. K. Ernst
M. Feldkamp
J. R. Gage
J. L. Goldner
J. Jörg

A. Karbowski
D. Karch
M. A. E. Keenan
D. Manolikakis
W. L. Oppenheim
J. Reimers
D. Scrutton
H. M. Straßburg
G. Zeller

66 Abbildungen, 33 Tabellen

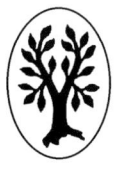

1994
Georg Thieme Verlag Stuttgart · New York

Die Deutsche Bibliothek – CIP-Einheitsaufnahme

Die *Behandlung der infantilen Zerebralparese* : 33 Tabellen / hrsg. von Fritz U. Niethard ... Bearb. von D. von Aufschnaiter ... – Stuttgart ; New York : Thieme, 1994
NE: Niethard, Fritz U. [Hrsg.]; Aufschnaiter, Dorit von

Geschützte Warennamen (Warenzeichen) werden *nicht* besonders kenntlich gemacht. Aus dem Fehlen eines solchen Hinweises kann also nicht geschlossen werden, daß es sich um einen freien Warennamen handele.

Das Werk, einschließlich aller seiner Teile, ist urheberrechtlich geschützt. Jede Verwertung außerhalb der engen Grenzen des Urheberrechtsgesetzes ist ohne Zustimmung des Verlages unzulässig und strafbar. Das gilt insbesondere für Vervielfältigungen, Übersetzungen, Mikroverfilmungen und die Einspeicherung und Verarbeitung in elektronischen Systemen.

© 1994 Georg Thieme Verlag.
Rüdigerstraße 14, D-70469 Stuttgart
Printed in Germany
Satz: Gulde-Druck, D-72070 Tübingen
Druck: Gulde-Druck, D-72070 Tübingen

ISBN 3-13-128401-3   1 2 3 4 5 6

Wichtiger Hinweis:
Wie jede Wissenschaft ist die Medizin ständigen Entwicklungen unterworfen. Forschung und klinische Erfahrung erweitern unsere Erkenntnisse, insbesondere was Behandlung und medikamentöse Therapie anbelangt. Soweit in diesem Werk eine Dosierung oder eine Applikation erwähnt wird, darf der Leser zwar darauf vertrauen, daß Autoren, Herausgeber und Verlag große Sorgfalt darauf verwandt haben, daß diese Angabe dem Wissenstand bei Fertigstellung des Werkes entspricht.

Für Angaben über Dosierungsanweisungen und Applikationsformen kann vom Verlag jedoch keine Gewähr übernommen werden. Jeder Benutzer ist angehalten, durch sorgfältige Prüfung der Beipackzettel der verwendeten Präparate und gegebenenfalls nach Konsultation eines Spezialisten, festzustellen, ob die dort gegebene Empfehlung für Dosierungen oder die Beachtung von Kontraindikationen gegenüber der Angabe in diesem Buch abweicht. Eine solche Prüfung ist besonders wichtig bei selten verwendeten Präparaten oder solchen, die neu auf den Markt gebracht worden sind. Jede Dosierung oder Applikation erfolgt auf eigene Gefahr des Benutzers. Autoren und Verlag appellieren an jeden Benutzer, ihm etwa auffallende Ungenauigkeiten dem Verlag mitzuteilen.

Anschriften

von Aufschnaiter, Dorit, Krankengymnastin
Alten Eichen 30
D-28359 Bremen

Baumann, J. U., Prof. Dr. med.
Felix-Platter-Spital, Pavillon E
Burgfelderstr. 101
CH-4055 Basel

Carstens, C., Priv.-Doz. Dr. med.
Stiftung Orthopädische Universitätsklinik
Heidelberg
Abt. für Orthopädie im Kindesalter
Schlierbacher Landstr. 200a
D-69118 Heidelberg

Döderlein, L., Dr. med.
Stiftung Orthopädische Universitätsklinik
Heidelberg
Abt. für Orthopädie im Kindesalter
Schlierbacher Landstr. 200a
D-69118 Heidelberg

Dubousset, J., M.D.
Hôpital St Vincent de Paul
Avenue Denfert-Rocherau
F-75674 Paris, Cedex 14

Ernst, W. K., Dr. med.
Institut für Soziale Pädiatrie und Jugendmedizin der Universität München im Kinderzentrum München
Hegelhofstr. 63
D-81377 München

Feldkamp, M., Prof. Dr. med.
St.-Franziskus-Hospital
Orthopädische Abteilung – Bereich Zerebralparese
Hohenzollernring 72
D-48145 Münster

Gage, J. R., M.D.
Gilette Childrens Hospital
200 East University Avenue
St. Paul, Minnesota 55101

Goldner, J. L., M.D.
Duke University Medical Center
Division for Orthop. Surgery
Durham, North Carolina 27710

Jörg, J., Prof. Dr. med.
Neurologische Klinik
Heusnerstr. 4
D-42283 Wuppertal

Karbowski, A., Dr. med.
Orthop. Univ. Klinik
Albert-Schweitzer-Str.
D-48149 Münster

Karch, D., Prof. Dr. med.
Direktor Kinderzentrum Maulbronn
Knittlinger Steige 21
D-75433 Maulbronn

Keenan, Mary Ann E., M.D., Prof.
Department of Orthopaedic Surgery
Albert Einstein Medical Center
5501 Old York Road
Philadelphia, PA 19141, USA

Manolikakis, D., Dr. med.
Krankenhaus Rummelsberg
Orthopädische Klinik Wichernhaus II
D-90588 Schwarzenbruck

Niethard, F. U., Prof. Dr. med.
Stiftung Orthopädische Universitätsklinik
Abt. für Orthopädie im Kindesalter
Schlierbacher Landstr. 200a
D-69118 Heidelberg

Oppenheim, W. L., M.D., Prof.
Division of Orthopedic Surgery
UCLA Medical Center
Los Angeles, CA 90292, USA

Reimers, J., oeverlaege, dr. med.
Ortopaed-kirurgisk Afd. U 2162
Rigshospitalet
Biegdamsvey 9
DK-2100 København Ø

Scrutton, D., MSc, MCSP, D.
Wolfson Centre
Institute of Health
Mecklenburg Square
GB-London WC 1N2AP

Straßburg, H. M., Prof. Dr. med.
Univ.-Kinderklinik
Neuropädiatr. Abt.
D-97080 Würzburg

Zeiler, G., Priv.-Doz. Dr. med.
Krankenhaus Rummelsberg
Orthopädische Klinik Wichernhaus II
D-90588 Schwarzenbruck

Vorwort

Zunehmend häufiger werden die Eltern von zerebralparetischen Kindern verunsichert, weil in den öffentlichen Medien Berichte über die Heilungsmöglichkeiten der infantilen Zerebralparese veröffentlicht werden. Tatsache ist, daß die Behandlung der infantilen Zerebralparese im vergangenen Jahrzehnt nichts sensationell Neues gebracht hat. Dennoch ist die Versorgung der lebenslang betroffenen Patienten durch zahlreiche unterschiedliche Verfahren bereichert worden. Darin liegt eine Chance, aber auch eine Gefahr. Polypragmasie macht sich breit. Orthopäden, Pädiater, Neuropädiater, Physiotherapeuten und Ergotherapeuten finden mitunter sehr unterschiedliche Sichtweisen dieser Erkrankung. Unterschiedliche Sprachen führen nicht selten zu Mißverständnissen.

Nichts ist aber für die sachgerechte Versorgung der uns anvertrauten Kinder so hinderlich wie ein unkoordiniertes Behandlungsprogramm. Die Behandlung der infantilen Zerebralparese kann nur interdisziplinär, im Team und mit Sachkompetenz erfolgreich sein.

Mit dem Heidelberger Symposion über „Die Behandlung der infantilen Zerebralparese" haben wir daher versucht, diesen interdisziplinären Weg erneut zu bestimmen. Die gemeinsame Arbeit der Abteilung für Kinderorthopädie der Orthopädischen Universitätsklinik Heidelberg und dem Zentralverband der Krankengymnasten – Deutscher Verband für Physiotherapie ZVK e.V. - hat im November 1992 zahlreiche Ärzte und Physiotherapeuten zusammengeführt. Die Beteiligung namhafter Redner aus dem internationalen Sprachraum sollte gewährleisten, daß auch über die in Deutschland aufgebauten Mauern hinweg der Blick auf andere Wege und Handlungsweisen gelenkt wird. Das vorliegende Buch stellt eine Zusammenfassung der Referate aus diesem Symposion dar. Es soll den Blick für neuere Erkenntnisse von Pathogenese, Spontanverlauf, differenzierten diagnostischen Maßnahmen, konservativen und operativen Verfahren und damit auch für die Notwendigkeit der interdisziplinären Zusammenarbeit fördern. Wenn Scrutton aus Großbritannien darauf hinweist, daß die Entscheidung über Behandlungs*techniken* eigentlich als letztes gefällt wird, so wird mancher erstaunt sein, der dieses Thema in Deutschland nur als vorrangig behandelt kennt. Ziel des Behandlungsteams muß es wohl sein, ein Programm zu finden, das dem kranken Kind, aber auch dem gesamten Umfeld und darunter besonders der Familie entspricht. „Nur so läßt sich die Tretmühle vermeiden, die sich daraus ergibt, daß die Erkrankung ja nicht geheilt werden kann und es immer etwas gibt, was als nächstes auf dem Programm stehen und getan werden kann."

Die Zusammenstellung eines Kongreßberichtes ist stets mit Mühen für die Redner und die Herausgeber verbunden. Dank gebührt daher den Autoren, die sich der Mühe unterzogen habe, ihre Vorträge in ein schriftliches Manuskript umzusetzen. Dank auch an Herrn Priv.-Doz. Dr. C. Carstens und Dr. L. Döderlein, die die Beiträge der ausländischen Referenten in das Deutsche übersetzt haben. Dem Thieme-Verlag unter der Leitung von Herrn A. Hauff und Herrn Dr. A. Bob danken wir für die immer bereitwillige Unterstützung bei der Fertigstellung des Buches und für die qualitativ gute Ausstattung.

Auch die Erstellung eines Kongreßbandes ist nur durch gute Zusammenarbeit im Team möglich. Wenn dieses Buch zum besseren Verständnis durch eine gemeinsame Sprache von Pädiater/Orthopäde/Physiotherapeut beitragen kann, so hätte es seine Aufgabe erfüllt. – Denn, wie man spricht, so denkt man, und wie man denkt, so handelt man!

Heidelberg, im Juli 1994

Für die Herausgeber
F.U. Niethard

Inhaltsverzeichnis

Grundlagen und Prinzipien physiotherapeutischer Maßnahmen bei der infantilen Zerebralparese 1
    M. Feldkamp

Neurophysiologische Grundlagen der krankengymnastischen Behandlung zerebraler Bewegungsstörungen im Kindesalter 5
    D. Karch

Krankengymnastische Behandlung nach Vojta 11
    W. K. Ernst

Entwicklung und Durchführung eines physiotherapeutischen Behandlungsprogramms in der freien Praxis 20
    Dorit von Aufschnaiter

Zielorientiertes Behandlungsprogramm bei infantiler Zerebralparese 27
    D. Scrutton

Frühförderung entwicklungsauffälliger und behinderter Kinder aus neuropädiatrischer Sicht 31
    H. M. Straßburg

Orthopädische Behandlung der oberen Extremität bei der infantilen Zerebralparese 40
    J. L. Goldner

Zur Entwicklung von Beckenschiefstand und Skoliose bei infantiler Zerebralparese 52
    A. Karbowski

Behandlung von Wirbelsäulendeformitäten bei der Zerebralparese 57
    J. Dubousset

Bedeutung der Ganganalyse in der Behandlungsplanung der infantilen Zerebralparese 60
    J. R. Gage

Ergebnisse der knöchernen Korrektur von Hüftgelenkfehlstellungen bei Patienten mit infantiler Zerebralparese 69
    C. Carstens

Zur Indikationsstellung von Weichteileingriffen bei der infantilen Zerebralparese .. 76
    J. Reimers

Die Schlüsselrolle des Kniegelenkes bei der funktionellen Behandlung der unteren Extremität des Zerebralparetikers 81
    J. R. Gage

Zur kausalen Therapie von Fußdeformitäten bei der infantilen Zerebralparese 92
    L. Döderlein

Orthesen bei zerebralen Bewegungsstörungen 102
    J. U. Baumann

Die medikamentöse Therapie der infantilen Zerebralparese durch Antispastika .. 105
    J. Jörg

Möglichkeiten und Grenzen der selektiven dorsalen Rhizotomie bei Patienten mit Zerebralparese 111
    W. L. Oppenheim

Aspekte der orthopädischen Behandlung der posttraumatischen Zerebralparese 119
    Mary Ann E. Keenan

Mittelfristige Ergebnisse weichteilentspannender Eingriffe zur Prophylaxe und Therapie der sekundären paralytischen Hüftluxation beim zerebralparetischen Kind 126
    D. Manolikakis, G. Zeiler

Sachverzeichnis 136

Grundlagen und Prinzipien physiotherapeutischer Maßnahmen bei der infantilen Zerebralparese

M. Feldkamp

Im Behandlungsprogramm der infantilen Zerebralparese spielt die Physiotherapie eine zentrale Rolle. Die Zahl der Behandlungskonzepte nimmt ständig zu. Entscheidend für die Indikation zu physiotherapeutischen Maßnahmen sind dabei die Grundlagen des Behandlungsprozesses und die Prinzipien, wie in die Pathophysiologie der infantilen Zerebralparese eingegriffen werden kann.

Definition der infantilen Zerebralparese:

- Störung der Bewegungssteuerung motorischer Zentren
- frühkindlich entstanden,
- nicht fortschreitend,
- die Entwicklung behindernd.

Die bekannten Symptome der spastischen Muskelverspannungen oder der athetotisch-ataktischen Fehlbewegungen lassen nicht immer auf den ersten Blick erkennen, daß ein wesentlicher Zug der Bewegungsstörung die *Entwicklungshemmung* ist. Das geschädigte Gehirn des jungen Kindes vollbringt Entwicklungsschritte; diese aber sind verlangsamt und durch die genannten Symptome verzerrt.

Die *Bewegungsentwicklung des gesunden Kindes* läßt gewisse „Meilensteine" erkennen: die bekannte Aufeinanderfolge von Kopfheben, Armstütz, Überrollen, Robben, Aufsetzen, Vierfüßlerkrabbeln, Knie- und Halbkniestand, Aufstehen, aufrechter Stand und freier Gang, Laufen und Springen.

In dieser Skala sind einige Gesetzmäßigkeiten zu erkennen:

- die Bewegungsentwicklung zeigt eine zunehmende Willkürkontrolle,
- diese Kontrolle schreitet, von der Kopf-Nacken-Region ausgehend, peripheriewärts fort,
- die Bewegungen verfeinern sich von globalen (mehrgelenkigen) zu isolierten, eingelenkigen,
- die Bewegungsrepertoires werden von Beuge-Streck-Richtungen um kontrollierte Seitwärtsbewegungen und schließlich axial drehende Bewegungen bereichert,
- die Bewegungsausschläge werden distalisiert, d. h. das Wesentliche der Bewegung erfolgt zunehmend im Bereich der Hände und Füße,
- es erfolgt zunehmende Aufrichtung der Körpersegmente gegen die Schwerkraft.

Bekanntlich wird die Ontogenese als Reproduktion der *Phylogenese* verstanden, und so müssen wir davon ausgehen, daß auch beim Menschen die Bewegungsentwicklung auf phylogenetisch geprägten Fundamenten erfolgt.

Das menschliche Neugeborene kommt nicht bewegungslos zur Welt, sondern besitzt eine große und vielseitige Beweglichkeit, die schon in langen Schwangerschaftsmonaten ausgeübt wurde. Dabei zeigt es aber nur eine höchst unzulängliche *Kontrolle*. Mühsames Hinwenden von Kopf und Augen zum Licht, mühsame Versuche der Aufrechterhaltung des Köpfchens sind die ersten, als *gezielt* erkennbaren Bewegungen. Jedoch bestehen zahlreiche, phylogenetisch geprägte *Haltungsreflexe*, die in der tierischen Ahnenreihe für das Überleben wesentlich sind, für das Menschenkind aber nur geringe Relevanz haben. Sie ereignen sich auf dem Boden einer basalen Muskeltonusregulation, der zweifellos für die spätere Entwicklung eine entscheidende Bedeutung zukommt.

Wir müssen also die **Entwicklungsstörungen des gehirngeschädigten Kindes mit der Schwierigkeit erklären, kontrollierte Eigenbewegungen zu erwerben, andererseits mit dem festen Haften phylogenetisch geprägter Reflexmotorik einschließlich der Tonusregulation.**

Die *zerebrale Dyskoordination* ist also charakterisiert durch Mängel an kontrollierten Bewegungsmöglichkeiten einerseits und der Persistenz (kompensatorisch) vorhandener tonisch-reflektorischer Muster.

Tonisch-reflektorische Muster äußern sich in verschiedenen Eigentümlichkeiten: Wir finden die musterhaft geprägte Neigung zu gekoppelten Massenbewegungen nahezu ausschließlich in der Form von Beuge-Streck-Schablonen, so daß rotierende und seitwärts gerichtete Bewegungen fehlen. Tonische Muster sind nicht nur durch Spastik, sondern auch durch gleichzeitige Kraftlosigkeit der Haltemuskulatur gekennzeichnet. Die Bewegungsmöglichkeiten des Kindes sind nicht nur konzeptmäßig verarmt, sondern es fehlt ihm auch die Findigkeit des Gesunden, so daß selbst vorhandene Möglichkeiten, wie z. B. das Krabbeln, nur wenig variiert werden können. Die in der Klassifikation unterschiedenen Formen der zerebralen Dyskoordination sind Spastik, Athetose, Ataxie und Hypotonie.

Spastik ist ein Aktivitätssymptom, es tritt also in der Haltung oder Bewegung des Körpers auf, nicht in der Ruhe. Spastik tritt ganzheitlich in der Form von Massenreflexen auf, d. h., es sind niemals einzelne Körper- oder Gliedmaßenteile betroffen.

Besonders wichtig: Spastik ist eine *phasisch-widerstandsfreie* Reaktion! Das bedeutet, daß sich spastische Muster gegen Widerstände oder unter Belastung nicht einstellen können.

Alle drei Punkte sind wesentlich für die krankengymnastischen Ansätze.

Athetosen sind neurologisch gesehen Störungen des Extrapyramidalsystems. Es werden dystone und dyskinetische Formen unterschieden. Die hervorstechenden Kennzeichen der Athetosen sind:

– Mangel an Haltetonus,
– unwillkürliche Fehlbewegungen, entweder in tonischen Mustern oder (seltener) in hyperkinetisch-choreoiden Formen,
– die obere Körperhälfte pflegt bevorzugt betroffen zu sein, damit sind auch die Möglichkeiten der Kopfkontrolle und des Mund-/Stimmgebrauchs sowie der Arm-Hand-Funktion eingeschränkt,
– es besteht Tendenz zu Haltungsasymmetrien.

Reine Athetosen sind selten, Kombinationsformen mit Spastik sind die Regel und zeigen dann besondere Neigung zu asymmetrischen Kontrakturentwicklungen.

Kleinhirnbedingte **Ataxien** sind bei Zerebralparesen häufige, wenn auch nicht vordringliche Begleitsymptome. Sie gehen einher mit Störungen der Zielgenauigkeit, besonders häufig des Bewegungstremors, seltener mit dysmetrisch ausfahrenden Bewegungsabläufen. Auch führen Kleinhirnstörungen zu Gleichgewichtsproblemen und Dysdiadochokinesen. Stets besteht eine Muskelhypotonie.

Hypotonie kann auch als isoliertes Symptom auftreten. Die generalisierte Muskelhypotonie bedeutet immer eine Entwicklungsretardierung, nicht jedoch eine Störung der Koordination. Als alleiniges Symptom hat Hypotonie deshalb eine günstige Prognose. Schwere Formen finden sich jedoch sehr häufig kombiniert mit mentalen Entwicklungsstörungen.

Therapie

Die therapeutischen Ansätze ergeben sich aus den diagnostischen Voraussetzungen. Eine genaue Befunderhebung führt dabei zu folgenden Fragestellungen:

– Schweregrad der Gebundenheit an tonische Reflexmotorik?
– Einbuße an Stabilität oder Mobilität vorherrschend?
– Welche Körperregion ist bevorzugt betroffen?
– Welche Bewegungselemente sind beeinträchtigt (isolierte Gelenkbeweglichkeit, Seitwärtsbeweglichkeit, Rotation)?
– Bestehen andere Entwicklungshindernisse (Anfallsleiden, geistige Behinderung, Sinnesstörungen, Kontrakturen)?
– Welches ist die funktionelle Zielsetzung?

Die Physiotherapie am zerebralparetischen Kind zeigt sich stets mehrdimensional. Sie kann folgendes vermitteln:

– Beeinflussung des Haltetonus der Muskulatur (mobile Stabilität, posturale Situation),
– Anbahnung von entwicklungsgerechter Bewegung unter Hemmung tonischer Muster,
– körperliche und psychische Stimulation,
– Stabilisation der Persönlichkeit, insbesondere der Frustrationstoleranz,
– Stabilisierung der Mutter-Kind-Beziehung und der Familieninteraktion.

Entwicklungskinesiologische Behandlung nach Vojta

Die Ansätze der Entwicklungskinesiologie greifen auf phylogenetisch geprägte, elementare Bewegungsreflexe zurück, die beim gesunden Kind das Fundament der postnatalen Eigenentwicklung darstellen. Dabei handelt es sich vor allem um das reflexhafte Kriechen und Umdrehen. Dieser Ansatz fußt auf der Erkenntnis, daß das angeborene Reflexkriechen bereits die wesentlichen Elemente des aufrechten Ganges enthält: nämlich Gewichtsverlagerung auf eine Körperseite, die dabei gegen die Schwerkraft gerichtete Muskelaktivationen entwickelt, während die Extremitäten auf der anderen, entlasteten Körperseite eine koordinierte Schreitbewegung ausführen. Aus diesen basalen Elementen entwickelt sich nach Vojta nicht nur aufrechter Gang, sondern auch Feinmotorik, insbesondere von Arm und Hand wie auch des Mundes.

Die anbahnenden Techniken der Vojta-Therapie können nicht nur dem Zerebralparetiker, sondern auch anderen neurologischen Beeinträchtigungen zugute kommen (z. B. Spina bifida, akute periphere Nervenläsionen, Schiefhals). Die Vojta-Behandlung ist also eine Frühbehandlung, da Voraussetzungen wiederhergestellt werden, die durch den Hirnschaden beeinträchtigt sind. Die ontogenetische Entwicklung wird dadurch indirekt ermöglicht, wird bei Vojta kaum therapeutisch aufgebaut.

Das entwicklungsneurologische Behandlungskonzept nach Bobath

Es beschäftigt sich nicht mit den Voraussetzungen, sondern mit dem Ist-Zustand und hat deshalb aufbauenden Charakter: In der praktischen Ausübung der Bobath-Behandlung wird das Kind schon zu Beginn in eine Ausgangsstellung gebracht, die einschießende Muster hemmt und aus der Bewegungsformen entsprechend der oben skizzierten Entwicklungserkenntnisse angebahnt werden:

- Erarbeitung der Haltungs- und Bewegungskontrolle, ausgehend von der Kopf-Nacken-Region, peripheriewärts,
- Erarbeitung von isolierten Gelenkbewegungen,
- Einflechten von seitwärts gerichteten und rotierenden (diagonalen) Bewegungen im Sinne der Stellreflexe,
- zunehmende Verlagerung der Kontrolle nach distal,
- Anbahnung von Aufrichtereaktionen gegen die Schwerkraft aus den niederen zu höheren und schließlich vertikalen Positionen.

In der Behandlung werden taktische Erkenntnisse über die spezifische Lernfähigkeit des Gehirns benutzt: **Die Bewegungskontrolle soll aus dem Bewegungsziel und nicht aus der Ratio erwachsen.** Deshalb nehmen alle Formen von Stellreaktionen, Schutz- und Schwerkraftreflexen einen großen Raum ein: aufstützende und ausrichtende Bewegungen, Gewichtverlagerungen aus verschiedensten Haltungssituationen stehen im Vordergrund. Dagegen ist es unwichtig, und oft sogar schädlich, des Kindes Aufmerksamkeit auf seine Bewegungsausführung zu richten, dies kann Verspannungen verstärken und hat keinen nachhaltigen Effekt, wie jeder weiß, der sich einmal bemühte, bestimmte Körperhaltungen willentlich über längere Zeit zu bewahren.

Wohl das größte Verdienst der Bobath-Methode ist ihre Berücksichtigung des ganzen Kindes, auch seiner nichtmotorischen Probleme. Sie nähert sich dem Kind in der ihm gemäßen Form, sei es spielerisch, sei es sportlich, unaufdringlich, aber **mit emotionaler Zuwendung**. In der Form des **Handling** wird auch der Alltag in der Pflege und Betreuung des Kindes therapeutisch mitgestaltet. Die therapeutische Führung erleichtert der Mutter Verständnis und Annahme ihres Kindes. Auch die Bobath-Methode erfordert Konsequenz und Konzentration, von seiten des Kindes wie auch des Therapeuten.

Die Kennzeichen der Bobath-Therapie bedeuten Eignung für alle Altersstufen und alle Behinderungsstadien. Besonders geeignet ist sie bei eingesteiften, bewegungsarmen und geistig behinderten Kindern nach dem Säuglingsalter, denen es an Bewegungskonzepten mangelt.

Zusammenfassung

Die theoretischen Grundlagen der Physiotherapie bei infantiler Zerebralparese fußen auf dem ätiologischen und diagnostischen Verständnis. Wesentlich ist dabei einerseits die Förderung der retardierten Bewegungsentwicklung, andererseits die Hemmung bzw. Umgehung spastisch-dyskoordinierter Schablonen. Letzteres macht die Einsicht in einige Gesetzmäßigkeiten tonischer Reflexabläufe erforderlich, die in der Arbeit aufgezeigt werden. Sodann werden die Grundzüge der krankengymnastischen Ansätze nach Bobath und Vojta erläutert.

Literatur

Bobath, D.: Abnorme Haltungsreflexe bei Gehirnschäden, 4. Aufl. 1986

Feldkamp, M.: Behandlung der infantilen Zerebralparese – Eine Analyse. Krankengymnastik 12 (1992) 1491–1503

Feldkamp, M., u. Mitarb.: Krankengymnastische Behandlung der zerebralen Bewegungsstörung, 4. Aufl. Pflaum, München 1989

Voss, D. W., M. K. Jonta, B. J. Myers: Propriozeptive Neuromuskuläre Fazilitation, 4. Aufl. Fischer, Stuttgart 1988

Vojta, V.: Die zerebralen Bewegungsstörungen im Säuglingsalter, 5. Aufl. Enke, Stuttgart 1988

Weimann, G.: Krankengymnastik und Bewegungstherapie. Hippokrates, Stuttgart 1989

Neurophysiologische Grundlagen der krankengymnastischen Behandlung zerebraler Bewegungsstörungen im Kindesalter

D. Karch

Kinder mit zerebralen Bewegungsstörungen werden in Deutschland in der Regel krankengymnastisch behandelt nach Methoden, die von Bobath oder Vojta entwickelt worden sind. Beide Methoden erheben den Anspruch, auf einer neurophysiologischen Grundlage zu beruhen, wobei impliziert wird, daß die Behandlung in theoretisch zu begründender Weise erfolgt ist und Erfolge damit auch zu erwarten sind. Die angenommenen neurophysiologischen Grundlagen der Behandlung werden dargestellt und unter dem Blickwinkel neuer entwicklungsneurologischer und neurophysiologischer Erkenntnisse oder Überlegungen kritisch beleuchtet.

Krankengymnastik nach Bobath

Berta und Karel Bobath (1983) nehmen an, daß infolge einer Schädigung der kortikalen und subkortikalen Strukturen des zentralen Nervensystems die Kontrolle der motorischen Funktionen nicht mehr möglich ist und der Organismus auf angeborene Bewegungsmuster zurückgreift, die auf Stammhirn- und Rückenmarksebene generiert werden. Da eine Kontrolle fehlt, werden diese Zentren fehlgesteuert. Es herrschen tonische „primitive" Reflexmuster vor wie z. B. tonischer Streckreflex oder asymmetrisch tonischer Nackenreflex, auch die Tonusregulation der Muskulatur ist gestört, meist im Sinne einer spastischen Bewegungsstörung. Die reziproke Innervation von Agonisten und Antagonisten wird fehlgesteuert, was zu einer abnormen Kokontraktion führt. Darüber hinaus kommt es zu einer verstärkten assoziierten Bewegung von Muskelgruppen oder Bewegungsmustern in anderen Körperpartien.

Ziel der Krankengymnastik ist es, die abnormen Reflexmuster zu hemmen und normale Bewegungsmuster zu fazilitieren. Dabei spielt die Anregung eines möglichst normalen Haltetonus eine zentrale Rolle. Frau Bobath hat herausgefunden, daß bei Stimulation bestimmter Schlüsselpunkte vor allem am Kopf, Nacken und an den proximalen Muskelgruppen deutliche Veränderungen des Haltetonus und der Aufrichtung zu erreichen sind. Techniken der propriozeptiven Stimulation (Tapping) werden dabei eingesetzt. Ein weiteres wichtiges Element ist die Anleitung der Eltern im Umgang mit dem Kind und seinem sensomotorischen Defizit und den abnormen Bewegungsmustern, da diese im Laufe des Tages ständig korrigiert werden müssen (Handling). Bobath u. Bobath legen Wert darauf, daß ihr Konzept offen ist für Behandlungselemente der Sprachtherapie, der Beschäftigungstherapie und anderer krankengymnastischer Übungsmethoden. Alle Maßnahmen sollen aber individuell auf das Kind abgestimmt werden. Daher müssen vor und im Laufe der Behandlung Art, Ausmaß und Verteilung der Störungen exakt beschrieben werden, um die Behandlung in geeigneter Weise zu planen.

Die Therapie soll beginnen, sobald abnorme Befunde zu erkennen sind. Es soll dann rasch gehandelt werden, um das Einüben falscher Bewegungsabläufe zu vermeiden. Durch die Behandlung soll eine größtmögliche Selbständigkeit für das Kind erreicht werden (Bobath 1967).

Krankengymnastik nach Vojta

Auch Vojta (1988) geht davon aus, daß bei der zerebralen Bewegungsstörung übergeordnete Zentren der motorischen Steuerung geschädigt sind und dadurch die normale Entwicklung der Motorik behindert wird bzw. in falsche Bahnen gelenkt wird. Dabei hat Vojta eigene Vorstellungen über die normale motorische Entwicklung. Sie soll sich im Spannungsfeld der sogenannten posturalen Reaktivität entwickeln, d. h. der Fähigkeit des Organismus, sich automatisch auf jede willkürliche und unwillkürliche Lageveränderung einzustellen, und der Fähigkeit zur aktiven Aufrichtung und zur phasischen Fortbewegung – der posturalen Aktivität. Diese Fähigkeiten sind in der Interaktion von subkortikalen und spinalen Zentren verankert. Die Entwicklung (Ontogenese) der posturalen Reaktivität ist eng verknüpft mit und grundlegend für die Entwicklung der Spontanmotorik, die von Vojta als posturale Aktivität bezeichnet wird.

Die motorische Entwicklung folgt im Säuglingsalter Prinzipien, die aus der Phylogenese bekannt sind und in der Ontogenese wiederholt werden. In den ersten 6 Lebenswochen, im sogenannten phylogenetischen Stadium, herrschen die „Primitivreflexe" vor. In den folgenden Wochen bis zum Ende der 13. Lebenswoche wird der Übergang von dem phylogenetischen zum ontogenetischen Stadium vollzogen. Die Reflexmuster müssen sich höheren motorischen Kontrollfunktionen unterwerfen. Bleiben diese sogenannten Primitivreflexe nach dem 4. Lebensmonat dominierend, so ist die normale posturale Ontogenese blockiert. Das Kind übt dann ständig falsche motorische Schablonen ein, da seine Motorik nur in den unreifen, genetisch verankerten Mustern verläuft. Schließlich entwickelt sich im Lauf der folgenden Monate das Vollbild einer zerebralen Bewegungsstörung als Folgeerscheinung der geschilderten Situation.

Die Krankengymnastik auf neurophysiologischer Grundlage nach Vojta nutzt nun wichtige motorische Aktivitäten des Säuglings, die in den ersten 3–4 Lebensmonaten erscheinen und für die Entwicklung der normalen posturalen Ontogenese essentiell sind – Reflexkriechen und Reflexumdrehen –, aus. Bei diesen Bewegungsmustern wird nicht nur eine phasische Fortbewegung, sondern auch die gesamte posturale Reaktivität und der Muskeltonus werden trainiert. Diese Bewegungsmuster stehen auch Säuglingen, die eine kortikale und subkortikale Läsion haben, zur Verfügung. Sie werden genutzt, um gegen die primitiven Bewegungsmuster „anzukämpfen". Sie müssen intensiv und exakt trainiert und geübt werden, um sie in den gestörten subkortikalen und kortikalen Steuerebenen zu integrieren und zu speichern, als Grundlage für die darauf folgenden Entwicklungsschritte der Aufrichtung und des freien Gehens. „Im ZNS entsteht so das Abbild der Startstufe der normalen motorischen Ontogenese"

(Vojta 1988, S. 257). Vojta nimmt an, daß entsprechend einem sehr strengen, schematischen Entwicklungsmodell diese Stufe erst weitgehend beherrscht werden muß, bevor eine Vertikalisierung, die normalerweise im 4.–7. Lebensmonat eintritt, trainiert werden darf.

Die Indikation zur Behandlung ergibt sich aus der Prüfung sogenannter Lagereaktionen (Landau-Reflex, Seitkippreaktion, Traktionsversuch, Collis horizontalis und Collis verticalis, Axillarhängeversuch, Kopfabhangversuch nach Peiper). Sind mindestens 6 von diesen Reaktionen abnorm ausgefallen, muß eine Behandlung eingeleitet werden.

Allerdings zeigen prospektive Studien, die von Vojta selbst angegeben werden (Costi u. Tomi, zit. nach Vojta 1989), daß in einem unausgelesenen Kollektiv von Neugeborenen ihre prognostische Signifikanz nicht gerade überwältigend ist. Bei 3–5 % der Neugeborenen waren 6–7 Lagereaktionen abnorm. In nahezu der Hälfte der Fälle normalisierte sich die Situation bei den Nachuntersuchungen. Bei 25 % der Neugeborenen waren 4–5 Lagereaktionen abnorm, was als leichte Bedrohung der Entwicklung gedeutet wurde, von dieser Gruppe normalisierten sich nur 75 %.

Vojta legt Wert darauf, daß die Übungsbehandlungen so exakt wie möglich nach dem von ihm angegebenen Muster trainiert werden, daß die Eltern diese Übungen auch am Tag mehrfach und sehr intensiv durchführen und auch keine Pause bei der Therapie eintritt.

Kritik an den neurophysiologischen Modellen von Bobath und Vojta

Beide neurophysiologischen Modelle unterscheiden sich nicht so stark, wie man vielleicht aus den sehr unterschiedlichen therapeutischen Vorgehensweisen schließen könnte. Beide sehen die motorische Entwicklung und die motorische Koordination in einer strikt hierarchisch gegliederten Weise nach einem Stufenmodell ausgerichtet.

Nach Vojta inhibieren deszendierende Bahnen des Kortex und Subkortex normalerweise die spinalen und stammhirngenerierten Bewegungsmuster. Diese Inhibition entfällt bei einer Läsion der höheren Zentren und löst damit eine ungeregelte Steuerung der Motorik, des Muskeltonus, der reziproken Innervation sowie eine Aktivierung der assoziierten Bewegungen aus. Motorische Schablonen der primitiven Reflexmechanismen beherrschen den Bewegungsablauf. Vojta glaubt, daß durch Wegfall der oberen Steuerungsebene ein primitives Neugeborenenmuster, das normalerweise in den ersten 6 Wochen besteht, nun weiter ständig genutzt wird, als Ersatzmuster zur Verfügung steht, eingeübt wird, schließlich auch falsch programmiert und im Zentralnervensystem endgültig fixiert wird.

Während die Behandlung von Bobath eine große Freiheit der Aktivierung, Stimulierung und Korrekturverfahren verlangt, die sich nach dem jeweiligen Entwicklungs- bzw. Krankheitsstand des Kindes richten muß, bleibt Vojta in seinen Behandlungsmethoden schematisch und hofft eine normale Entwicklung anregen zu können, indem er jeden aufeinanderfolgenden Entwicklungsschritt eintrainiert. Dabei benutzt er nur Mechanismen, die im Grunde durch die Läsionen des Zentralnervensystems nicht direkt betroffen sind und segmental/spinal generiert werden; er hofft damit eine normale weitere Entwicklung starten zu können.

Nun wissen wir schon lange, daß sich die motorische Kontrolle nicht nach einem streng hierarchischen Modell ausrichtet. Wir wissen, daß die angeborenen Reflexmuster als gleichwertige und wesentliche Glieder einer Handlungskette in den Bewegungsablauf integriert werden (Übersicht bei Karch 1989). Die oberen Ebenen der Kontrolle haben die Aufgabe, diese Muster zu reorganisieren und zu modifizieren. Dies kann und muß antizipatorisch bei der Willkürmotorik erfolgen im Sinne der Feed-forward-Kontrolle. Bei einer automatischen Kontrolle der Haltung und der Bewegungsabläufe spielen Feedback-Mechanismen eine wichtige Rolle, die einen stetigen, regulierenden Einfluß auf die gesamte motorische Koordination haben, um den jeweils optimalen Ablauf zu garantieren. Dabei können die höheren Zentren auch direkt auf die spinale Ebene Einfluß nehmen, wie dies von kortikospinalen Bahnen bekannt ist, die direkt auf die Alphamotoneuronen einwirken können.

Die angeborenen komplexen Bewegungsmuster sind unabdinglich und schaffen einen Freiraum für die oberste Kontrollinstanz, sich auf die gegebene Situation rasch einzustellen und unerwarteten Ereignissen aus der Umwelt so effektiv und rasch wie möglich begegnen zu können. Wir wissen auch, daß in Streßsituationen diese Bewegungsmuster wieder zum Vorschein kommen können, z. B. die Abstützreaktion oder der asymmetrisch tonische Nackenreflex. Insofern sind auch durch Lageveränderungen des jungen Säuglings provozierte typische Reaktionen bzw. Reflexmechanismen nur Ausdruck einer besonderen Motorik unter einer sehr ungewöhnlichen Körperhaltung des Säuglings, wobei selbst diese Bewegungsmuster sich von den stereotypen Schablonen bei einer infantilen Zerebralparese unterscheiden. Dabei soll nicht verkannt werden, daß bei psychischer Belastung durch Hunger, Schmerz oder auch Freude bei gesunden Neugeborenen eine erhebliche Anspannung des Muskeltonus, zum Teil mit Opisthotonushaltung, und Einschränkung der Bewegungsvariabilität auftreten können.

Es ist sicher zu simpel, sich vorzustellen, daß lediglich fehlende inhibitorische Einflüsse oder die fehlende Weiterentwicklung der Motorik („Persistenz der Primitivmotorik") für die Symptomatik der infantilen Zerebralparese verantwortlich seien. Ein gesundes Neugeborenes zeigt solche Bewegungsmuster integriert im Ablauf seiner spontanen Motorik, aber nicht als Bewegungsschablonen.

Schließlich wissen wir auch von zahlreichen Untersuchungen bei Neugeborenen und beim ungeborenen Kind, wieviele zielgerichtete, feinabgestimmte und variable Bewegungsabläufe möglich sind, die spontan oder nach einer Stimulation auftreten können: Hand-Mund-Kontakt, Daumenlutschen, langsame, rollende Körperbewegungen, langsame oder sehr rasche Bewegungen der Extremitäten, Lächeln, Grimassieren usw. (De Vries u. Mitarb. 1984). Subkortikale und spinale Strukturen sind schon pränatal für die Motorik verantwortlich, möglicherweise auch kortikale Neuronenverbände, auch wenn die Myelinisierung zum Teil noch nicht einmal begonnen hat, bestehen diese neuroanatomischen und neuropysiologischen Verbindungen auf und zwischen den unterschiedlichen Steuerungsebenen. Alle aktiven Bewegungen sind von Anfang an wichtig für eine normale Entwicklung und Reifung von Muskeln, Sehnen, Bändern und Gelenken, der gesamten motorischen Einheit mit den zugehörigen spinalen und supraspinalen Verbindungen (Oppenheim 1981, Prechtl 1984).

Studien über die Qualität spontaner Bewegungen des Neugeborenen belegen, daß Kinder mit zerebralen Läsionen schon in diesem Alter abnorme Bewegungsabläufe und Verhaltensweisen zeigen, wobei es sich nicht um die oben angesprochenen „Primitivschablonen" handelt (Prechtl 1990, Ferrari u. Mitarb. 1990).

Als zusätzlicher Gesichtspunkt mag angeführt sein, daß es sehr schwer ist, die Ergebnisse aus Tierexperimenten über die motorischen Kontrollfunktionen des zentralen Nervensystems auf den Menschen ohne weiteres zu übertragen, insbesondere was die Ontogenese angeht. Schließlich zeichnet sich der Mensch auch im motorischen Bereich durch seine hohe Anpassungsfähigkeit aus, die auf der Seite der Neuronen- und Interneuronenentstehung und der neurophysiologischen Vorgänge ihre Entsprechung haben muß (Noth 1992).

Neurophysiologische Grundlagen bei der krankengymnastischen Behandlung im Kindesalter

So wenig beweisbar und bewiesen die Vorstellungen über die Neurophysiologie der Muskelspastik sind, so evident ist es für alle, die täglich mit der Behandlung der Kinder konfrontiert sind, daß sich „etwas tut". Muskeltonus und Haltungskontrolle verbessern sich, vielfach können Kontrakturen von Muskel, Sehnen und Gelenkkapseln vermieden und eine drohende Hüftgelenkluxation bei Säuglingen und Kleinkindern abgewendet werden. Es besteht häufig auch der Eindruck, daß die gezielten, willkürlichen Bewegungen geschickter ablaufen.

Die wichtigsten neurophysiologischen Modelle, welche geeignet sind, das Wesen der Muskelspastik zu erklären, sind zum Teil widersprüchlich, und viele Probleme sind nicht gelöst oder zu verstehen (Noth 1992). Wie man sich die Auswirkung der krankengymnastischen Übungsbehandlung vorstellen kann, soll im folgenden aus zwei unterschiedlichen Gesichtspunkten dargestellt werden: auf der spinal-segmentalen Ebene mit ihren Verbindungen zu höheren Steuerungsebenen und auf der Ebene der sogenannten zweiten motorischen Einheit, die auch das Muskel-, Sehnen- und Skelettsystem einschließt.

Segmental-spinale Ebene

Ann Harrison (1988) hat in einem Übersichtsartikel wesentliche Argumente zitiert und formuliert, welche für eine Störung der spinalen interneuronalen Aktivität als pathophysiologisches Substrat der klinischen Symptomatik der Muskelspastizität im Kindesalter sprechen. Myklebust u. Mitarb. (1982, 1986) fanden eine gesteigerte reziproke Aktivität im Antagonisten bei passiver Bewegung bei kongenital hirngeschädigten Kindern aber nicht, wenn die Schädigung im Erwachsenenalter eingetreten war. Sie interpretieren ihre Befunde als möglichen Hinweis auf die Existenz eines neuen abnormen Regelkreises auf spinaler Ebene („spastic loop"). Ob es sich dabei um die Persistenz eines primitiven Regelkreises oder um einen abnormen, neu etablierten Regelkreis handelt, lassen die Autoren offen.

Es gibt Hinweise aus tierexperimentellen Studien und aus Untersuchungen beim Menschen, daß sich spinale Reflexe auch konditionieren lassen. Wolpaw u. O'Keefe (1984) beobachteten bei Rhesusaffen eine Veränderung der Kurzzeitreaktion des Streckreflexes (M_1-Reaktion) im Laufe eines Lernexperimentes. Die Affen sollten lernen, einen Streckimpuls im Ellenbogengelenk, der 3000- bis 6000mal in einem Experiment gegeben wurde und innerhalb von wenigen Millisekunden zu einer Beugung des Ellenbogengelenks führte, zu verstärken oder zu vermindern, d. h. den Muskeltonus zu regulieren. Bei systematischen Trainingssitzungen konnte innerhalb von 6 Stunden bereits eine Verbesserung von ca. 8 % erreicht werden, diese Tendenz setzte sich in den folgenden Trainingswochen fort.

Neilson u. Mitarb. zeigten, daß sich sowohl beim Erwachsenen als auch bei Kindern mit Muskelspastik die Empfindlichkeit des tonischen Streckreflexes vermindern ließ. In ihren Experimenten gelang dies durch ein Feedback-System, das die EMG-Aktivität als Zielgröße sichtbar machte (Neilson u. McCaughey 1982, Nash u. Mitarb. 1989). Die Autoren überprüften, ob parallel zu der Veränderung der tonischen Reflexaktivität auch die Zielgenauigkeit der willkürlichen Bewegungen verbessert werden konnte. Dies gelang allerdings nicht.

Überträgt man nun gedanklich diese Experimente auf das sich entwickelnde Nervensystem des Säuglings oder Kleinkindes, so darf man davon ausgehen, daß durch eine aktive Übungsbehandlung abnormen neurophysiologischen Veränderungen auf der segmentalen Ebene und der Etablierung abnormer Regelkreise entgegengewirkt werden kann. Auch wenn schon alle Symptome einer Muskelspastik bestehen, ist das System zu beeinflussen. Hierfür sind wohl Veränderungen der Zellmembranempfindlichkeit verantwortlich, der Rückkoppelungsmechanismen mit den supraspinalen Zentren, Aussprossung von Synapsen („sprouting") auf spinaler Ebene u. a.

Ebene des zweiten motorischen Neurons

Zahlreiche Untersuchungen von Muskeln und Sehnen belegen, daß schon bei relativ kurzfristiger Einschränkung der aktiven und auch passiven Bewegung strukturelle Veränderungen eintreten. Das Muskelwachstum ist abhängig von Längen- und Spannungsverhältnissen. Die Zahl der Sarkomere reguliert sich automatisch nach diesen Gegebenheiten; für eine gegebene Länge und Spannung gibt es eine optimale Zahl von Sarkomeren (Tardieu u. Mitarb. 1977a). Die Regulationsmechanismen sind unabhängig von der Innervation der Muskeln sowohl bei reifen als auch bei unreifen Tieren; bei aktiven Bewegungen adaptiert sich das System rascher als bei passiven (Tabary u. Mitarb. 1981).
Immobilisation durch Schienen, Bewegungseinschränkung durch spastische, stereotype Bewegungsmuster verändern das Längen-Spannungs-Verhältnis, die Zahl der Sarkomere verringert sich. Schon bei kleinen Bewegungsauslenkungen spannt sich der verkürzte Muskel an, wodurch der ohnehin überempfindliche tonische Streckreflex noch rascher ausgelöst wird. Bei jungen Tieren zeigte sich, daß die Vermehrung der Sarkomere nicht im gleichen Ausmaß wie bei erwachsenen geschieht. Tardieu u. Mitarb. (1977b) vermuten, daß die Sehnen in diesem Alter nachgiebiger sind und dadurch Längenänderungen des Systems gewährleisten. Systematisches Durchbewegen und aktive Bewegungen helfen so, die Muskelspastik zu verringern (Übersicht bei O'Dwyer u. Mitarb. 1989). Ob dadurch auch eine Selektion der Motoneuronen in der frühen Säuglingszeit – ebenso wie in der Pränatalzeit – erreicht werden kann, ist eine offene Frage.

Für die Erfolge einer krankengymnastischen Übungsbehandlung scheint also nicht so sehr die Einübung spezieller Bewegungsabläufe nach speziellen Methoden wichtig zu sein als vielmehr die Tatsache einer aktiven und passiven Bewegung des gesamten Muskel-Sehnen-Gelenk-Apparates in möglichst variabler Art und Weise sowie eine Reduktion des Muskelspannungszustandes. Stereotype Bewegungsabläufe müssen gelöst, zielgerichtete Bewegungen fazilitiert werden, und psychischer Streß mit der Folge einer erhöhten Muskelspannung muß vermieden werden. Die Techniken von Bobath und Vojta sind dabei besonders hilfreich, andere krankengymnastische Methoden können ebenso herangezogen werden, soweit es mit ihnen gelingt, die genannten Ziele zu erreichen. Phantasie und Engagement der Therapeuten einerseits, aktives und freudiges Mitarbeiten des Kindes andererseits sind die wichtigste Voraussetzung einer erfolgreichen Behandlung.
In dieses System fügt sich auch die Beobachtung ein, daß bei Wechsel der krankengymnastischen Methode häufig überraschende Fortschritte zu sehen sind und daß bei intensiven, stundenlangen Trainingsprogrammen auch größere Fortschritte zu erzielen sind, solange sie von dem Kind akzeptiert werden und eine aktive Mitarbeit besteht. Eine gute Kompensation bleibender Schädigungen ist zu erhoffen, wenn die Behandlung bei den ersten Symptomen einer Bewegungsstörung einsetzt und das Ausmaß der Schädigung nicht zu groß ist (Karch 1989b).

Zusammenfassung

Die Behandlung der infantilen Zerebralparese erfolgt in Deutschland überwiegend nach den Konzepten von Bobath und Vojta. Beide beruhen auf Vorstellungen über die motorische Entwicklung und die Pathophysiologie der Muskelspastik, die in vielen Punkten von allgemein akzeptierten Kenntnissen und Hypothesen abweicht. Dennoch sind Erfolge zu beobachten: Verbesserung der Muskeltonusregulation, Vermeidung von Kontrakturen, Beschleunigung der motorischen Entwicklung, Förderung eines geschickteren Bewegungsablaufes usw. Diese Erfolge beruhen wahrscheinlich vor allem auf neurophysiologischen und neuroanatomischen Veränderungen auf der spinal-segmentalen Ebene der motorischen Steuerung und im Bereich des Muskel-Sehnen-Gelenk-Apparates selbst. Inwieweit in den supraspinalen Zentren Kompensationsvorgänge, die Etablierung neuer Bewegungsprogramme oder gar eine Heilung spezieller Läsionen für diese Erfolge mitverantwortlich sind, bleibt ungewiß; wenn, dann sind sie nur bei leichteren Schädigungen zu erwarten.

Literatur

Bobath, B.: The very early treatment of cerebral palsy. Develop. Med. Child Neurol. 9 (1967) 373–390

Bobath, B., K. Bobath: Die motorische Entwicklung bei Zerebralparesen, 3. Aufl. Thieme, Stuttgart 1989

De Vries, J. P., G. H. A. Visser, H. F. R. Prechtl: Fetal motility in the first half of pregnancy. In Prechtl, H. F. R.: Continuity of Neural Functions from Prenatal to Postnatal Life. SIMP, London, Blackwell, Oxford, Lippincot, Philadelphia 1984

Ferrari, F., G. Cioni, H. F. R. Prechtl: Qualitative changes of general movements in preterm infants with brain lesions. Early hum. Develop. 23 (1990) 193–231

Harrison, A.: Spastic cerebral palsy: possible spinal interneuronal contributions. Develop. Med. Child Neurol. 30 (1988) 769–780

Karch, D.: Kontrolle der motorischen Funktionen. In Karch, D., R. Michaelis, B. Rennen-Allhoff, H. G. Schlack: Normale und gestörte Entwicklung. Kritische Aspekte zur Diagnostik und Therapie. Springer, Berlin 1989a

Karch, D.: Ergebnisse der Frühbehandlung von infantilen Zerebralparesen. In Karch, D., R. Michaelis, B. Rennen-Allhoff, H. G. Schlack: Normale und gestörte Entwicklung. Kritische Aspekte zur Diagnostik und Therapie. Springer, Berlin 1989b

Myklebust, B. M., G. L. Gottlieb, R. D. Penn, G. C. Agarwal: Reciprocal excitation of antagonists muscles as a differentiating feature in spasticity. Ann. Neurol. 12 (1982) 367–374

Myklebust, B. M., G. L. Gottlieb, G. C. Agarwal: Stretch reflexes of the normal infant. Develop. Med. Child Neurol. 28 (1986) 440–449

Nash, J., P. D. Neilson, N. J. O'Dwyer: Reducing spasticity to control muscle contracture of children with cerebral palsy. Develop. Med. Child Neurol. 31 (1989) 471–480

Neilson, P. D., J. McCaughey: Self regulation of spasms and spasticity in cerebral palsy. J. Neurol. Neurosurg. Psychiat. 45 (1982) 320–330

Noth, J.: Hypothesen zur Pathophysiologie der Spastik. Neurol. Psychiat. (1992)

O'Dwyer, N. J., P. D. Neilson, J. Nash: Mechanism of muscle growth related to muscle contracture in cerebral palsy. Develop. Med. Child Neurol. 31 (1989) 543–552

Oppenheim, R. W.: Ontogenetic adaptations and retrogressive process in the development of the nervous system and behaviour: a neuroembryological perspective. In Conolly, K. J., H. F. R. Prechtl: Maturation and Development. Biological and Psychological Perspectives. SIMP, London, Heinemann, London, Lippincott, Philadelphia 1981

Prechtl, H. F. R.: Continuity and change in early neural development. In Prechtl, H. F. R.: Continuity of Neural Functions from Prenatal to Postnatal Life. SIMP, London, Blackwell, Oxford, Lippincott, Philadelphia 1984

Prechtl, H. F. R.: Qualitative changes of spontaneous movements in fetus and preterm infants are a marker of neurological dysfunction. 23 (1990) 151–158

Tabary, J. C., C. Tardieu, G. Tabary: Experimental rapid sarcomere loss with concomitant hypoextensibility. Musc. and Nerve 4 (1981) 198–203

Tardieu, C., J. C. Tabary, C. Tabary, E. Huet de la Tour: Comparison of the sarcomere number adaption in young and adult animals: influence of tendon adaptation. J. Physiol. 73 (1977a) 1045–1055

Tardieu, C., J. C. Tabary, E. Huet de la Tour, C. Tabary, G. Tardieu: The relationship between sarcomere length in the soleus and tibialis anterior and the articular angle of the tibia-calcaneum in cats during growth. J. Anat. 124 (1977b) 581–588

Vojta, V.: Die zerebralen Bewegungsstörungen im Säuglingsalter, 5. Aufl. Enke, Stuttgart 1988

Vojta, V.: Die posturale Ontogenese als Basis der Entwicklungsdiagnostik. Kinderarzt 20 (1989) 669–674

Wolpaw, J. R., J. A. O'Keefe: Adaptive plasticity in the primate spinal stretch reflex: evidence for a two phase process. J. Neurosci. 4 (1984) 2718–2724

Krankengymnastische Behandlung nach Vojta

W. K. Ernst

Vojta geht davon aus, daß der „Werdegang" der idealen psychomotorischen Entwicklung bis hin zur freien bipedalen, dreidimensionalen Fortbewegung *angeboren* ist. Dieser „Werdegang" wird in Gang gehalten durch das fortbestehende Bedürfnis des Kindes, Kontakt mit der Umwelt aufzunehmen und diesen dauernd zu erweitern. Jedes gesunde Kind entwickelt sich dabei in vergleichbaren Entwicklungsstufen. Fortbewegung entsteht also durch das fortbestehende Interesse, sich den Reizen im Umfeld zuzuwenden und diese sich anzueignen. Dies setzt eine artspezifische, nämlich menschliche Fortbewegungsentwicklung in Gang, die im aufrechten Gang mündet.

Aus der Entwicklung der idealen Motorik, gesehen unter diesem Gesichtspunkt, dem Lokomotionsprinzip nach Vojta, erkennt man, daß die zunehmend differenzierten Fähigkeiten eines Kindes gesetzmäßige Funktionen voraussetzen, die erst das Erreichen der nachfolgenden Entwicklungsstufe möglich machen.

Selbstverständlich ist das Vorhandensein geschlossener, d. h. lückenlos kontraktionsfähiger Muskelketten mit differenzierten motorischen Funktionen dafür Voraussetzung.

Nach Vojta ist die posturale Ontogenese (Entwicklung der Körpersicherung) Basis der psychomotorischen Entwicklung.

Betrachtet man Vojtas Erfahrungen unter schichtentheoretischem Aspekt (von Rothacker in die Psychologie eingeführt), so könnte dies schematisch folgendermaßen aussehen:

Kontaktnahme mit der Umwelt
↑
Fortbewegung
↑
automatische Steuerung der Körperlage

Das bedeutet: Die intakte posturale Reaktibilität ist unabdingbare Voraussetzung für die Fortbewegung, und diese wiederum ist Bedingung zur „Kontaktnahme mit der Umwelt".

Die posturale Reaktibilität ist hierbei die Fähigkeit des Menschen, auf Lageveränderungen (entsprechend seinem jeweiligen Entwicklungs- und Reifestand des Zentralnervensystems) zu reagieren. Der von Vojta benutzte Begriff „Reaktibilität" ist in der deutschen Sprache nicht gebräuchlich; dieser Begriff ist aber identisch dem Begriff der „Reagibilität" aus der Physiologie.

Eine Störung der posturalen Reaktibilität geht somit mit Beeinträchtigungen in der gesamten psychomotorischen Entwicklung einher.

Daraus wird die fundierende Funktion der posturalen Reaktibilität deutlich: Sie stellt gewissermaßen eine der tiefen Wurzeln der gesamtpersönlichen Entwicklung dar.

Dieses Modell würde sich auch recht gut in Piagets Theorie von der Entwicklung der Intelligenz einfügen.

Seit Anfang der 50er Jahre beschäftigte sich Vojta mit der Diagnostik und der Therapie von Zerebralparesen. Schon bald erkannte er, daß nach Anwendung von aktiven Bewegungen *gegen* Widerstand bei Spastikern und Athetotikern relativ gute klinische Ergebnisse erzielt werden konnten.

Im Lauf der nächsten Jahre beobachtete er weiter, daß *immer* die gleiche motorische Antwort entstand, in Form eines breiten reziproken Muskelmusters – wenn er in bestimmten Ausgangsstellungen ganz bestimmte Punkte durch leichten Druck reizte.

Dieses immer wieder beobachtete – also reproduzierbare – Muskelmuster, das in differenzierter Weise den ganzen Körper „erfaßte", ließ die Vermutung aufkommen, daß darin so etwas wie ein Fortbewegungssystem verborgen sein könnte, das anlagemäßig vorhanden ist.

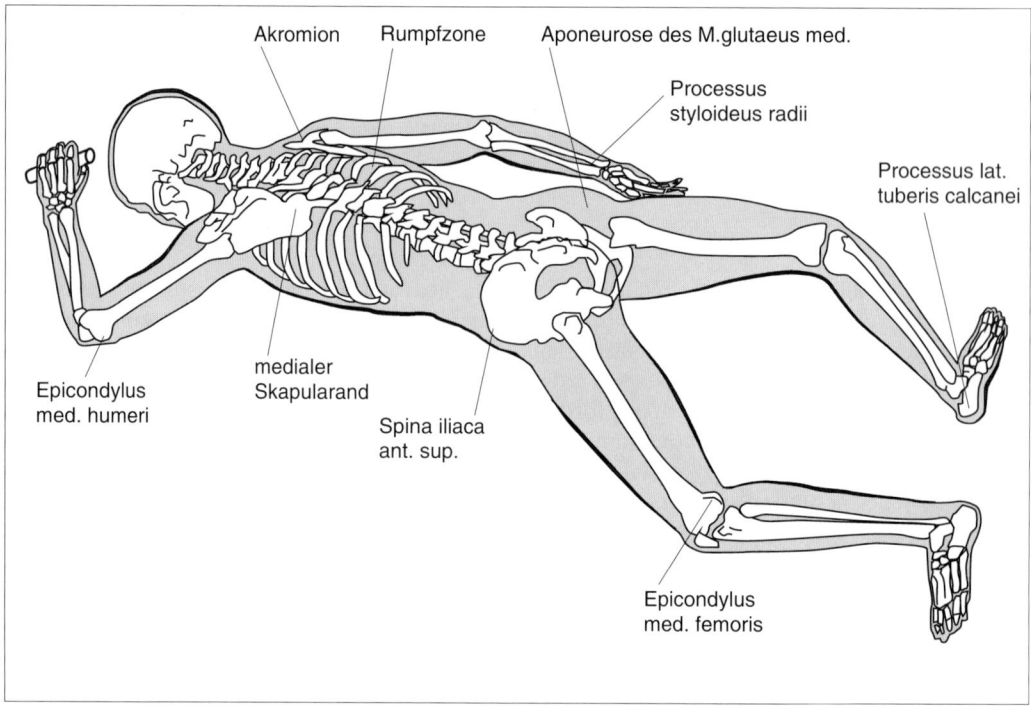

Abb. 1 Koordinationskomplex des Reflexkriechens: Ausgangsstellung und Auslösezonen

Vojta fand, daß dieser „Koordinationskomplex" nur mit Hilfe von propriozeptiven Reizen entstand und daß dieser entstehende Koordinationskomplex Elemente aus der spontanen Motorik gesunder Kinder enthält – diese Elemente bezeichnete er als „Teilmuster".

Die in der Therapie bei Neugeborenen provozierbaren sensomotorischen Fähigkeiten (Teilmuster) entwickeln sich bei gesunden Kindern spontan erst langsam, mit zunehmender Reife des Zentralnervensystems, innerhalb des 1. Lebensjahres.

Somit ist es Vojta gelungen, motorisches Verhalten gesunder Kinder zu reproduzieren, indem er aus bestimmten, passiv vorgegebenen Ausgangsstellungen mit Hilfe propriozeptiver Reize aktive Bewegungsmuster provoziert, die in Teilmustern, in den Koordinationseigenschaften und in der Differenzierung der Muskelkontraktionen genau denen gesunder Kinder entsprechen. Es handelt sich um zwei beliebig oft wiederholbare, aktive, reziproke globale **Bahnungssysteme**: Es sind dies die beiden Koordinationskomplexe „*Reflexkriechen*" und „*Reflexumdrehen*".

Beides sind künstliche Gebilde. Das Kriechen erscheint in der menschlichen Entwicklung überhaupt nicht als Fortbewegungsart, das Drehen gehört jedoch zur normalen Entwicklung.

Um die gewünschten Koordinationskomplexe Reflexkriechen (Abb. 1) und Reflexumdrehen (Abb. 2) zu provozieren, bedienen wir uns sogenannter Auslösungszonen (Abb. 1 u. 2). An diesen Zonen werden jeweils in verschiedener Kombination propriozeptive Reize durch leichten gezielten (= dreidimensionalen) Druck gesetzt. Es handelt sich dabei um Periostreize und/oder um Muskeldehnungsreize bzw. die Kombination aus beiden.

Um einen Koordinationskomplex zu provozieren, genügt bei einem Säugling bis zum Alter von 6 Wochen die Anwendung des propriozeptiven Reizes aus nur einer einzigen Auslösungszone. Bei einem älteren Säugling oder auch bei Kindern mit einer infantilen Zerebralparese sind dazu *mehrere* Reize aus entsprechend vielen Zonen notwendig; es gelten hier also die Gesetze der *räumlichen* und zusätzlich die der *zeitlichen* Summation der Reize.

Beim Ablauf der globalen, reziproken Bewe-

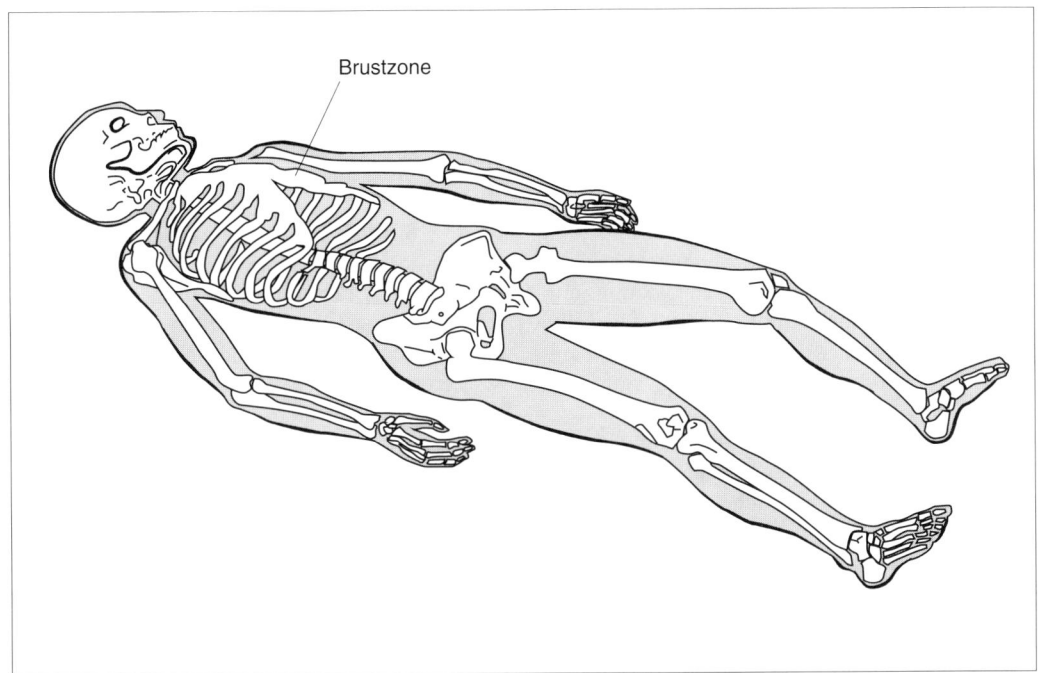

Abb. 2 Koordinationskomplex des Reflexumdrehens: Ausgangsstellung und Auslösezone

gungsmuster – sowohl des Reflexkriechens als auch des Reflexumdrehens – handelt es sich um dynamische Vorgänge. Von der Ausgangs- bis zur Endstellung verlaufen die Bewegungsmuster gesetzmäßig.
Auch wird eine Funktionsumkehr der Muskelzugrichtung der für die Fortbewegung verantwortlichen Muskelketten provoziert; ohne diese käme *keinerlei* Fortbewegung zustande.
Jede Lokomotion, auch eine entwicklungsmäßig niedrige Form, wie z. B. das Robben, beinhalten immer 3 Komponenten, die sich gesetzmäßig nebeneinander entwickeln. Ohne diese 3 Komponenten ist eine *koordinierte* Fortbewegung nicht möglich.
Diese untrennbaren Komponenten sind:

1. die automatische Steuerung der Körperlage, also die posturale Reaktibilität,
2. entsprechende Aufrichtungsmechanismen und
3. die dazugehörende phasische Bewegung.

Unter der **posturalen Reaktibilität** versteht Vojta die automatische, reaktive Anpassung der Körperhaltung bzw. der Körperlage an Veränderungen eben dieser Körperhaltung. Die Veränderungen der Körperhaltung können durch Fremdeinwirkung oder durch zufällige Schwerpunktverschiebungen während der spontanen Motorik entstehen. Diese Anpassung erfolgt spontan *ohne* Einschaltung des Bewußtseins. Es handelt sich bei den Anpassungsreaktionen um prämotorische kortikale und auch subkortikale, jedoch aktive Leistungen des Zentralnervensystems.
Die automatische Steuerung der Körperhaltung ist jedem Menschen angeboren und somit genetisch verankert; sie stellt den basalen Hintergrund nicht nur aller Motorik dar, sondern auch aller Verhaltensäußerungen des Kindes von der Geburt an bis zum Zeitpunkt des freien Laufens. Bei einem Kind mit einer infantilen Zerebralparese ist nicht diese automatische Steuerung an sich beeinträchtigt; beeinträchtigt sind vielmehr die *Möglichkeiten*, das Muskelspiel, das für eine differenzierte Ausführung des „Programms" notwendig ist.
Aufrichtungsmechanismen: Eine Fortbewegung **ohne** Aufrichtung, eine Bewegung gegen die Schwerkraft, ist beim Menschen nicht möglich. **Jede Aufrichtung bildet jedoch mit der beabsichtigten Fortbewegung eine Einheit**, d. h., der

gesamte Vorgang wird durch die Aktivation eines **zusammenhängenden** Muskelmusters bestimmt.

Phasische Bewegung: Erst bei ungestörter posturaler Reaktibilität und einem sicheren Stütz, der die Aufrichtung zur Folge hat, kann sich zielgerichtete *differenzierte* phasische Bewegung entfalten. Ohne sicheren Stütz und ohne automatisch angepaßte Körpersteuerung muß eben diese Bewegung „entgleisen", d. h. abnormal verlaufen. In der Praxis bedeutet das: *Ohne stabile, gesicherte Körperhaltung kann keine dosierte, koordinierte phasische Bewegung ablaufen.*

Analysiert man diese 3 Hauptkomponenten von der funktionellen Bewegungslehre her, wird man feststellen, daß sämtliche Grundbedingungen für eine Veränderung der Beweglichkeit enthalten sind. Andererseits können aber auch durch die Veränderung der Beweglichkeit die isometrische und die Aufrichtungsfähigkeit direkt beeinflußt werden.

Die Komplexität der Therapie läßt sich in die folgenden 3 Teilkomponenten aufschlüsseln:

Die globale Wirkung, um reflektorisch oder durch eine differenzierte Ausgangsstellung über den entsprechenden Koordinationskomplex koordinierte Bewegung, Beweglichkeit und Aufrichtung bei Einschaltung von notwendigen Schwerpunktverschiebungen zu erreichen.

Polysegmentale Wirkung: Ziel ist es, durch die Veränderung des Afferenz-Efferenz-Spiels zu einem physiologischen Teilmuster der Bewegung zu kommen.

Segmentale Wirkung: Durch provozierte aktive Kontraktionen in der Muskelzugrichtung, in der Dauerkontraktion, in der Durchblutungssituation soll die Möglichkeit eröffnet werden, eine funktionelle Veränderung im gesamten neuromuskulären Bereich zu erzielen und Einfluß auf die Trophik und das Vegetativum zu erreichen.

Erst wenn diese 3 Kriterien erfüllt sind, wird der Patient in die Lage versetzt, die provozierten idealen Muster in die Spontanmotorik einzubauen und somit zu differenzierten und ausgewogenen Bewegungen zu kommen.

Dies hat natürlich immer, auch über die isometrische Kontraktion, Auswirkungen im formativen Sinne auf den gesamten Bewegungsapparat. Somit läßt sich der Koordinationskomplex des **Reflexkriechens** verstehen als Bahnung einer reziproken Fortbewegung, als Baustein der menschlichen Fortbewegungsontogenese, der Koordinationskomplex des **Reflexumdrehens** als die Vorbereitungsstufe der ersten menschlichen (ontogenetischen) Fortbewegung zum Krabbeln.

Beide Koordinationskomplexe stellen Aktivierungen der ontogenetisch determinierten motorischen Entwicklung des 1. und 2. Trimenons dar, die die Grundlage für die eigentliche menschliche Fortbewegung sind.

Weiterer theoretischer Hintergrund ist, daß bei der Auswahl der nicht adaptierenden propriozeptiven Afferenzen die Aktivierungsinformation über die funktionsfähigen indirekten spinozerebellaren und spinoretikulären Bahnen erfolgt sowie über die direkten sensiblen spinothalamischen Bahnen. Somit ist mit Sicherheit immer das retikuläre System des oberen Hirnstamms direkt aktiviert.

Bei der Aktivierung entsteht im zentralen Nervensystem die Abbildung einer normalen Funktion der Muskelaktivität mit einer normalen Muskelfunktionsdifferenzierung. Daraus folgt unmittelbar die Fähigkeit von Aufrichtungsmechanismen, Gleichgewichtsreaktionen und Feinmotorik. Die idealen Teilmuster und das ganze Bewegungsmuster (globales Muster) werden in der Pathologie dem Zentralnervensystem soweit wie möglich angeboten und ermöglicht. Die einzelnen Vorgänge im Zentralnervensystem sind nicht bekannt, wir kennen nur ihre Endstrecken.

Aufgrund des Verständnisses der Koordinationskomplexe sollte auch verständlich werden, daß es somit eigentlich keine Begrenzungen der Indikationen für die Behandlung mit der Reflexlokomotion nach Vojta gibt.

Lokomotorische Ontogenese als Maßstab

Für die Beurteilung des Therapieerfolges bei der infantilen Zerebralparese (ICP) wurde von Vojta eine Skala von 10 Stadien erarbeitet. Diese Skala hat sich als Hilfsmittel für die Prognosestellung bewährt. Die Bedeutung liegt in der Beurteilung des Behandlungsverlaufes und in der Tempobestimmung der Befundverbesserung. Die einzelnen Stadien entsprechen der lokomo-

Tabelle 1 Stadien der pathologischen Fortbewegung (nach Vojta)

Stadium	Globales pathologisches Muster	Beginn des analogen normalen Musters
0	holokinetische Motorik, pathologisch	holokinetische Motorik, Neugeborenes
1	Zuwendung und Betasten, pathologisch	Zuwendung und Betasten in Rückenlage, 3.–4. Monat
2	erstes pathologisches Stützen und Greifen	einhändiges Greifen in Bauchlage ab Mitte des 2. Trimenons
3	pathologisches Kriechen oder Robben	Robben, ab Mitte des 3. Trimenons
4	„Hüpfen" (homolog)	keine Analogie in der normalen Motorik
5	pathologisches alternierendes Krabbeln	Krabbeln, 10.–11. Monat
6	vertikale Hilfslokomotion	„Küstenschiffahrt", 12.–13. Monat
7	pathologisches freies Laufen	sicheres freies Laufen, über 15 Monate
8	pathologischer Einbeinstand, rechts *oder* links mindestens 3 Sekunden	Einbeinstand rechts *oder* links mindestens 3 Sekunden, 3. Lebensjahr
9	Einbeinstand rechts *und* links mehr als 3 Sekunden	Einbeinstand rechts *und* links mindestens 3 Sekunden, 4. Lebensjahr

torischen Ontogenese; sie sind kinesiologisch genau definiert. Diese Stadien werden in der Regel von jedem Kind mit einer infantilen Zerebralparese durchlaufen.

Diese Stadien sind in Tab. 1 aufgelistet und sollen in Kürze dargestellt werden:

Stadium 0: Das Kind ist noch in keiner Weise fähig, zielgerichtete Bewegungen zu machen. Es kann noch nicht gezielt greifen, sich noch nicht einem Objekt zuwenden, um es zu erreichen und zu ergreifen.

In der idealen Entwicklung entspricht dieses Stadium der Holokinese des Neugeborenen.

Im *Stadium 1* ist das Kind noch apedal, jedoch ist eine Hinwendung zu einem Objekt möglich. Das Objekt kann nun betastet und ergriffen werden.

Dieses Stadium wurde dem Entwicklungsstand eines 3–4 Monate alten Kindes zugeordnet.

Das Kind ist im *Stadium 2* in Bauchlage fähig, sich auf den Armen zu stützen. Es ist bemüht, sich in Bauchlage einem Objekt zu nähern. Das Kind ist aber weiterhin apedal. Um aber Mißverständnissen vorzubeugen: Die Stützfunktion der oberen Extremitäten bei einem Kind mit einer infantilen Zerebralparese in Bauchlage entspricht keiner normalen Stützfunktion.

Bezogen auf die ideale Entwicklung ist dieses Stadium im Zeitraum Ende 4. Monat bis Ende 5. Monat angesiedelt.

Im nächsten Stadium – *Stadium 3* – kann das Kind robben oder kriechen, nicht nur einige „Schritte", sondern von einem Zimmer in das andere, und das aus eigenem Antrieb. Das Kind hat nun die Tendenz zur Fortbewegung entwickelt. Robben oder auch Kriechen stellt eine echte Fortbewegung dar; das bedeutet, daß die Fortbewegung aus eigener Initiative bewerkstelligt werden kann.

Das Hüpfen (vergleichbar einem „Häschenhüpfen") – *Stadium 4* – erscheint nur bei Kindern mit infantiler Zerebralparese. Es ist eine homologe Fortbewegungsmöglichkeit (auf Händen und Knien im Vierfüßlerstand) ohne die Fähigkeit, die Extremitäten abwechselnd zu belasten, der Schwerpunkt kann nicht zur Seite über die Mittellinie hinaus verlagert werden. Der Stütz der oberen Extremitäten entspricht aber nicht der normalen Entwicklung, denn er wird über die Handwurzel oder die Faust bewerkstelligt. Diese Form der Fortbewegung tritt in der normalen Entwicklung *nicht* auf; sie sollte in der Pathologie der infantilen Zerebralparese nur eine vorübergehende Art der Lokomotion darstellen. Wird diese Fortbewegungsart nicht möglichst schnell wieder verlassen, wird sie für die betroffenen Kinder zur lokomotorischen Endstation.

Dieses Stadium wurde von Vojta dem 9. Entwicklungsmonat zugeordnet, also höher als Robben oder Krabbeln eingestuft.

Anders ist dies dann in den *Stadien 5 und 6*: beim Krabbeln und der bipedalen Hilfslokomotion. Kinder mit einer infantilen Zerebralparese in diesen beiden Stadien haben die Stützfunktion auf den entfalteten Händen erreicht; sie stellen sich auf die Beine; sie haben die Vertikalisierungsphase erreicht.

Vom Krabbeln spricht man, wenn das Kind abwechselnd seine Extremitäten (Hände und Knie) mit dem Körpergewicht belasten kann und aus eigenem Antrieb durch die ganze Wohnung kommt und ohne Beimischung von Mustern des homologen Hüpfens.

Als *Stadium 5* stellt das Krabbeln die erste wirkliche Fortbewegung der menschlichen Ontogenese dar. In der Pathologie entwickelt sich das Krabbeln meist aus dem Hüpfen (Stadium 4) heraus. Das globale Muster des Krabbelns beim Kind mit infantiler Zerebralparese erscheint in pathologischen Teilmustern, wobei es sich aber um einen Kreuzgang handeln muß; auch die Stützfunktion der Hände muß erschienen sein.

Bezogen auf die normale Entwicklung hat das Kind den 10. Lebensmonat überschritten, befindet sich im 11. Monat.

Stadium 6: Das Kind kann sich nun mit Hilfe der Arme zum Stehen hochziehen. Weiter ist es in der Lage, sich eigenständig fortzubewegen, zuerst seitwärts (beidhändig „an der Wand entlang"), dann aber auch nur durch Festhalten mit einer Hand bzw. an einer Hand gehalten. Die Beine werden nun zum einen als Stützorgan, zum anderen auch als Fortbewegungsorgane eingesetzt.

Die Fortbewegung ist in diesem Stadium als Hilfslokomotion im Muster des Kreuzgangs möglich, bei dem die Arme und Hände als Fortbewegungsorgane eingesetzt werden; sie stellt somit einen Vierfüßlergang in der Vertikalen dar. In das Stadium 6 gehört ein Kind mit infantiler Zerebralparese noch, wenn es auf gerader Ebene gehen kann, jedoch ohne Synkinese der Arme.

In der normalen Entwicklung befände sich das Kind im 12. oder 13. Lebensmonat.

Kinder mit infantiler Zerebralparese der Stadien 5 und 6 werden in ihrem weiteren Leben – wenn es die mentale Entwicklung zuläßt – fähig sein, eine entsprechende Bildung und Ausbildung zu erhalten; sie können bereits sozial und beruflich integriert werden, derart, daß sie eine eigenständige Existenz erreichen können.

Kinder mit einer infantilen Zerebralparese der *Stadien 7–9* können auf ungerader Ebene gehen. Sie haben die soziale bipedale Fortbewegung erreicht.

Stadium 8 haben sie erreicht, wenn sie aus dem sicheren Stand heraus den Einbeinstand einnehmen und mindestens 3 Sekunden lang halten können. In der normalen Entwicklung entspricht dieses Stadium dem 3. Lebensjahr.

Wenn sie den Einbeinstand abwechselnd mit beiden Beinen ausführen können, haben sie *Stadium 9* erreicht. In der normalen Entwicklung befände das Kind sich nun im 4. Lebensjahr.

Untersuchung und Ergebnisse

Bei den hier untersuchten Patienten handelt es sich um Patienten, die von der krankengymnastischen Abteilung des Kinderzentrums München betreut wurden. Die Kinder wurden neurologisch untersucht und entsprechend kontrolliert; dabei wurden sie auch den jeweiligen lokomotorischen Stadien zugeordnet. Insgesamt sind dies derzeit etwa 600 Patienten. Eingeteilt wurden diese Kinder durch eine psychologische Untersuchung auch hinsichtlich ihrer mentalen Entwicklung (mental unauffällig – lernbehindert – geistig behindert – schwer geistig behindert).

Es soll die größte Gruppe, die Gruppe der spastischen infantilen Diparese, herausgegriffen werden. Dabei handelt es sich um 213 Kinder (185 Typ I = Strecktypus, 28 Typ II = Beugetypus). Bei Behandlungsbeginn durch die Reflexlokomotion nach Vojta befanden sich 98 Kinder (46,0 %) in einem motorisch sehr ungünstigen Zustand (Stadien 0–2), 26 (12,2 %) konnten schon gehen (Stadium 7). Die Diagnose „spastische infantile Diparese" stellt die Diagnose bei *Therapieende* durch die Reflexlokomotion nach Vojta dar.

Bei den Kindern dieser Stichprobe war die Diagnose der spastischen infantilen Diparese sicher gestellt. Nur um eventuellen Mißverständnissen vorzubeugen: Diese Kinder kamen erst im *fixierten* Bild in unsere Behandlung. Es war also nicht erst „abgewartet" worden, bis das Vollbild der Spastik eingetreten war, denn für uns sind eine frühestmögliche Diagnostik, aber auch eine therapeutische Intervention zum frühestmöglichen Zeitpunkt oberstes Ziel.

Auf der x-Achse in Abb. 3 sind die (inhaltlich etwas zusammengefaßten) lokomotorischen Stadien aufgetragen, auf der z-Achse die Gruppen der mentalen Entwicklung. Gezeigt wird jeweils

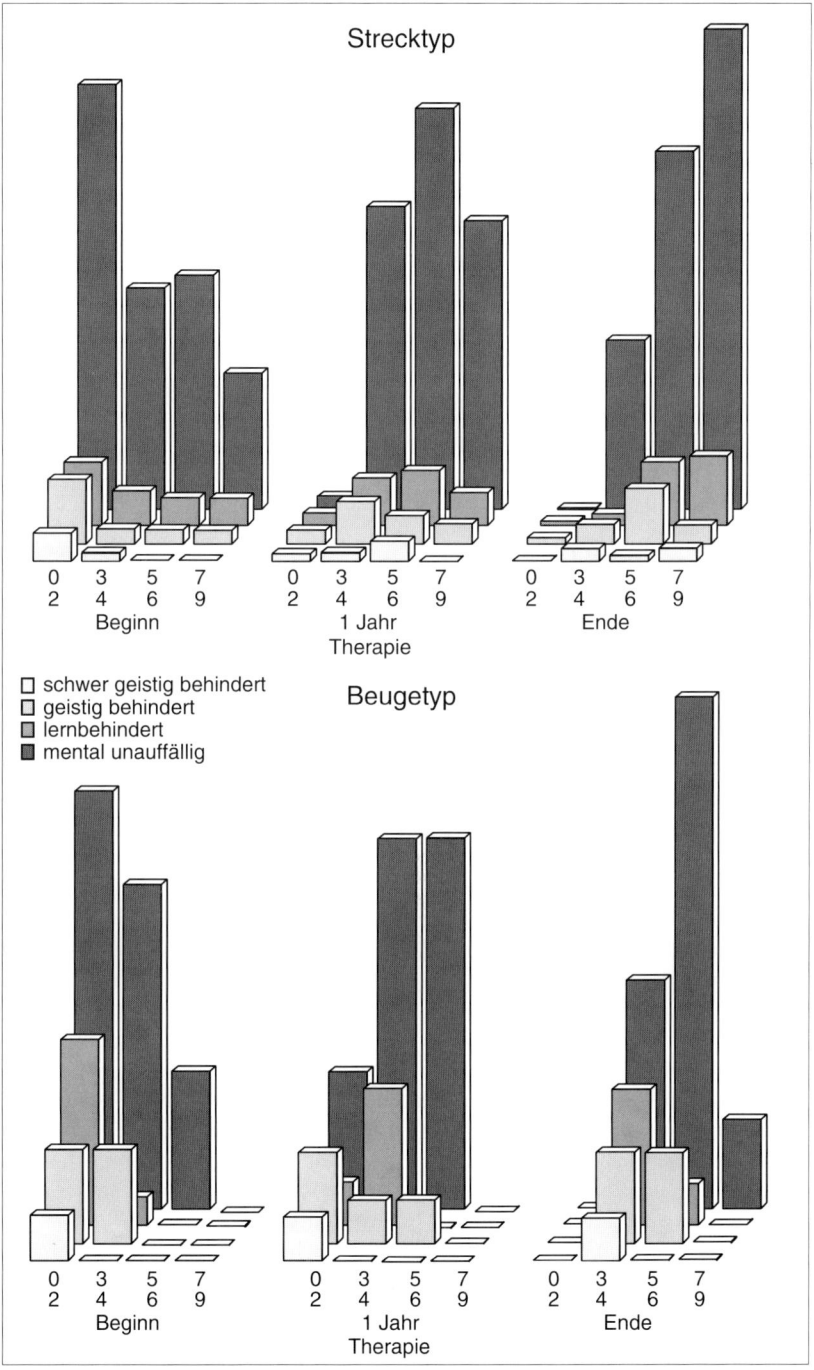

Abb. 3 Gesamtgruppe des spastischen infantilen Diparese: Strecktyp und Beugetyp jeweils bei Therapiebeginn, nach 1 Jahr und bei Therapieende

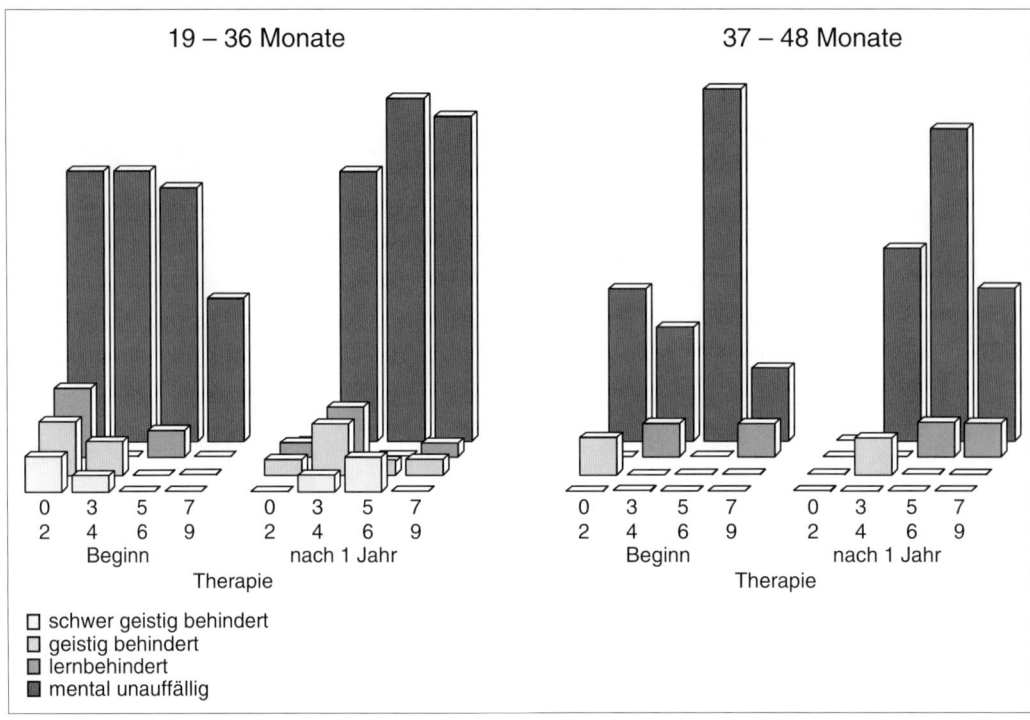

Abb. 4 Untergruppen der spastischen infantilen Diparese (Strecktyp): Therapiebeginn (nach Vojta) mit 19–36 Monaten bzw. 37–48 Monaten, jeweils bei Therapiebeginn und nach 1 Jahr der Therapie

der Stand bei Beginn der Therapie, nach 1 Jahr und am Ende der Therapie. Es sind in allen Gruppen Verbesserungen festzustellen, derart, daß höhere lokomotorische Stadien erreicht werden. Mit Abstand am deutlichsten ist dies in der Gruppe der mental unauffälligen Kinder. Das bedeutet aber, daß die mentale Entwicklung, der Antrieb, in der Entwicklung und somit auch in der Therapie eine wichtige Rolle spielt.

Beim Typ II (Beugetyp) sehen die Ergebnisse nicht so günstig aus; dies muß jedoch im Störungsbild selbst zu suchen sein, denn seitens der mentalen Entwicklung liegt ein sehr ähnliches Verteilungsmuster zugrunde.

Etwa 70 % der Kinder wurden im Alter über 18 Monaten erstmals in die Therapie mittels der Reflexlokomotion nach Vojta genommen; nimmt man die Kinder über 12 Monaten hinzu, so sind es fast 90 %. Die Kinder waren zum Teil nach anderen Methoden vorbehandelt, zum Teil war die Behandlung nach Vojta auch die erste krankengymnastische Behandlung.

Betrachtet man nun in Abb. 4 die Gruppe der Kinder, die zwischen 19 und 36 Monaten, und die Gruppe, die zwischen 37 und 48 Monaten in Therapie mittels der Reflexlokomotion nach Vojta genommen wurden, Kinder also, bei denen die spastische infantile Diparese ohne jeden Zweifel fixiert war, so zeigt sich ein ähnliches Bild wie bei der Gesamtgruppe, wenn auch nicht ganz so ausgeprägt. Auch hier sind die deutlichsten Fortschritte bei den mental unauffällig entwickelten Kindern festzustellen. Größere Fortschritte machten auch Kinder, die nicht nach anderen Methoden krankengymnastisch vorbehandelt waren, jedoch muß dieser Sachverhalt erst noch analysiert und statistisch abgesichert werden.

Durch diese Untersuchung konnte *zusammenfassend* festgestellt werden, daß sich eine mentale Störung prognostisch ungünstig auswirkt und daß die Prognose auch vom Alter bei Behandlungsbeginn abhängt.

Von den Kindern mit dem Strecktypus der spastischen infantilen Diparese haben 44,9 % die selbständige, freie bipedale Fortbewegung erreicht (Stadien 7–9); der Beugetypus erscheint prognostisch ungünstiger. Insgesamt (Streck-

und Beugetyp zusammengenommen) konnten aber mehr als Dreiviertel der Kinder dieser Stichprobe (79,8 %) sozial integriert werden (Stadium 5 und höher). Unter sozialer Integration wird hierbei verstanden, daß es diesen Patienten möglich sein wird, ein eigenständiges Leben zu führen.

Weiterhin ist festzuhalten, daß, auch wenn eine spastische infantile Diparese eindeutig fixiert ist, durch die Reflexlokomotion nach Vojta noch deutliche Verbesserungen hinsichtlich der Fortbewegung und der sozialen Eingliederung möglich sind.

Literatur

Ernst, W. K., V. Vojta: Behandlungsergebnisse bei Kindern mit Infantiler Spastischer Diparese unter der Reflexlokomotion nach Vojta. Vortrag, 18. Jahrestagung der Gesellschaft für Neuropädiatrie, Wien 1992

Vojta, V.: The basic elements of treatment according to Vojta. In Scrutton, D.: Management of the Motor Disorders of Children with Cerebral Palsy. Clinics in Developmental Medicine, vol. 90. Blackwell, Oxford 1984

Vojta, V.: Is there any therapy for cerebral palsy children? Results of the reflex locomotion therapy in 328 children with cerebral palsy. J. Kor. Acad. Rehab. Med. 10 (1986) 87–95

Vojta, V.: Die zerebralen Bewegungsstörungen im Säuglingsalter. Frühdiagnose und Frühtherapie, 5. Aufl. Enke, Stuttgart 1988

Vojta, V., A. Peters: Das Vojta-Prinzip. Muskelspiele in Reflexfortbewegung und motorischer Ontogenese. Springer, Berlin 1992

Entwicklung und Durchführung eines physiotherapeutischen Behandlungsprogramms in der freien Praxis

Dorit von Aufschnaiter

Das Behandlungsprogramm für ein *Kind* mit infantiler Zerebralparese wird in der Praxis in Abhängigkeit vom krankengymnastischen Befund – also von der *genauen Analyse* des *klinischen Bildes* und in Ergänzung zur ärztlichen Verordnung und Diagnose entwickelt.

Am Anfang steht die **Erhebung eines krankengymnastischen Erstbefundes** unter optimalen Bedingungen (Raumgröße, -temperatur, Untersuchungsfläche, Spielzeug).

Bei einem kleinen Patienten bis zum posturalen, also sensomotorischen Alter von ca. 13–14 Monaten gehören dazu 3 Untersuchungsgänge, die der Übersichtlichkeit halber nacheinander dargestellt werden sollen, die aber der erfahrene Therapeut nach kindlicher Befindlichkeit und mütterlicher Belastbarkeit sowie ökonomischen Gesichtspunkten in der Reihenfolge *vermischt* durchführt.

Um unbeeinflußt einen Gesamteindruck vom jeweiligen Kind zu erhalten, wird bei Untersuchungsbeginn weder die Anamnese noch der Verordnungstext mit Diagnose des überweisenden Kinderarztes erfragt. Lediglich den Vornamen des kleinen Kindes lassen wir uns sagen!

Der Befund besteht aus 3 Untersuchungsgängen (Tab. 1).

Im **1. Untersuchungsgang** beobachten wir das **spontanmotorische Verhalten des Kindes in Rückenlage** (RL) und **in Bauchlage** (BL) sowie in *den* Lokomotionsmustern, die das Kind zeigt. Die beobachteten Haltungs- und Bewegungsmuster werden mit der Idealmotorik hinsichtlich der Fähigkeiten,

– die Körpermitte zu steuern,
– sich gegen die Schwere aufzurichten,
– koordinierte zielgerichtete Bewegungen zu vollbringen,

verglichen (Abb. 1a u. b), vollkommen unabhängig vom Kalenderalter!

Nur die ideale Fortbewegungsontogenese mit

Tabelle 1 Physiotherapeutischer Befund – 3 Untersuchungsgänge

1. **Analyse der spontanmotorischen Haltungs- und Bewegungsmuster**
   – Wie steuert das Kind seine Körpermitte?
   – Wie sind Quantität und Qualität der Aufrichtung gegen die Schwere?
   – Wie koordiniert ist die zielgerichtete Bewegung, d. h., passen die beobachteten Muster zusammen?
2. **Prüfung (und Interpretation) der notwendigen Reflexe**
   (passen die Ergebnisse „ins Bild"?)
3. **Prüfung und Interpretation der Lagereaktionen (nach Vojta)**
   Zusätzlich achten auf:
   – Umfangs- und Längenasymmetrien
   – Fehlstellungen – Fehlformen
   – Differenzen im Hautkolorit
   – syndromologische Zeichen
   – *sprachliche* Äußerungen

ihren bis ins Detail bekannten Muskelspielen, insbesondere denen der ersten 6 Monate, kann Maßstab für den Befund und das Behandlungsziel sein.

Bei der Beobachtung des sich koordiniert bewegenden und handelnden Kindes erfahren wir nicht nur etwas über seine Motorik, sondern immer auch *Entscheidendes* über Sensorik oder seine Wahrnehmungsfähigkeit sowie über seine geistige Agilität.

Der **2. Untersuchungsgang** umfaßt die **Prüfung und die Interpretation aller für den Befund notwendigen Reflexe.**

Die Ergebnisse der Reflexprüfungen setzen wir immer in Beziehung zum beobachteten spontanmotorischen Bild: z. B. paßt zu einem sonst unauffälligen sehr jungen Säugling *nicht* ein nur *einseitig* auslösbarer Rooting-Reflex! Bei einem „richtig" robbenden Kind dürfen wir *keinen* Handgreifreflex erwarten. Wenn sich z. B. bei einer Untersuchung ein blockierter Fußgreifreflex und negativer Galant nebst spärlicher

Entwicklung und Durchführung eines Behandlungsprogramms

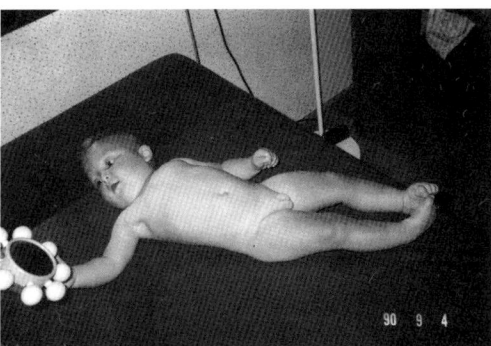

Abb. 1a   Kind in abnormalem Greifmuster (spastische infantile Diparese)

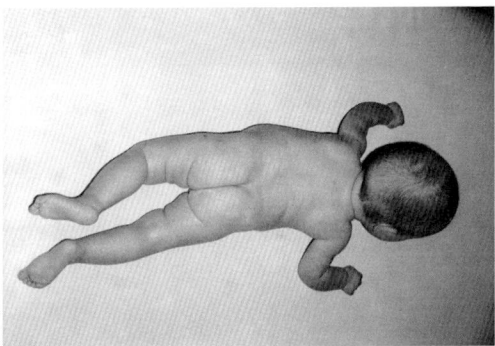

Abb. 1b   Kind mit abnormalem Stützmuster: diparetische Bedrohung (fast 6 Monate)

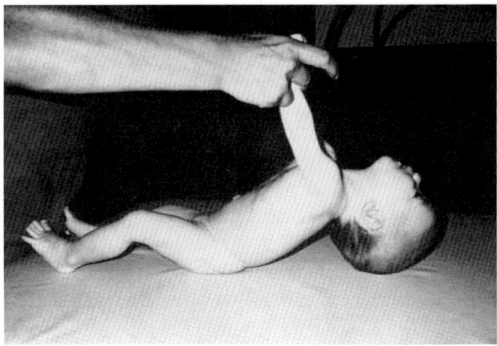

Abb. 2   Traktionsversuch (7 Wochen altes Baby)

Im 3. **Untersuchungsgang** werden die **Lagereaktionen nach Vojta** durchgeführt (Abb. 2).
Die Analyse der beobachteten motorischen Antworten werden mit den Idealreaktionen der Lagereaktionstabelle verglichen und erlauben eine Aussage hinsichtlich des Reifezustandes des Zentralnervensystems. Während der gesamten Durchführung des physiotherapeutischen Befundes achten wir noch auf

– Umfangs- und Längenasymmetrien,
– Fehlstellungen, Fehlformen,
– Differenzen im Hautkolorit,
– syndromologische Zeichen und
– sprachliche Äußerungen.

Wahrgenommene Bewegungseinschränkungen werden palpatorisch verifiziert, eventuelle Messungen schließen – nach etwa 20 Minuten – die Befundaufnahme ab.
Erst die Ergebnisse *aller* Untersuchungsmanöver lassen eine abschließende *Befundaussage* zu. An zweiter Stelle folgt der häufig schwierigste Teil: das Gespräch mit den Eltern (Tab. 2).

Tabelle 2   Elterngespräch

Erklärungen und Hinweise
– zur Analyse des physiotherapeutischen Befundes ihres Kindes
– zum Ziel der physiotherapeutischen Maßnahme (mit Begründung!):
    Therapieformen der Krankengymnastik
    Lagerung
    Handling
    passive Vertikalisationshilfen
– zur Motivierung des Kindes
– zum Besuch evtl. von weiteren Spezialisten
– zur Hilfsmittelversorgung, insbesondere bezüglich:
    Zeitpunkt
    Ausmaß
– zu operativen Eingriffen

Nachdem die Eltern ihre Beobachtungen, Sorgen, Ängste, Hoffnungen, die Anamnese, Diagnose und die Verordnung des Arztes mitgeteilt haben, sollte das Ergebnis des physiotherapeutischen Befundes erläutert werden. Wenn Arzt und Krankengymnastin in ihrer Einschätzung der Situation auseinanderweichen oder sich in den krankengymnastischen Einzelbefunden Widersprüche ergeben, gilt es, sich unverzüglich mit dem behandelnden Arzt in Verbindung zu setzen, um eventuelle Zusatzuntersuchungen und/oder das Therapieprozedere abzusprechen. Nur wenn Arzt und Krankengymnast „an einem Strang

Spontanmotorik zeigen, ist das ein erster Hinweis für eine Spastik. Findet sich gar ein positiver Rossolimo, ein echter Klonus bei auffälliger Spontanmotorik und abnormal vielleicht gar stereotyp verlaufende Lagereaktionen (LR), so „läuten die Alarmglocken"!

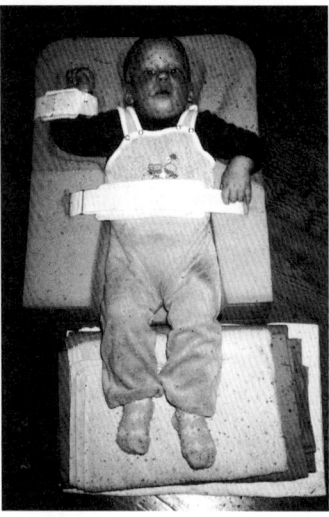

Abb. 3 Kind mit spastischer Hemiparese rechts, das auf ärztliche Anweisung in dieser Schiene gelagert werden sollte

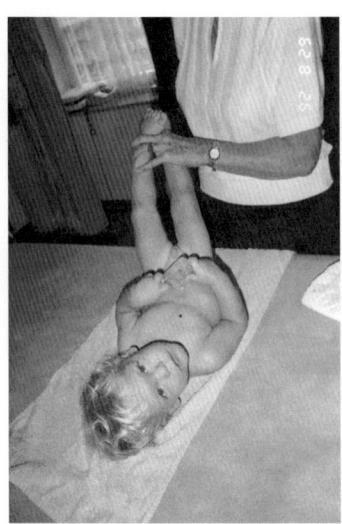

Abb. 4a Ungünstiger „homologer" Griff beim Wickeln

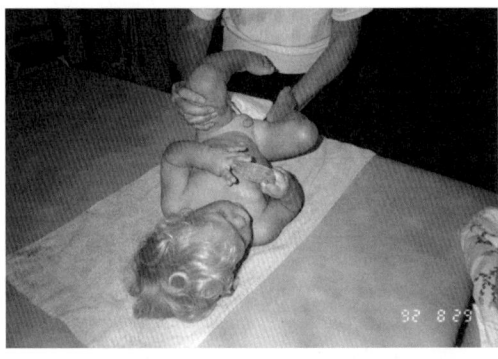

Abb. 4b Richtige Wickeltechnik für zerebralparetische Kinder

ziehen" – und dies gilt insbesondere bei Kindern mit deutlichen Störungen –, ist eine vertrauensvolle, *verunsicherungsfreie* Eltern-Kind-Beziehung möglich! Mit pädagogischem Geschick muß den Eltern behutsam, aber unmißverständlich erklärt werden, daß *und was* in der Entwicklung ihres Kindes nicht alles optimal verläuft. Dabei ist das Gespür für das wichtig, was Eltern verkraften, verstehen und nachvollziehen können; hilfreich sind Fotos, kleine selbstgefertigte Zeichnungen, eventuell Skeletteile und Selbstdarstellungen, um auf die Zusammenhänge von gesunder Entwicklung und die ihres Kindes hinzuweisen und diese zu verdeutlichen. Das Elterngespräch enthält zudem Informationen zur Lagerung und zum Handling (Tab. 2).

So wird – um ein Beispiel herauszugreifen – die Lagerung eines Kindes mit schwerer Armplexusparese anders aussehen als die eines Kindes mit drohender Zerebralparese; so wird die Rückkoppelung mit dem verordnenden Arzt bei Lagerungsverordnungen häufig unerläßlich (Abb. 3).

Ebenso wichtig ist, daß ein diparetisches Kind nicht mit homologen Handgriffen versorgt wird. Erklärungen zur pathologischen Dynamik innerhalb der diparetischen Muskelmuster können ein falsches Handling vermeiden (Abb. 4a u. b).

Wenn Eltern fragen: „Dürfen/sollen wir unser Kind hochsetzen, hinstellen oder laufen lassen", so wird die Empfehlung – mit Begründung! – bei einem retardierten Kind anders sein als bei einem Kind mit drohender Zerebralparese (Abb. 5).

Auch für die Ratschläge bezüglich des Motivierens zur Handlung gilt Ähnliches: Das *Kind* mit „seiner" *Störung* bestimmt unser Tun (Abb. 6). Ein wesentlicher Teil des Elterngespräches und der Abstimmung mit dem verordnenden Arzt ist die Beratung zum Für und Wider von Hilfsmitteln. Die korrekte Versorgung mit Hilfsmitteln

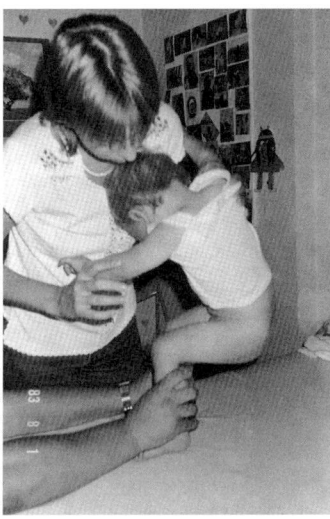 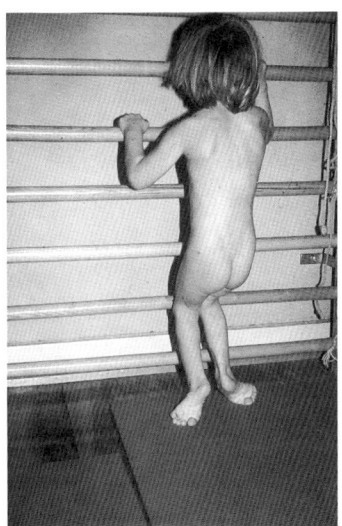

Abb. 5 Eltern demonstrieren ihr Hausprogramm bei ihrem schwer-zerebral-paretischen Jungen, dessen posturales Niveau *unter* 6 Wochen war

Abb. 6 Das Motivieren zum Handeln – hier: zum Hochziehen, würde die schnellere Fixierung der pathologischen Muster bedeuten!

kann nicht nur Haltungs- und Bewegungsmuster verbessern, sondern auch die Entwicklung von sekundären Deformitäten verhindern (Abb. 7a u. b).

In der freien Praxis ist es notwendig, die Eltern zur Mitarbeit am krankengymnastischen Behandlungsprogramm zu gewinnen. Niemals können die gesteckten und erhofften Ziele ohne die Eltern erreicht werden!

Die Aufgabe besteht also darin, sie motivierend und lobend, in kleinen Schritten anzuleiten; die Eltern therapieren ihr Kind selber. Anfänglich kommen sie 2- bis 3mal pro Woche in die Praxis; wenn sich die Eltern in der Durchführung des Programms sicher fühlen, kommen sie einmal pro Woche, bei Langzeitbetreuungen alle 3–4 Monate in die Praxis.

Manche der in meiner Praxis betreuten Kinder

Abb. 7a u. b Till in „seiner" und in korrigierter Sitzhaltung

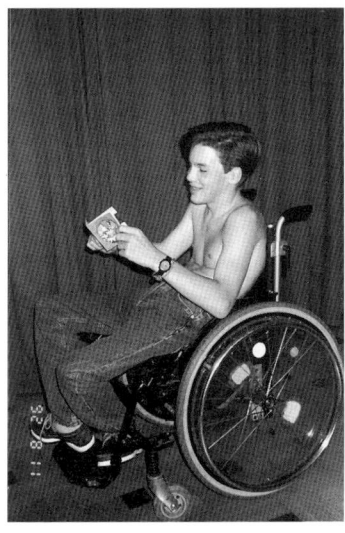 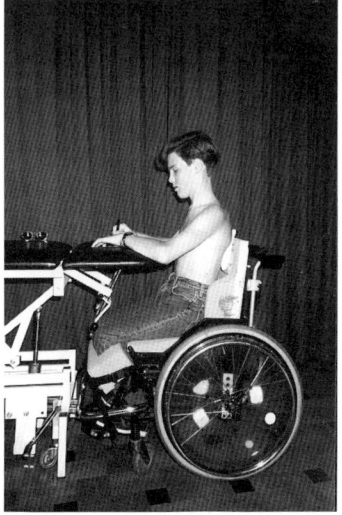

Tabelle 3 Physiotherapeutische Befunderhebungen bei Kindern < 1 Jahr 1985–1992 (n = 551)	
Syndrome	15
Torticollis myog.	11
Plexusparese	5
Extremitätenaplasien	3
Klumpfüße	5
Arthrogryposis	4
Myelomeningozele	6
Osteogenesis imperfecta	2
Tetraparesen	3
Diparesen	3
Hemiparesen	4
Athetose	1
Hirntumor	1
andere Erkrankungen (Hüftdysplasie, Säuglingsskoliose usw.)	
Behandlungswürdig	373
nicht behandlungswürdig	115
	551

Tabelle 4 Behandlungsdauer bei Kindern < 1 Jahr – 1985–1992 (n = 436 von 551 Befundungen)		
unter 3 Monate	223	51 %
4–6 Monate	109	25 %
7–12 Monate	62	14 %
13–24 Monate	9	2 %
über 24 Monate	9	2 %
Behandlung *vorzeitig* beendet: (Umzug, Therapie-, Therapeutenwechsel)	24	6 %
Diparetische Bedrohungen	31	7 %
Von diesen 31 bedrohten Kindern entwickelte sich in 3 Fällen tatsächlich eine Diparese:		
1 Kind mit Diparese:	aus der Therapie ausgeschieden	
2 Kinder mit Diparese:	heute beide in Lokomotionsstufe 3, beide noch in Therapie (sie sind unter 2 Jahre alt)	

und jungen Erwachsenen sehe ich nur 2- bis 3mal jährlich!
Über die Häufigkeit von pathologischen Befunden bzw. eingeleiteten Behandlungsmaßnahmen geben die Tab. 3 u. 4 Auskunft. Den typischen Verlauf soll folgende Kasuistik darstellen: Violette wurde 4 Wochen vor dem Termin geboren mit:

– Hirnblutung 4. Grades,
– Hydrocephalus internus et externus,
– 3 Shunt-Operationen in den ersten Wochen mit
– 2 massiven Infektionen (äußere Drainage),
– „irreversiblem Augenschaden" aus 4./6. SSW.

Auf Intervention eines Familienmitgliedes kam Violette nach Deutschland.

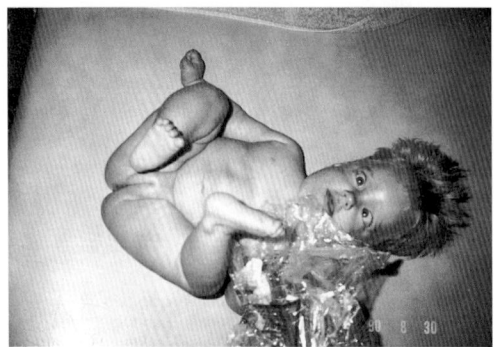

Abb. 8 Violette gut 8 Monate alt: Hemispastik rechts, zentrale Hypotonie, spontan fixierend

Mit 5½ Monaten Erstbefund:
– *fraglich* blind,
– schwere zentrale Hypotonie,
– beginnende Hemiparese rechts (vom spastischen Typ),
– posturales Niveau: erste Hälfte 1. Trimenon (0–6 Wochen).

Die Diagnose hatte dazu geführt, daß sich insbesondere die Mutter total von Familie und Außenwelt zurückgezogen hatte.
Nach der Erarbeitung eines Behandlungsprogramms haben beide Eltern sehr gut, konsequent und subtil beobachtend das Kind beübt.
Nach 3 Monaten zweiter Besuch (Abb. 8). Violette heute nach 2½ Jahren der Vojta-Therapie:
– nicht blind,
– Hemispastik rechts,
– mental hervorragend,
– spricht in 7- bis 8-Wort-Sätzen,
– hat die Lokomotionsstufe 6 (nach Vojta) erreicht (Lokomotionsstufe 6 bedeutet „walking with support" und entspricht dem Entwicklungsniveau von 11–12–13 Monaten).
Violette krabbelt, zieht sich hoch, geht seitlich an Möbeln und an der Hand (Abb. 9 u. 10).

In 3- bis 4monatlichen Abständen treffen wir zur Optimierung des Behandlungsprogramms zusammen.
Zum physiotherapeutischen Behandlungsprogramm gehört zwingend der wiederholte Be-

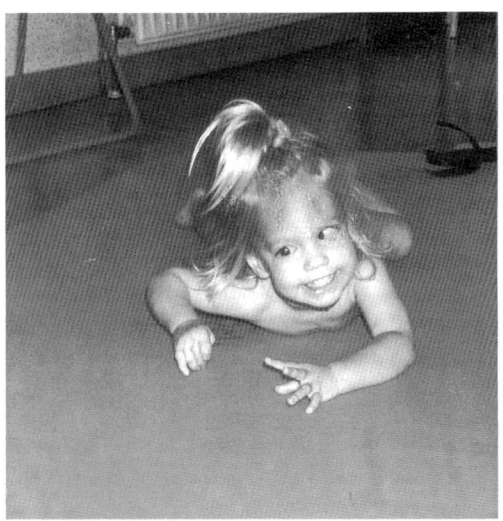
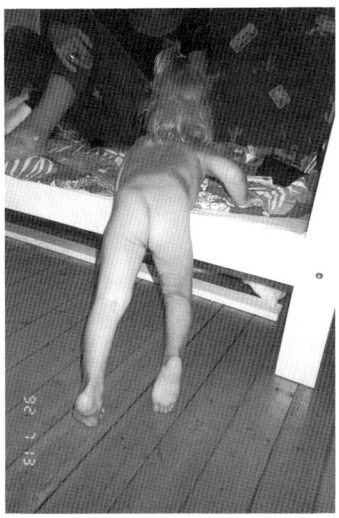

Abb. 9 Violette hat die Lokomotionsstufe 3 erfunden

Abb. 10 Violette heute: Lokomotionsstufe 6: Sie stellt sich hin!

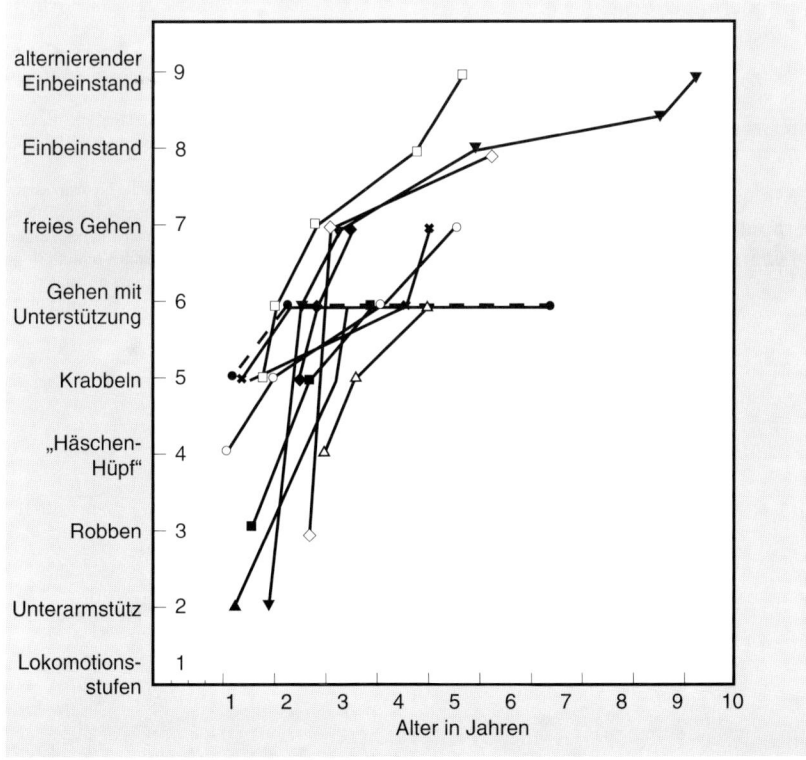

Abb. 11 Spastische infantile Diparesen (n = 10, 4♂, 6♀). Diagnose und Behandlungbeginn nach dem 12. Lebensmonat, davon erreichten 6 Lokomotionsstufe 7 (bzw. 8 oder 9)

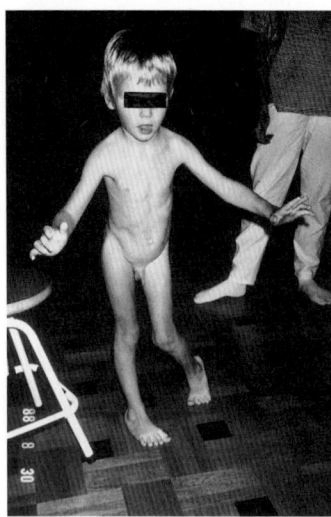

Abb. 12   Kind im typischen diparteischen Gangbild

fund: Bei jungen Säuglingen erheben wir nach ca. 3–4 Wochen einen neuen Befund, bei älteren Kindern nach 3–4 Monaten. Wenn sich keine positiven Veränderungen zeigen, wenn die Schere zwischen posturalem und Kalenderalter weiter auseinanderklafft, die „Muster" weniger gut oder nicht besser zusammenpassen, wird sehr kritisch hinterfragt:

Stimmt die Therapieform?
Stimmt die Mitarbeit der Eltern?
Konnte Therapie überhaupt stattfinden?
Stimmt die Diagnose?

Nur bei sehr aufmerksamer Selbstkritik können wir den Eltern und Kindern weitgehend gerecht werden! Und nur bei frühzeitiger und adäquater Therapie können pathologische Entwicklungen beeinflußt werden (Abb. 11).
Alle spätdiagnostizierten und spätbehandelten Kinder, die die Lokomotionsstufe 7 erreicht haben, laufen im diparetischen Muster (Abb. 12). Die Physiotherapeutin (der Physiotherapeut) in freier Praxis ist an wichtiger Stelle in die Versorgung von Kindern mit infantiler Zerebralparese eingebunden.
Sie (er) muß nicht nur über eine breitgefächerte, hohe fachliche Kompetenz, sondern auch über pädagogische und menschliche Fähigkeiten verfügen; zum Teil muß sie (er) ein „Kinderleben" lang *die (der)* Therapeut(in) sein, die (der) mit Engagement und Liebe Eltern und Kind betreut.

Literatur

von Aufschnaiter, D.: Einiges zur Technik und Wirkung der Reflexlokomotion nach Vojta. ZFK 3 (1988) 33–37
von Aufschnaiter, D.: Die Reflexlokomotion. Eine neurokinesiologische Behandlungsform nach Vaclav Vojta. In: Feldkamp, M.: Krankengymnastische Behandlung der Infantilen Cerebralparese, 4. Aufl. Pflaum, München 1989
von Aufschnaiter, D.: Vojta: A neurophysiological treatment. In Forssberg, H., H. Hirschfeld: Movement Disorders in children. Karger, Basel 1992
von Aufschnaiter, D.: Die Vojta-Therapie. In Cotta, H., W. Heipertz, A. Hüter-Becker, G. Rompe: Krankengymnastik, Bd. XI. Thieme, Stuttgart (im Druck)
Bauer, H., A. von der Lint: Aktuelle Neuropädiatrie. Bericht über den 15. Jahreskongreß der Gesellschaft für Neuropädiatrie. In Weinmann, M.: EMG – Evaluierung bei Kindern mit Cerebralparesen. Reflexlokomotion nach Vojta. Springer, Berlin 1990
Vojta, V.: Die zerebralen Bewegungsstörungen im Säuglingsalter. Frühdiagnose und Frühtherapie, 5. Aufl. Enke, Stuttgart 1988

Zielorientiertes Behandlungsprogramm bei infantiler Zerebralparese

D. Scrutton
(Übersetzung L. Döderlein)

Das **zielorientierte Behandlungsprogramm** infantiler Zerebralparesen ist nicht etwa eine spezifische Behandlungsmethode, sondern ein Ausdruck für die umfassende Betrachtung aller Bedürfnisse des behinderten Kindes. Der Begriff der „Zielorientierung" soll vermitteln, daß nicht jede Maßnahme gleichermaßen relevant ist, daß manche weniger dringlich sind, daß manche Behandlungen eine größere Erfolgsrate haben und daß zwischen allen diesen zum Teil im Wettbewerb stehenden Ansprüchen individuell für jedes Kind entschieden werden muß. Zielorientierte Behandlung bedeutet auch regelmäßige Erfolgsbilanz bezüglich aller durchgeführten Maßnahmen. Sie bezieht sich nur sekundär auf technische Details. Daraus folgt, daß die Behandlungsrichtlinien nicht so sehr davon bestimmt werden, *wie* der Patient zu behandeln ist, sondern *warum, wann, wie lange, durch wen* und vor allem *ob überhaupt* behandelt werden soll oder nicht.

Eine der Schwierigkeiten bei der Behandlung von Kindern mit chronischen Erkrankungen besteht darin, daß es kein natürliches Behandlungsende gibt, wenn erst einmal Maßnahmen in die Wege geleitet wurden. Da das Kind nicht geheilt werden kann, gibt es immer etwas, was als nächstes auf dem Programm stehen und getan werden kann. Daraus kann schnell eine „Tretmühle" nicht nur für den Physiotherapeuten, sondern auch für die gesamte Familie entstehen. Ein behindertes Kind zu haben ist für die Eltern in der Regel mit Kummer und Sorgen bis an das Ende ihres Lebens verbunden. Aus diesem Grund ist es besonders wichtig, daß die Behandler den Eltern nicht auch noch wahllos ein schier endloses Behandlungsprogramm aufbürden. Ziel sollte es daher sein, das gesamte Programm in einzelne problemorientierte Teile zu untergliedern und jeden Teil mit einem offensichtlichen Beginn, verträglichen Pausen und einem natürlichen und *vorhersehbaren* Ende zu versehen.

Seit Phelps und insbesondere seit Bobath wurde viel über „die Behandlung des gesamten Kindes" geschrieben. Aber was wurde damit ausgedrückt und erzielt? – In der Regel wurde die „gesamtkörperliche Behandlung" des Kindes angestrebt (und diese ist die Aufgabe des Physiotherapeuten). Dies ist jedoch nicht genug; denn im Sinne einer möglichen effektiven Behandlung müssen die Maßnahmen individuell auf das Kind, seine Familie, sein soziales Umfeld und (sehr oft) auch auf seine Schule abgestimmt sein. Bei allen geplanten Maßnahmen sollte man sich stets daran erinnern, daß sich die Bedürfnisse eines Kindes in diesem Zusammenhang nicht von denen eines Erwachsenen unterscheiden. Das ist die eigentliche Behandlung des „ganzen Kindes", und diese Art der Betrachtung sollte unser Behandlungsprogramm bestimmen. Bei der Behandlung eines Babys mögen sich daraus wenige Einflüsse ergeben, bei der Behandlung im Vorschulalter jedoch wird eine derartige Denkweise unseren Maßnahmenkatalog radikal beeinflussen.

Ein derartiges Behandlungsschema kann verständlicherweise nicht in der Kürze erklärt werden. Es ist aber auch nicht etwa eine neue Idee. Würde man Therapeuten fragen, so erhielte man die Antwort, daß sie alle in diesem Sinne agieren. Die täglichen Erfahrungen und Beobachtungen zeigen jedoch anderes, und daraus lassen sich zwei Bündel von Feststellungen ableiten.

1. Für die Klinik der infantilen Zerebralparese:

1.1 Vorrangig wichtig ist die Kenntnis des Spontanverlaufs der Erkrankung, um Gefahren und Probleme auszugrenzen, die sich mit großer Wahrscheinlichkeit von allein zurückbilden und auflösen.

1.2 Die Kenntnis dessen, was aus dem Spontanverlauf durch eine Therapie modifiziert und während der regelmäßigen Verlaufs-

kontrollen bilanziert und wissenschaftlich überprüft werden kann.
1.3 Übereinstimmung über leicht erreichbare Ziele, z. B. bequemes Sitzen, Verbesserung der motorischen Fähigkeiten und sozialen Kontakte, deren Schärfegrad nicht auf eine detaillierte fachliche Überprüfung und Beweisführung angewiesen ist.
1.4 Die Kenntnis der Möglichkeiten, die für Kind und Familie zur Verfügung stehen.
1.5 Ein regelmäßig stattfindendes Diskussionsforum, um die manchmal einander widerstreitenden Erwartungshaltungen von Familie, Kind und Therapeuten aufeinander abzustimmen.
1.6 Sorgfältige Dokumentation für die zukünftige Überprüfung.

2. *Für die spezifische Therapie:*

2.1 Die Behandlung ist nicht diagnosebezogen, sondern kind-, familie- und situationsbezogen. Demgemäß gibt es keine Behandlung für „ein Kind mit spastischer Diparese", sondern nur für ein Kind, das – neben vielen anderen Dingen – an einer spastischen Diparese erkrankt ist.
2.2 Um die spezielle Situation des Kindes zu verstehen, müssen die an der Behandlung Beteiligten das Kind, die Familie und die Schule kennen. Der Behandler muß sich also aus seinem Kreis lösen und in die reelle Welt des Kindes eintreten. Dort lebt das Kind, und dort soll sich die Behandlung auswirken.
2.3 Differenzierte Behandlungstechniken sind wichtig, aber nicht *das* Kriterium für das Behandlungskonzept. Die Entscheidung über Behandlungstechniken wird als *letztes* gefällt.
2.4 Differenzierte Behandlungstechniken werden benötigt, um differenzierte Probleme anzugehen. Die ausgewählte Behandlungstechnik hängt allerdings von der Situation des Kindes, nicht aber ausschließlich vom medizinischen Problem ab.
2.5 Alle Behandlungsmaßnahmen sollten mit einem zeitlich orientierten Ziel aufgestellt werden. Falls eine Behandlung nach einer bestimmten Zeit erfolglos geblieben ist, war entweder die Prognose oder die Behandlung falsch. Eine Neuorientierung ist dann erforderlich.
2.6 Eltern, Lehrer, Mitschüler und andere (mit ausreichendem Alter) sollten die Behandlungsziele und deren zeitliche Ausrichtung kennen.

Das schwierigste Glied in dieser Entscheidung ist die Abschätzung jeglichen Behandlungseffektes. Leider stehen bis heute nur wenige Fakten für die Validisierung von Daten im Rahmen der Therapie der infantilen Zerebralparese zur Verfügung. Dazu gehören z. B. folgende Fragen:

• Welche Kinder profitieren von der Behandlung?
• Wann (in Abhängigkeit vom Entwicklungsalter) ist eine Behandlung besonders effektiv?
• Wie lange soll eine Behandlung durchgeführt werden?
• Wie soll die Behandlung weiter fortgesetzt werden?
• Wann kann die Behandlung eingestellt werden ohne Gefahr eines Rückschrittes?

Diese bisher ungelösten Fragen machen jegliche Entscheidung über Behandlungsziele und deren Prioritäten schwierig. Aber wenn wir uns auch diesem Problem stellen müssen und dessen Größe erkennen, müssen wir dennoch davor nicht verzweifeln. Zu keiner gängigen Behandlungsmethode liegen Antworten auf diese essentiellen Fragen vor. Dennoch gelingt es uns, vernünftige Entscheidungen zu treffen – Entscheidungen, die auf der klinischen Erfahrung basieren. Dabei scheint jedoch nur die klinische Erfahrung von denjenigen weiterzuhelfen, die über viele Jahre lang ernsthaft verschiedene Behandlungsmethoden eingesetzt haben. Allerdings wird der mit der Behandlungsmethode A besonders Erfahrene kaum die Person sein, die die Behandlungsmethode B beurteilen kann, und dennoch sind es diese wenigen Fachleute, die für Erleuchtung bei den ungelösten Fragen sorgen sollen. **Während bei den Therapeuten der infantilen Zerebralparese nachdrücklich darauf gepocht wird, nicht zu den Medizintechnikern zu gehören, sind sie dennoch auf ihre Techniken besonders stolz!**
Vor Jahren besuchte ich regelmäßig eine Schule für Kinder mit infantiler Zerebralparese und beobachtete, daß *alle* Kinder beidseits Orthesen trugen. Ich fragte den Physiotherapeuten, ob alle Kinder mit Zerebralparesen solche Orthesen benötigten. „Oh, nein", war die Antwort, „aber

alle, die zu dieser Schule kommen, brauchen sie!" Ich war nicht sicher, ob von seiten der Physiotherapie Kinder oder Schienen richtig ausgewählt worden waren.

„Ich weiß nicht, aber ich versuche das Beste" ist eine verständliche Stellungnahme bei der Behandlung der Zerebralparese, viel respektabler als „Ich weiß, daß ich richtig handele, denn das *ist* die korrekte Behandlung!" Denn dies war der Standpunkt von vielen unserer Lehrer.

Die Fragen, die wir zu beantworten versuchen, sind:

1. Welches sind die Probleme des Kindes?
2. Welches sind aus diesem Grund unsere Ziele und deren Priorität?
3. Welches sind die Ziele des Kindes, seiner Familie, seines Haushaltes, der Schule usw.?
4. Wie können wir unter Berücksichtigung aller Umstände ein effektives Behandlungsprogramm aufstellen? Wer, wo, wann?
5. Wird die Priorität unserer Ziele unter Berücksichtigung aller Umstände bezüglich des Kurzzeit- und Langzeiteffektes modifiziert?
6. Was ist zu tun? Durch wen? Wo? Wie oft? Mit welchen Zielen? Wie lange?
7. Wann sollte eine Überprüfung stattfinden?

Diese Liste macht unmittelbar klar, daß wir mehr Fakten benötigen. Wie können wir diese erlangen? – Nicht etwa durch Studien über den Wert der Behandlung A gegenüber der Behandlung B. Diese Frage ist häufig undifferenziert und nicht zu beantworten. A und B haben immer unterschiedliche Ziele, so daß ein Erfolg der einen Behandlung als ein Mißerfolg der anderen angesehen werden muß. Wahrscheinlich ist der einzige Weg zur Beantwortung dieser Fragen die Definition von zielorientierten Fragestellungen. Einige dieser Fragen werden sich so z. B. mit den Mechanismen der Veränderungen bei der Zerebralparese beschäftigen (wie entstehen z. B. die sekundären Deformitäten?). Einige Fragen werden sich andererseits mit dem Spontanverlauf der Zerebralparese beschäftigen müssen, und natürlich werden sich andere mit der Effektivität spezifischer Maßnahmen bei spezifischen Problemen auseinandersetzen müssen.

Falls sich eine Behandlung ausschließlich auf die klinische Untersuchung eines Kindes stützt, ist eine Verknüpfung der Behandlungsaktivitäten mit den Problemen des einzelnen Kindes ohne Schwierigkeiten möglich. Ob diese ausgewählten Ziele jedoch realistisch das Problem wiedergeben, ist eine andere Frage, die Zusammenhänge mögen einen Erfolg vorgeben oder nicht, aber selbst im Falle eines Erfolges kann der Zusammenhang völlig irrelevant sein. Wenn es keine klare Vorstellung von dem wahrscheinlichen Spontanverlauf der Zerebralparese bei dem Kind gibt, ist es auch schwierig, die Ziele mit Prioritäten zu versehen.

Auch die Durchführung der Behandlung ist nicht immer so einfach, weil dies von vielen Faktoren einschließlich der Familie, der Schule und der sozialen Situation abhängt. Aus diesem Grund habe ich ein großes Interesse an der Ausbildung der Therapeuten und insbesondere der Therapeuten, die aus den sogenannten Dritte-Welt-Ländern in die Vereinigten Staaten kommen *(Scrutton kommt aus England, er meint hier wohl eher United Kingdom)*. Viele werden abgesandt, um ein komplettes „Behandlungspaket" zu erlernen, ohne daß dabei bedacht wird, ob dieses auch in ihrem gesellschaftlichen Umfeld umgesetzt werden kann. Natürlich steht im Vordergrund das Verständnis für den Spontanverlauf dieser komplexen Erkrankung und die Prinzipien der physiotherapeutischen Maßnahmen, aber darüber hinaus ist es wichtig, die Behandlungsziele zu definieren, sie mit Prioritäten zu versehen und die besonderen Behandlungstechniken auszuwählen, die für das Kind in seiner jeweiligen Situation adäquat sind.

Ein weiteres Beispiel für die Komplexität der Verhältnisse ist der **unterschiedliche Spontanverlauf** bei den einzelnen Formen der infantilen Zerebralparese. So ist z. B. jedem Eingeweihten bekannt, daß die unter dem einen Namen „spastisch" klassifizierten hypertonen Zerebralparesen bei unterschiedlichen Kindern auch völlig unterschiedliche Reaktionen und Verläufe erwarten lassen. Die extrapyramidale Hypertonie zeigt zahlreiche Unterschiede zur klassischen pyramidalen Hypertonie. Das dynamische Bewegungsmuster, die posturalen Reaktionen, die motorische Entwicklung und die Erleichterung reziproker Bewegungsabläufe verhalten sich sämtlich unterschiedlich. Und dennoch gibt es genügend Therapeuten, die eine Behandlung für die „spastische Diparese" anbieten, als ob die Probleme in allen Fällen dieselben wären.

Die Kindheit ist von begrenzter Dauer und vielfach zu kurz für alle unsere Behandlungsprogramme. Aus diesem Grund sollten wir unser Behandlungsprogramm auf die Entwicklungszeit des Kindes (anatomisch, physiologisch, sozial usw.) konzentrieren, wenn die Maßnahmen besonders effektiv sind. Verhängnisvoll wäre eine Verzettelung der Kindheit, die ein Kind besser gebrauchen könnte, um

die Welt kennenzulernen,
geliebt zu werden und zu lieben,
Freunde kennenzulernen, ausgebildet zu werden und
sich selbst zu finden
und damit den Weg zum Erwachsenen zu finden.

Das eigentliche Ziel jeglicher Physiotherapie sind weder ausschließlich gute Balance und Stützfähigkeit noch weniger Deformität oder normale Bewegungsmuster. Das Ziel ist es, dem Kind dabei zu helfen, ein Erwachsener zu werden mit mehr Möglichkeiten, Erwartungen an das Leben zu stellen und zu erfüllen. Dafür aber muß das Kind ebenso Erwartungen entwickeln können wie auch seine physischen Möglichkeiten. Die Physiotherapie darf daher nie ausschließlich zum Selbstzweck werden; denn sie ist nie mehr als einer der vielen Pfade auf dem Weg zu einem erfüllten Erwachsenenleben.

Frühförderung entwicklungsauffälliger und behinderter Kinder aus neuropädiatrischer Sicht

H. M. Straßburg

Variabilität der normalen Entwicklung

Die menschliche Entwicklung läuft nach allgemein bekannten Gesetzmäßigkeiten ab – bei Säuglingen sehen wir in den ersten Lebenswochen in Rückenlage zunehmend differenzierte Bewegungen der Arme und Beine und eine besser werdende Kontrolle des Kopfes, mit 5–6 Monaten vermag er sich selbständig vom Rücken auf den Bauch zu drehen, ab dem 8. Monat richtet er sich auf, zieht sich zum Stehen hoch und ist mit 11–15 Monaten in der Lage, selbständig erste Schritte zu gehen. Wir wissen jedoch, daß viele Kinder sich nicht nach den bekannten „Meilensteinen" entwickeln, bestimmte Phasen wie z. B. das Krabbeln nicht ausführen oder wesentlich später mit dem selbständigen Gehen beginnen. Wir sprechen dann von der *Variabilität der Entwicklung* und bezeichnen gerade bei diesen Kindern häufig vorübergehend auftretende Auffälligkeiten wie Hyperexzitabilität, Rumpfasymmetrie oder Tonusanomalien als *transitorische neurologische Symptome*, da die langfristige Prognose dieser Kinder normal ist. Besonders auffällig ist die Variabilität z. B. bei einigen Naturvölkern, die die Säuglinge in den ersten Lebensmonaten fest auf einem Brett anwickeln. Nach ihrer „Befreiung" machen diese Kinder innerhalb kurzer Zeit die Entwicklung bis zum selbständigen Gehen durch. Wir wissen aber auch, daß die Rate von Bewegungsstörungen und Gelenkfehlstellungen durch längerdauernde Fixierung der Beinmotorik im Säuglingsalter wesentlich höher ist (Michaelis u. Krägeloh-Mann 1988).

Widersprüche bei entwicklungsauffälligen Kindern

Trotz oder gerade wegen des enormen Wissenszuwachses über die verschiedenen Variablen der menschlichen Entwicklung stehen wir heute bei der Beurteilung und Frühbetreuung entwicklungsauffälliger Kinder immer noch vor deutlichen Widersprüchen: Soll die Entwicklung eines Kindes nach Idealparametern bewertet werden oder nach ihrer Variabilität?
Läßt sich eine abnorme Entwicklung frühzeitig vorhersagen oder können zumindest bei einem großen Teil der Kinder Aussagen über die Prognose nur durch länger dauernde Beobachtung gemacht werden?
Sind Reflexuntersuchungen das wichtigste Instrument für die Entwicklungsbeurteilung oder müssen bei jedem auffälligen Kind vielfältige Untersuchungen zur Anatomie der Hirnstrukturen, zur Biochemie und zur Beurteilung anderer Organsysteme vorgenommen werden?
Ist die Ursache für Entwicklungsauffälligkeiten häufiger im organischen Bereich, vor allem der Hirnstrukturen, im funktionellen oder im psychosozialen Bereich zu suchen?
Sollte bei jedem entwicklungsauffälligen Kind eine manuelle Frühtherapie, z. B. im Sinne der Reflexlokomotion eingeleitet werden, oder sind eine Stützung der elterlichen Kompetenz und eine Entwicklungsbeobachtung ausreichend?
Können gerade im Säuglingsalter Therapiemaßnahmen dogmatisch festgelegt werden oder sollte man im Sinne eines therapeutischen Nihilismus auf alle spezifischen Maßnahmen verzichten?
Läßt sich die Effektivität bzw. die Effizienz einer Frühtherapie wirklich beweisen oder ist sie wegen der individuellen Einzelprobleme prinzipiell unbeweisbar?
Im Rahmen der ärztlichen Vorsorgeuntersuchungen im 1. Lebensjahr werden in Deutschland ca. 8 % aller Säuglinge als entwicklungsauffällig bezeichnet und erhalten konsequenterweise eine krankengymnastische Behandlung auf neurophysiologischer Grundlage. Eine bleibende Bewegungsstörung kann jedoch nur bei ca. 1 % der Kinder eines Jahrgangs erwartet

werden, nur 0,2–0,4 % entwickeln eine infantile Zerebralparese. Diese Diskrepanzen sind in Deutschland ausgeprägter als in anderen vergleichbaren Ländern, so daß wiederholt gefragt wurde: Sind zerebrale Bewegungsstörungen beim Säugling nur eine deutsche Modediagnose?

Unabhängig von solchen mehr polemischen Fragen muß man auch heute zugeben, daß es gerade in den ersten 2 Lebensjahren sehr schwierig ist, eine definitive Aussage über die Entwicklungsprognose eines Kindes abzugeben.

Transitorische neurologische Auffälligkeiten beim Säugling

Auf die Gesamtproblematik des nur vorübergehend neurologisch auffälligen Säuglings kann hier nicht näher eingegangen werden, es soll jedoch darauf hingewiesen sein, daß bereits heute eine Vielzahl sehr unterschiedlicher pathophysiologischer Erklärungsmöglichkeiten für dieses Symptom bestehen, bei denen verschiedene Zusammenhänge und Organsysteme berücksichtigt werden sollten.

Nach Prechtl lassen sich z. B. neurologische Auffälligkeiten zwischen dem 2. und 4. Lebensmonat vor allem durch Probleme der Adaptierung der Motorik von fetalen zu postpartalen Bewegungsmustern erklären.

Durch die Möglichkeiten bildgebender Darstellung können wir gerade bei ehemaligen Frühgeborenen häufig vorübergehende Veränderungen an den Hirnstrukturen, z. B. kleinere Blutungen, Sauerstoffmangelzustände oder Ausreifungsanomalien feststellen, die möglicherweise keine langfristigen Entwicklungsverzögerungen hervorrufen. Viele der komplizierten Stoffwechselvorgänge im Gehirn können eine vorübergehende Entwicklungsstörung miterklären, z. B. eine ausgeprägte Bilirubinerhöhung, Aktivierungen von Enzymsystemen, Ausreifung von Rezeptoren und vor allem die komplizierten Überträgerstoffe und Regulatoren der Nervenaktionen, z. B. die sogenannten Neuropeptide.

Obwohl nach der 34. Schwangerschaftswoche keine neuen Nervenzellen mehr gebildet werden können, gibt es vielfältige Möglichkeiten, daß Funktionsstörungen im Zentralnervensystem kompensiert werden können, was als „Plastizität" bezeichnet wird. Hierzu werden unter anderem die Ausbildung neuer Übertragungsstrukturen, vor allem der Synapsen, die Ausbildung neuer kortikaler Funktionszentren, Änderungen der Myelinisierung und die Reaktivierung von Reserveneuronen verstanden.

Auch Ausreifungsvorgänge am peripheren Nervensystem und an der Muskulatur, z. B. bei der Differenzierung der Muskelfasern, können vorübergehende neurologische Symptome erklären (Straßburg 1990).

Gastroösophagealer Reflux

Aber auch andere Organsysteme und äußere, vor allem psychosoziale Einflüsse können vorübergehende Entwicklungsauffälligkeiten erklären. In mehreren Studien konnten wir z. B. Zusammenhänge zwischen neurologischen Auffälligkeiten beim Säugling, langdauerndem Schreien, Schlaf- und Atemstörungen mit einem nachweisbaren Rückfluß von saurem Mageninhalt in die Speiseröhre in Zusammenhang bringen.

Wir wissen, daß bei nahezu jedem Säugling vor allem in den ersten Lebensmonaten ein solcher gastroösophagealer Reflux nachweisbar ist. Unter bestimmten Umständen, die unter anderem vom pH-Wert des Magens und der Reinigungsfunktion (Clearance) des Ösophagus abhängen, kommt es jedoch zu zunehmenden Irritationen der Ösophagusschleimhaut und verschiedener hiermit zusammenhängender Regelsysteme. Bei Klein- und Schulkindern sind seit vielen Jahren Zusammenhänge von ausgeprägten dystonen Bewegungsstörungen und solchen Refluxepisoden aufgrund einer Hiatushernie als „*Sutcliff-Sandifer-Syndrom*" bekannt.

Neben der meist typischen Anamnese lassen sich erste objektive Hinweise für eine Refluxproblematik beim Säugling mit Hilfe der Ultraschalluntersuchung des Oberbauches feststellen. Meist ist auch viele Stunden nach der Mahlzeit der Magen noch voll mit Nahrung, der Ösophagusanteil unter dem Zwerchfell verkürzt, die Schleimhaut verdickt, und wiederholt lassen sich Refluxepisoden in den unteren Ösophagus darstellen, ohne daß es bei dem Säugling zu Spucken oder Erbrechen kommen muß (Abb. 1). Wesentlich genauer lassen sich das Ausmaß und die Dauer solcher Refluxphänomene mit Hilfe der Langzeit-pH-Metrie bewei-

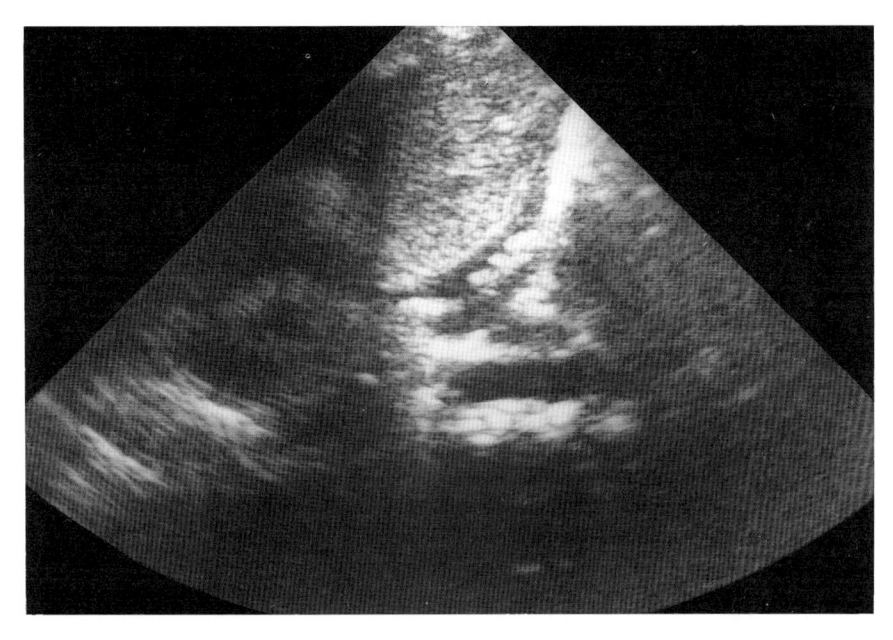

Abb. 1a Darstellung eines gastroösophagealen Refluxes mittels Oberbauchsonographie bei einem 4monatigen Säugling mit rumpfbetonter Muskelhypotonie, Schulterreklination, Beinextension und rezidivierenden Apnoen ohne gehäuftes Spucken oder Erbrechen

Abb. 1b Sonographisches Bild bei Schemazeichnung: L linker Leberlappen, H Herz, Ö distaler Ösophagus, M Magen, A Aorta, W Wirbelsäule

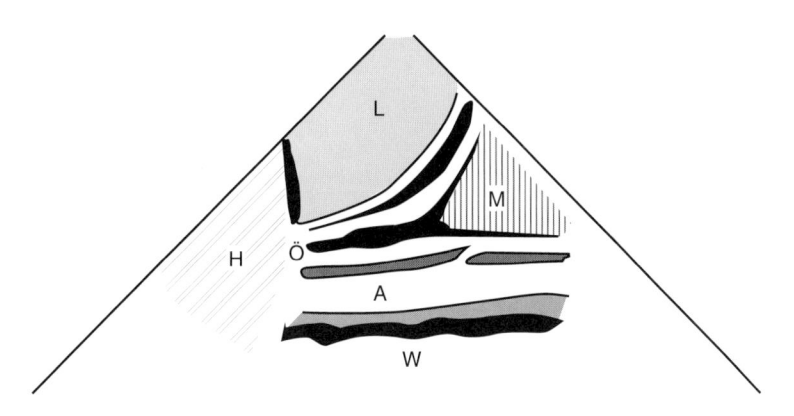

sen, womit z. B. auch Zusammenhänge zu Schreiphasen oder Atemstörungen festgestellt werden können (Abb. 2).
Wir konnten in mehreren Untersuchungen signifikante Zusammenhänge zwischen einem abnormen gastroösophagealen Reflux im Säuglingsalter und bestimmten neurologischen Symptomen wie mangelnde Kopfkontrolle bei Traktion, Rumpfasymmetrie, Rumpfhypotonie, Schultergürtelreklination, muskuläre Hypertonie der Beine und vermehrte Exzitabilität feststellen, ohne daß sonstige zerebrale Auffälligkeiten vorhanden waren. Eine Nachuntersuchung dieser Kinder am Ende des 2. Lebensjahres ergab eine normale Entwicklung (Straßburg u. Mitarb. 1989).
Diese nur skizzierten Zusammenhänge zwischen einem gastroösophagealen Reflux, motorischen Auffälligkeiten sowie Verhaltens- und Eßstörungen sind in einem Interaktionsmodell in Abb. 3 zusammengestellt.
Neben vielen vorbeugenden Maßnahmen, insbesondere einer Unterstützung des Stillens und der mütterlichen Kompetenz in den ersten Lebenswochen sowie einer Förderung der selbständigen Aktivitäten des Säuglings in Rücken-

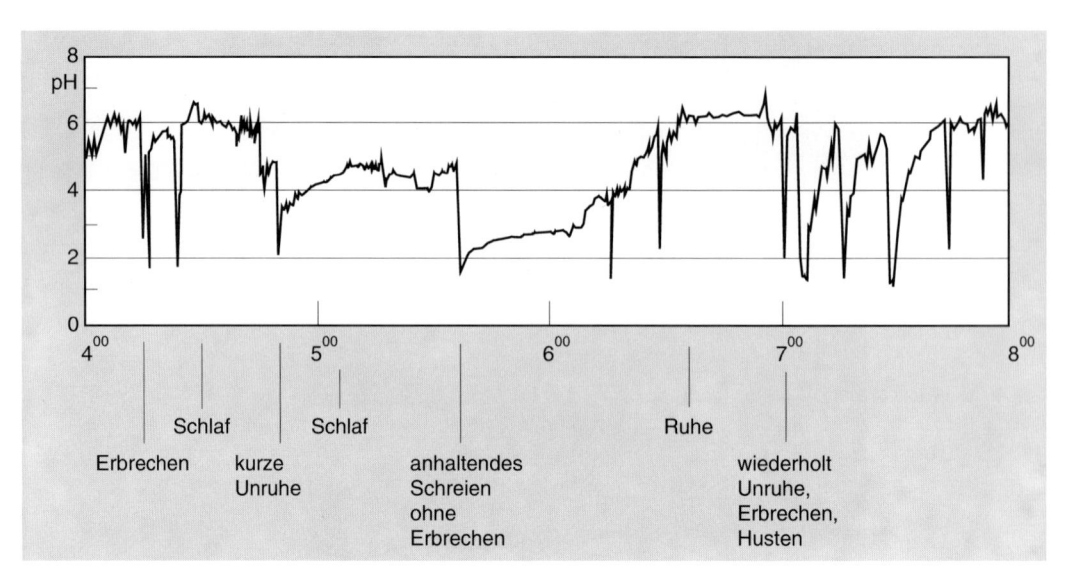

Abb. 2 Langzeit-pH-Metrie bei einem 4monatigen Säugling mit exzessiven Schreiphasen ohne andere klinische Erklärung. Eindeutig lassen sich Zusammenhänge zwischen Schreien und pH-Erniedrigung im distalen Ösophagus nachweisen

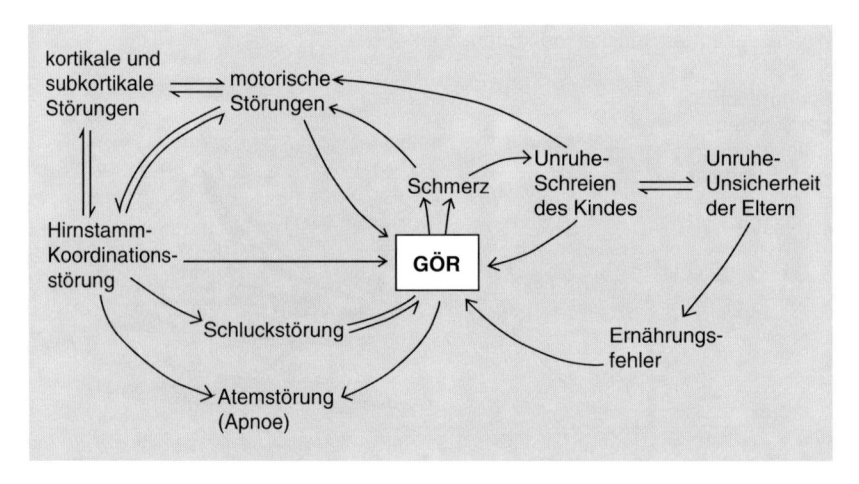

Abb. 3 Interaktionsmodell für Zusammenhänge zwischen gastroösophagealem Reflux (GÖR), Schreien und psychosozialen Auffälligkeiten einerseits sowie motorischen Störungen und Atemproblemen andererseits

lage zur Verbesserung seiner Rumpfmotorik, ergeben sich eine Reihe weiterer differenzierter therapeutischer Möglichkeiten bei Erkennung dieser Zusammenhänge. So wird häufig vermehrtes Schreien als Hunger fehlgedeutet und eine unphysiologische Nahrungsmenge, oft in Form von Tee, angeboten. Regelmäßige kleine Nahrungsmengen und frühere Verabreichung von Breien können sinnvoll sein. Medikamente gegen „Blähungen" haben allein meist keinen Effekt. Gegebenenfalls kann eine vorübergehende Oberkörperhochlagerung, die Verabreichung leichter Antazida und anderer Schutzsubstanzen für die Speiseröhrenschleimhaut oder eine pharmakologische Aktivierung der Magen-Darm-Peristaltik eine Verbesserung herbeiführen. Der gastroösophageale Reflux ist aber nicht nur bei den vorübergehend neurologisch auffälligen Säuglingen, sondern vor allem auch bei den Kindern mit bleibenden Bewegungsstörungen, z. B. einer infantilen Zerebralparese, häufig nachzuweisen und auch hierbei von erheblicher klinischer Bedeutung.

Prinzipien einer Frühförderung im Säuglingsalter

Die ungarische Kinderärztin Emmi Pikler hat sehr überzeugend gezeigt, wie wichtig die freie Bewegung aus der Rückenlage gerade im Säuglingsalter ist. Zu weiche Matratzen und Kissen sind ebensowenig sinnvoll wie enge Wickeltechniken und die Rumpf- und Beinmotorik einschränkende Decken. Nur so können Rücken- und Beckenmuskulatur regelmäßig aktiviert werden. Nie sollte ein Säugling vorzeitig in Positionen wie das Sitzen oder Stehen gebracht werden, die er noch nicht selbständig erreichen kann. Obwohl unter diesen Bedingungen die Gesamtentwicklung oft langsamer als nach den bekannten „Meilensteinen" abläuft, ist die langfristige Prognose eher günstig, da diese Kinder wesentlich besser Bewegungsübergänge bis hin zum Abstützen- und Fallenkönnen gelernt haben (Pikler 1988). Risiken und protektive Faktoren für die Entwicklung des Säuglings aus psychologischer Sicht wurden u. a. von Sarimski (1992) zusammengestellt. Gerade bei Frühgeborenen erweisen sich Fördermaßnahmen für die Interaktion von Mutter und Kind als sehr effektiv.

Beurteilungskriterien bei der infantilen Zerebralparese

Aufgrund der gerade in den vergangenen Jahren gesammelten Erkenntnisse müssen wir davon ausgehen, daß die Einteilung der infantilen Zerebralparesen allein nach den motorischen Phänomenen, wie dies seit Little und Freud üblich war, nicht ausreicht (Tab. 1). Eine Vielzahl sehr unterschiedlicher Erkrankungen können das klinische Bild einer Zerebralparese verursachen (Tab. 2), darüber hinaus müssen bei jedem Kind mit einer manifesten Zerebralparese viele andere medizinische Problembereiche berücksichtigt werden, die einer spezifischen Diagnostik, einer Aufklärung bei allen Beteiligten und einer Therapie bedürfen.

Tabelle 1 Formen der infantilen Zerebralparese

Diparesen
Beinbetonte Tetraparesen
Armbetonte Tetraparesen
Hemiparesen
Dyston-dyskinetische Zerebralparesen
Hypotone Zerebralparesen(?)
Mischformen

Tabelle 2 Ursachen für das klinische Bild der infantilen Zerebralparese

Ischämischer Infarkt
Grenzzoneninfarkt
Periventrikuläre Leukomalazie
Generalisierte, hypoxische Enzephalopathie
Hirnparenchymblutung
Trauma
Zerebrale Fehlbildung
ZNS-Infektion
Intrakranielle Tumoren
Intoxikation
Stoffwechselstörung
Neurodegenerative Erkrankung
Chromosomenaberration
Neuromuskuläre Erkrankungen
usw.

Jede Zerebralparese, letztlich jede bleibende Entwicklungsstörung im Kindesalter ist als eine Mehrfachbeeinträchtigung verschiedenster Organmanifestationen anzusehen. Neben den bereits angesprochenen Schluck- und Verdauungsstörungen spielen Atemwegserkrankungen, Sehstörungen, Hörstörungen, Epilepsien, Artikulationsstörungen und Teilleistungsstörungen eine wichtige Rolle. Nicht zuletzt muß aber bei allen diesen Kindern auch an sekundäre Verhaltensauffälligkeiten, an eine ausreichende Berücksichtigung bestehender Schmerzen und an vielfältige Formen von Mißhandlungen und Vernachlässigungen gedacht werden. Solche Problembereiche lassen sich in der Regel nicht durch einmalige Routineuntersuchungen im Rahmen des üblichen Vorsorgeprogramms feststellen (Tab. 3).

Sozialpädiatrisches Zentrum

Grundprinzip jeder Frühförderung entwicklungsauffälliger Kinder oder, wie dies im sozialpädiatrischen Sprachgebrauch heißt, der *Entwicklungsrehabilitation* ist zum einen die *Frühdiagnostik*, zum anderen die *frühe differenzierte Therapie* und die *frühe soziale Integration*. Diese vielfältigen und zum Teil äußerst kom-

Tabelle 3 Medizinische Problembereiche bei infantiler Zerebralparese

Ernährungsstörungen
Atemwegserkrankungen
Epilepsien
Sehstörungen
Hörstörungen
Artikulationsstörungen
Orthopädische Symptome
Teilleistungsstörungen
Sekundäre Verhaltensstörungen
Schmerzbehandlung
Mißhandlung
usw.

plexen Aufgaben können heute nicht mehr von einer Person bewältigt werden. Nach § 119 des Gesundheitsreformgesetzes von 1989 sollte die Betreuung von Behinderten bzw. von einer Behinderung bedrohten Kindern in *sozialpädiatrischen Zentren* in einem interdisziplinären Team stattfinden. Unter kinderärztlicher Leitung arbeiten hier zusätzlich Psychologen, Krankengymnasten, Ergotherapeuten, Logopäden und Sozialberater zusammen, um eine differenzierte Diagnostik zu gewährleisten und ein nach individuellen fachlichen und lokalen Gegebenheiten praktikables Therapiekonzept zu erarbeiten. Das Schwergewicht dieser sozialpädiatrischen Zentren sollte, das ist auch in § 43a des Gesundheitsreformgesetzes festgelegt, nicht in einer Dauerbehandlung behinderter Kinder gesehen werden – hierzu gibt es genügend Einrichtungen in Form verschiedener Therapiepraxen, Sonderkindergärten, Sonderschulen sowie pädagogischer Frühförderstellen –, sondern in der Erarbeitung eines medizinisch fundierten, gesamtheitlichen Betreuungskonzeptes. Nur durch Abwägen der Vor- und Nachteile spezifischer diagnostischer und therapeutischer Maßnahmen und durch wiederholte Kontrolluntersuchungen in einem solchen unabhängigen Team kann eine Unter- bzw. Überversorgung der betroffenen Kinder vermieden werden. Weder ein therapeutischer Nihilismus noch das Prinzip „Viel hilft viel" sollten dabei zur Geltung kommen.

Krankengymnastische Therapie

Besonders in den ersten Lebensjahren ist bei der weit überwiegenden Zahl von Entwicklungsauffälligkeiten an eine krankengymnastische Behandlung zu denken. Je nach Diagnose und Entwicklungsstand können hier differenzierte Überlegungen zur Indikation, zu möglichen Nebenwirkungen und zu Kontraindikationen der Behandlung stattfinden (Straßburg 1987). Leider stehen sich dabei in Deutschland verschiedene Therapiemethoden, z. B. nach Bobath und nach Vojta, gegenüber. Wesentlich für eine Entscheidung über das Betreuungskonzept ist zuerst einmal die Frage, welche Ziele erreicht werden sollen:

– eine Förderung eigener Aktivitäten des Kindes,
– eine Förderung von Kraft,
– eine Vermeidung von Kontrakturen,
– eine Förderung der Perzeption, automatischer Bewegungsabläufe oder von Bewegungsübergängen usw.

Dies kann jeweils durch unterschiedliche Maßnahmen erreicht werden:

– durch alleinige Beobachtung und psychosoziale Stützung,
– durch Verbesserung der Möglichkeiten einer selbständigen Bewegung des Kindes,
– durch eine Anleitung zum Handling der Eltern,
– mittels passiver Durchbewegung,
– durch Vermeidung abnormer Muster oder
– durch eine Reflexlokomotion und andere Stimulationsbehandlungen.

Auf dieser Basis können z. B. für die krankengymnastische Behandlung nach Vojta beim Säugling und Kleinkind bestimmte Diagnosen wie fixierte ausgeprägte Rumpfasymmetrie, Tortikollis, Arthrogryposis, ausgeprägte Funktionsstörungen im Hüftgelenk oder organische Schluckstörungen, gegebenenfalls auch spastische Zerebralparesen, zentrale Hypotonien und thorakolumbale Myelozelen angegeben werden. Andererseits sollte aber gerade bei der Vojta-Therapie auch berücksichtigt werden, daß einige Nebenwirkungen wie Störungen der Eltern-Kind-Beziehung, heftiges Schreien, Schuldzuweisungen und kardiopulmonale Belastungen auftreten können. Durch die intensive Therapie können auch motorische Imbalancen, z. B. im Hüftgelenkbereich, entstehen, selbst eine vorübergehende Entwicklungsbeschleunigung kann sich längerfristig auch nachteilig auf

die Bewegungsabläufe und Verhaltensweisen des Kindes auswirken.
Der Effektivitätsnachweis für eine krankengymnastische Behandlung kann nicht durch Einzelbeobachtungen erfolgen, auch eine Zusammenstellung verschiedener Formen der Zerebralparesen und ihrer Beeinflussung durch bestimmte Therapiemaßnahmen erlaubt keine Aussage über Vor- und Nachteile einer Methode (Palmer u. Mitarb. 1988, Tirosh u. Rabino 1989). Nur durch epidemiologische Studien, bei denen alle Kinder mit Bewegungsstörungen in einer definierten Region erfaßt werden, können verläßliche Aussagen über die Häufigkeit, die Langzeitprognose und gegebenenfalls auch den Einfluß von Therapiekonzepten gemacht werden. Hierzu sind in den vergangenen Jahren erste Untersuchungen angelaufen, die die Verhältnisse in Deutschland mit anderen Ländern, z. B. Südschweden und Südfinnland, vergleichen. Dabei zeigt sich, daß zur Zeit die Häufigkeit von Kindern mit bleibender infantiler Zerebralparese in Deutschland höher als in den Vergleichsregionen ist.

Möglichkeiten der Frühförderung

Der italienische Kinderneurologe, Kinderpsychiater und Rehabilitationsmediziner A. Milani Comparetti hat zum Teil provokative, in jedem Fall jedoch nachdenkenswerte Überlegungen zum Thema der Frühförderung angestellt. Nicht die monotone, eindimensionale Behandlung mit Reiz und Antwort, sondern der *kreative Dialog* mit Vorschlag und Gegenvorschlag zwischen dem Kind und seiner Umgebung sollte Grundlage jeder Betreuung sein. In weiterer Konsequenz hat er viele Verhaltensweisen zur Behindertenproblematik kritisch analysiert: Tendenzen zur Verneinung einer Behinderung, oft noch wichtiger auch ambivalente Einstellungen zum behinderten Menschen mit Reparaturvorstellungen, Therapie am Defekt, Anspruchsdenken und Aussonderung sollten immer wieder kritisch erkannt werden, um ein Realitätsbewußtsein im Umgang mit der Behinderung, eine Akzeptanz der Realität, eine Trauerverarbeitung und eine Integration im natürlichen sozialen Umfeld – so schwer dies auch ist – zu erreichen (Tab. 4). Ein wesentlicher Gesichtspunkt hierbei ist die Rolle der Eltern gegenüber ihrem behinderten Kind.

Tabelle 4 Verhaltensweisen zur Behindertenproblematik

Verneinung	*Ambivalenz*	*Realitätsbewußtsein*
Schock	Schuldzuweisung	Akzeptanz des Andersartigen
Ablehnung	Reparaturvorstellung	Akzeptanz der Realität
Fatalismus	Therapie am Defekt	Trauerverarbeitung
Gleichmacherei	„Helfer-Syndrom"	Integration im sozialen Umfeld
Institutionalisierung	gemeinsame Verantwortung Schadensersatzforderungen	Anspruchsdenken

Werden sie im Rahmen einer Therapiemethode als Kotherapeuten eingesetzt, können sie dies als entlastend und bestätigend auf der Basis eines angeblich wissenschaftlich begründeten Konzeptes empfinden. Andererseits verlieren diese Eltern aber ihre natürliche Rolle, konzentrieren sich auf die Behinderung, verlieren Spontanität, stehen unter Erfolgsdruck, verlieren eigene Kompetenz und vernachlässigen die Fähigkeiten des Kindes. Werden hingegen Eltern zusammen mit der gesamten Familie von den Therapeuten als Partner betrachtet und umgekehrt, können Initiative und Kompetenzen der Eltern und des Kindes sowie die Eigenverantwortlichkeit besser gefördert werden, allerdings kann es bei einer unbefriedigenden Entwicklung auch zu größeren Enttäuschungen und Unsicherheiten kommen. In kaum einer Darstellung kommt die trotz der Behinderung positive Lebensbejahung so klar zum Ausdruck wie in dem Bild des spanischen Malers J. Ribera, das fälschlicherweise „Der Junge mit dem Klumpfuß" genannt wird (Abb. 4). In Wirklichkeit handelt es sich hierbei um einen Jungen mit einer spastischen Hemiparese, der sicher nie eine spezifische Behandlung erfahren hat, aber offensichtlich selbstbewußt sein Leben meistert.

Heute können hierzu vielfältige sozialrechtliche Unterstützungsmaßnahmen beitragen (Tab. 5). Tab. 6 stellt einige der wichtigsten Therapiemethoden bei entwicklungsauffälligen Kindern, vor allem bei solchen mit Zerebralparesen, zusammen. Jede einzelne Methode hat ihre spezifischen Vorteile, ihre Grenzen und auch ihre Kontraindikation. Wesentlich ist, daß mit jeder Me-

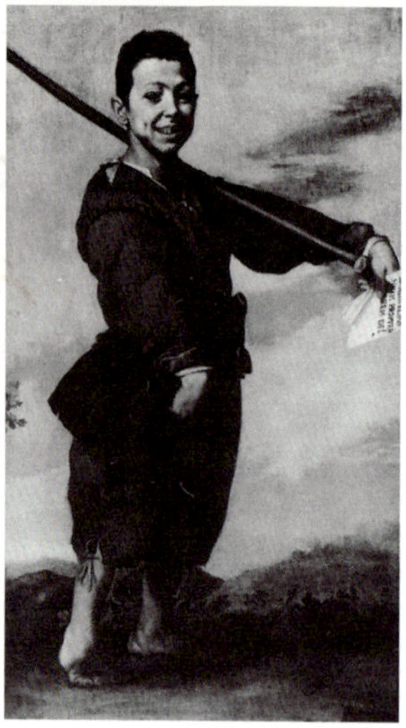

Abb. 4 „Der Junge mit dem Klumpfuß" von J. Ribera, medizinisch genauer: „Der Junge mit der spastischen Hemiparese". Paris, Louvre

Tabelle 6 Rehabilitative Maßnahmen bei Bewegungsstörungen im Kindesalter

Förderung autonomer Aktivität	Pikler, Milani Comparetti
Krankengymnastische Behandlung auf neurophysiologischer Grundlage	Bobath-König, Vojta, Kabat
Sensorische Integration	Affolter, Ayres, Psychomotorik
Ganzheitliche Methoden	Petö, Feldenkrais (Doman)
Zusätzliche Maßnahmen	Castillio-Morales Heilpädagogik Motopädie Ergotherapie Musiktherapie Montessori-Pädagogik Wassertherapie Reittherapie Sonderpädagogik Familientherapie Verhaltenstherapie andere psychologische Verfahren usw.

thode spezielle Aspekte einer Entwicklungsauffälligkeit bzw. Behinderung berücksichtigt werden. In keinem Fall ist jedoch die Betreuung eines Kindes allein mit solchen therapeutischen Prinzipien möglich, entscheidend sind nicht so sehr vorgeschriebene Handlungsweisen und Techniken, sondern das ganzheitliche Verständnis, die *Empathie* für den Behinderten und seine Familie.

Prinzipiell werden bei voraussichtlich vorübergehenden Entwicklungsstörungen mehr unterstützende und beobachtende Methoden zum Einsatz kommen, bei schwerwiegenderen Auffälligkeiten im Säuglings- und Kleinkindesalter krankengymnastische Verfahren, ab dem Kindergartenalter kommen Förderungen der senso-

Tabelle 5 Sozialrechtliche Möglichkeiten

Behindertenausweis mit Zusätzen
Pflegegeld
Steuererleichterung
Familienhilfen
Mutter-Kind-Kuren
Vermittlung von Kontaktadressen
Ganztagsbetreuung
Schul- und Berufsberatung
Bauberatung
Pflege- und Adoptionsvermittlung
Öffentlichkeitsarbeit
usw.

rischen Integration, z. B. Affolter, Ayres, Frostig oder Kiphard, an deren Stelle. Ganzheitliche Methoden, z. B. die konduktive Erziehung nach Petö, werden in Deutschland noch nicht praktiziert. Trotz einiger guter Ideen und positiver Aspekte haben auch sie ihre Grenzen. Dies gilt insbesondere für die von Doman und Delacato entwickelte kontinuierliche Stimulationsmethode, die mittlerweile offiziell von der Deutschen Gesellschaft für Neuropädiatrie als wissenschaftlich nicht begründet und zum Teil für die kindliche Entwicklung schädlich abgelehnt wurde. Je nach den lokalen und personellen Gegebenheiten, den Einstellungen und Möglichkeiten des Kindes, seiner Eltern und der bestehenden Institution, kommen zu den klassischen Verfahren noch viele spezifische Methoden, z. B. heilpädagogische und ergotherapeutische Maßnahmen, Musiktherapie, Wassertherapie, Reittherapie, und spezielle Konzepte wie nach Castillio-Morales hinzu.

Trotz aller medizinischen Fortschritte wird es Entwicklungsauffälligkeiten und Behinderungen im Kindesalter immer geben. Jedes Kind hat seine individuellen Fähigkeiten und Beeinträchtigungen, diese zu erkennen und im Rahmen seiner Möglichkeiten zu fördern ist nur in einem interdisziplinär arbeitenden Team möglich.

Literatur

Michaelis, R., I. Krägeloh-Mann: Früherkennung neurologischer Ausfälle und psychomotorischer Retardierungen bei Kindern. In Spranger, J.: Früherkennung und Verhütung von Behinderungen im Kindesalter. Umwelt und Medizin, Frankfurt 1988 (S. 34–43)

Palmer, F. P., B. K. Shapiro et al.: The effects of physical therapy on cerebral palsy: controlled trial in infants with spastic diplegia. New Engl. J. Med. 318 (1988) 803–808

Pikler, E.: Laßt mir Zeit – die selbständige Entwicklung des Kindes bis zum freien Gehen. Pflaum, München 1988

Sarimski, K.: Risiken und protektive Faktoren für die Entwicklung frühgeborener Säuglinge. Sozialpädiat. Prax. Klin. 14 (1992) 916–924

Straßburg, H. M.: Die frühzeitige Einschätzung der Prognose und die Physiotherapie beim „Risiko"-Säugling. Pädiat. Prax. 35 (1987) 223–232

Straßburg, H., M., H. Müller, F. Sharabati: Neurologische Symptome und Kardiainsuffizienz beim Säugling. Sozialpädiat. Prax. Klin. 11 (1989) 467–472

Straßburg, H. M.: Pathophysiologische Erklärungsmodelle transitorischer motorischer Auffälligkeiten beim Säugling. Sozialpädiat. Prax. Klin. 12 (1990) 500–507

Tirosh, E., S. Rabino: Physiotherapy for children with cerebral palsy: evidence for its efficacy. Amer. J. Dis. Child. 142 (1989) 552–555

Orthopädische Behandlung der oberen Extremität bei der infantilen Zerebralparese

J. L. Goldner
(Übersetzung L. Döderlein)

Neugeborenenzeit und Kindheit

Die neurologische Deformität der oberen Extremität beim Neugeborenen kann bei einer Hemiparese oder Tetraparese auftreten. Diese sind meist durch perinatalen Sauerstoffmangel verursacht und werden als Zerebralparese bezeichnet. Auch bei den Frühgeborenen kommt es zu pathologischen Gehirnveränderungen, die sich auf alle 4 Extremitäten auswirken. Die topographische Lage der Hirnschädigung ist für die muskulären Dysbalancen verantwortlich. Abhängig von der Beteiligung der Extremitäten sprechen wir von Monoparese, Hemiparese, Paraparese, Diparese, Triparese und Tetraparese, wobei die Tetraparese die schwerste Behinderungsstufe darstellt und nicht nur die Extremitäten, sondern auch Kopf und Rumpf betrifft. Abhängig von der Qualität der Zerebralparese unterscheidet man spastische Lähmungen von athetotischen, dystonen, rigiden und ataktischen Formen. Des weiteren können Tremor sowie atone bzw. hypotone Muskelbefallsmuster vorkommen. Gelegentlich finden wir auch gemischte Formen mit Spastik und Athetose.

Ursachen der Zerebralparese

Zu den Ursachen gehören Frühgeburt und niedriges Geburtsgewicht, die meist zu einer spastischen Diparese führen, obwohl die exakte Ursache der Gehirnschädigung nicht immer klar ist. Weitere Ursachen für eine Zerebralparese sind perinatale Probleme bei der Entbindung, eine neonatale Asphyxie, wobei der Grad der Asphyxie, der durch den Apgar-Test beurteilt werden kann, das bleibende neurologische Defizit bestimmt. Der Kernikterus als Ursache einer Zerebralparese ist in der westlichen Hemisphäre selten geworden. Postnatale Infektionen, seien sie bakteriell oder viral, stellen weitere Faktoren dar. Fehlbildungen des Gehirns haben ihre Ursachen entweder in Erbfaktoren oder im Einfluß von Teratogenen bzw. Toxinen, die von der Mutter auf das Kind übergehen. Hierbei sind Quecksilber, Alkohol und Drogen zu nennen. Weitere Ursachen einer frühkindlichen Hirnschädigung sind ein Schädel-Hirn-Trauma, eine Gehirnblutung durch Gefäßfehlbildungen sowie eine Gehirnschädigung durch Neoplasmen. Eine seltene Ursache für eine sich spät entwickelnde Zerebralparese stellt die Schwermetallenzephalopathie dar.

Die klinische neurologische und orthopädische Untersuchung

Vorgeschichte und körperlicher Befund sind für die Beurteilung des Ausmaßes der Schädigung entscheidend. Sie umfaßt eine Untersuchung des Muskeltonus, der Dehnungsreflexe, von Kontrakturen und dystonen Bewegungen.
Bis zum 1. Lebensjahr wird eine Hemiparese dann vermutet, wenn obere und untere Extremitäten nicht seitengleich bewegt werden, wenn ein eingeschlagener Daumen mit Beugestellung des Handgelenks auftritt und sich die Fußstellung trotz Reizung der Fußsohle nicht verändert. Diese Befunde können sich jedoch mit weiterer Reifung des kindlichen Gehirns noch verbessern, so daß eine regelmäßige Verlaufskontrolle empfohlen wird.
Untersuchung des 3jährigen Kindes. Es hat sich die Untersuchung auf dem Schoß der Mutter bewährt. Die Erhebung der Vorgeschichte und Beurteilung des Muskeltonus werden ebenso beachtet wie der Einsatz der Extremitäten des Kindes beim Spielen.
Untersuchung des Kindes von 3–6 Jahren: Hier wird die differenzierte Aktivität des Kindes beurteilt: Sitzen, Krabbeln, Gehen, Stellreflexe und pathologische Reflexe, Fallschirmspringerreaktion, Abstützreaktionen, Schreitreflex und tonische Nackenreflexe.

Behandlung des Kindes bis zum 4. Lebensjahr: Nach der Diagnosestellung einer infantilen Zerebralparese wird die Schädigung zunächst den Eltern erklärt. Es ist darauf hinzuweisen, daß eine isolierte Behandlung der Hand oder der Schulter keine Verbesserung bringen kann, da die Hauptschädigung im Gehirn lokalisiert ist. Es sollte betont werden, daß die Störung nicht progredient ist, obwohl sich mit dem Wachstum die Kontrakturen verschlechtern können. Jede Art von Schuldgefühlen sollte den Eltern genommen werden. Eine wesentliche Verbesserung des Ergebnisses durch intensive konservative Therapie darf nicht erwartet werden. Günstig sind allenfalls regelmäßige Nachtlagerungsschienen und die Stimulation des Kindes, den befallenen Arm regelmäßig einzusetzen. Ein Krankengymnast bzw. ein Ergotherapeut sollte die Eltern aufklären, wie das Kind seine gelähmte Körperhälfte am besten im täglichen Gebrauch einsetzen kann. Funktionsschienen für den Gebrauch tagsüber sollten wenig aufwendig und möglichst auch flexibel sein und das Kind nicht in der Greiffunktion behindern. Der regelmäßige Gebrauch der paretischen Hand sollte oberstes Gebot sein (Abb. 1).

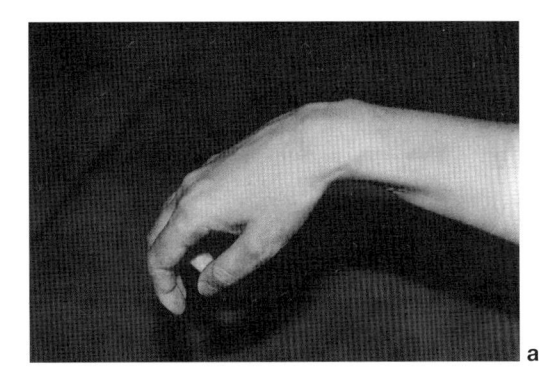

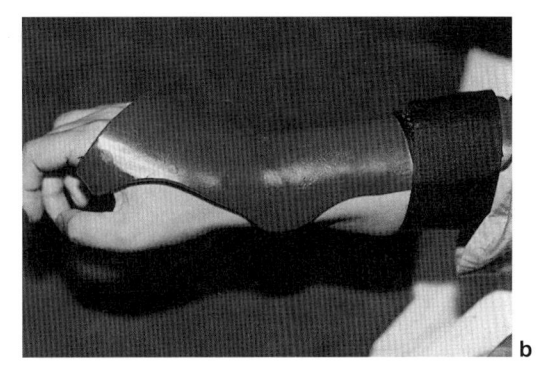

Abb. 1 Handgelenkschiene zur Korrektur der fehlenden Dorsalflektoren

Beurteilung einer Verbesserung der oberen Extremität: Mit dem Wachstum und der weiteren Entwicklung läßt sich die Beeinflussung der Lähmung besser abschätzen. Bis zum 2. Lebensjahr finden wir häufig eine spontane Verbesserung als Resultat der Verminderung der pathologischen Reflexe und des gesteigerten Muskeltonus. Diese Verbesserung ist nicht Folge der Behandlung, sondern als Spontanverlauf zu sehen.

Klinische Untersuchung des Patienten ab dem 3. Lebensjahr: Diese Untersuchung beurteilt die Gelenkstellung sowie die motorischen Fähigkeiten der Extremität. Die einzelnen Muskeln werden bezüglich ihres willkürlichen Einsatzes und ihrer Kraft untersucht. Kontrakturen werden festgestellt, und die Geschwindigkeit der einzelnen Bewegungen wird beurteilt. Der Einsatz der gelähmten Hand beim beidhändigen Arbeiten wird ebenfalls getestet. Mit Hilfe unterschiedlich großer Gegenstände werden Greiffunktionen und Haltefunktionen untersucht. Bei besserer Restfunktion werden Tätigkeiten des täglichen Lebens getestet. Besonders wichtig ist hierbei der Einsatz des Daumens bei der Greiffunktion. Die Auge-Hand-Koordination, die Geschwindigkeit der Fingerbewegungen, der Handgelenkbeugung und -streckung, der Unterarmpro- und -supination sowie der Ellenbogenbeugung und -streckung werden untersucht. Es sei darauf hingewiesen, daß auch die Konzentrationsfähigkeit des Kindes in die Untersuchung mit einbezogen werden soll. Pathologische Reflexe, ein Klonus sowie athetotische oder rigide Muskelspannung sind ungünstige Voraussetzungen für eine operative Planung. Bei der Beurteilung der Muskelkraft hat sich eine Einteilung in 4 Kraftstufen bewährt, da sie auch bei zugrundeliegender Spastik mit einigermaßen gut erhaltener Willküraktivität anwendbar ist:

normal (5/5 oder 100 %),
gut (4/5 oder 80 %),
befriedigend (3/5 oder 50 %),
schlecht (2/5 oder 20 %).

Diese Beurteilung der Muskelkraft ist besonders wichtig, wenn eine Muskel-Sehnen-Verlängerung oder gar ein Muskeltransfer angestrebt wird. Der Transfer darf nur bei einem Kraftgrad über 80 % angewendet werden, eine Muskel-Sehnen-Verlängerung ist dagegen in erster Linie vom Grad der zugrundeliegenden Kontraktur abhängig. In jedem Fall wird natürlich eine Verlängerung zusätzlich den Muskel schwächen. So darf die Verlängerung nur bis zur Korrektur der Kontraktur durchgeführt werden, nicht darüber hinaus.

Unterscheidung zwischen Gelenkkontrakturen und Muskelkontrakturen: Gelenkkontrakturen der Langfinger werden abhängig von der Stellung des Handgelenkes getestet. Wenn sich die Langfinger bei einer Beugestellung des Handgelenkes voll strecken lassen, ist die Verkürzung muskulär, anderenfalls ist sie durch die Gelenkkapselschrumpfung bedingt.

Sensibilität der Finger: Der Grad der Sensibilität wird als sehr gut, gut, befriedigend oder schlecht beurteilt und ist abhängig von der Fähigkeit, Größe, Oberfläche und Struktur verschiedener Untersuchungsgegenstände durch Tasten zu erkennen. Die Geschwindigkeit dieses Erkennens ist ebenso bedeutsam wie die Geschwindigkeit der Willkürbewegung. Bei der Untersuchungstechnik läßt man den Patienten beide Hände über dem Kopf ausstrecken, die Augen schließen und gibt ihm die Untersuchungsgegenstände zunächst in die gelähmte und dann zum Vergleich in die normale Hand. Die Fragen hierzu sollten folgendermaßen sein: Ist der Gegenstand klein oder groß, rund oder eckig, rauh oder glatt. Mit dieser einfachen Untersuchung läßt sich ein guter Einblick in die vorhandene Stereognosie und epikritische Beurteilung geben. Die Untersuchung der Zweipunktdiskrimination ist erst ab dem 6.–8. Lebensjahr möglich. Dieser Test wird der Einfachheit halber mit einer zurechtgebogenen Büroklammer durchgeführt.

Es gibt keine objektive Untersuchung, die eine Verbesserung der Perzeptionsfähigkeit einer gelähmten Hand durch Therapie dokumentiert. Alle Behandlungsversuche sollten auf eine Verbesserung der Auge-Hand-Koordination ausgerichtet sein. Stets sollte hierbei der bimanuelle Einsatz unter Zuhilfenahme der gelähmten Hand als Hilfshand berücksichtigt werden. Auch bei erheblich eingeschränkter Sensibilität kann eine operative Verbesserung sinnvoll sein, wenn der Patient über eine gute optische Kontrolle und ausreichende Motivation verfügt.

Intelligenz und emotionaler Befund: Diese Eigenschaften werden während der Untersuchung beurteilt. Auch ein niedriger Intelligenzgrad kann bei ausreichendem Einsatz der Hand eine operative Korrektur sinnvoll erscheinen lassen. Ziel der operativen Korrektur sollte eine Verbesserung des Greifens und Loslassens der Hand, eine Verminderung des Muskeltonus und eine Korrektur von Kontrakturen und Deformitäten sein.

Erwartungshaltung des Patienten und seiner Angehörigen: Die Eltern haben stets eine größere Erwartungshaltung an die Operation als der Operateur selbst. Es ist stets darauf hinzuweisen, daß die Hand immer behindert sein wird und daß es nur zu einer teilweisen Verbesserung kommen kann. Nach meiner Erfahrung ist ein langdauerndes postoperatives Übungsprogramm nicht sinnvoll, und ich empfehle lediglich 3- bis 4mal täglich entsprechende Übungen für etwa 10 Minuten, um dem Patienten den Gebrauch der operierten Hand näher zu bringen.

Klinische Untersuchungen an der Duke-Universität zwischen 1960 und 1990

Es wurden in diesem Zeitraum 200 Kinder und Jugendliche mit der Diagnose spastische Zerebralparese an der oberen Extremität operiert und bis zum Erwachsenenalter verfolgt. In den meisten Fällen handelte es sich um spastische Hemiparesen, nur wenige Patienten hatten Spastizität mit geringgradiger athetotischer Komponente.

Die Operationen wurden stets in einer Sitzung durchgeführt, um den Krankenhausaufenthalt zu verkürzen und die Zahl der Narkosen im Interesse des Patienten und seiner Familie zu minimieren.

Befallsmuster der oberen Extremität: Durch die Beurteilung der anatomischen und funktionellen Befunde nach Kraft, Gelenkstellung, Kontrakturen, Sensibilität und dem Einsatz im täglichen Leben wurde eine Einteilung in 4 Grade festgelegt. Bezüglich der Qualität der Lähmung waren es Patienten mit überwiegender Spastik und nur geringer Athetose, die durch operative Maßnahmen profitierten. Patienten mit schwe-

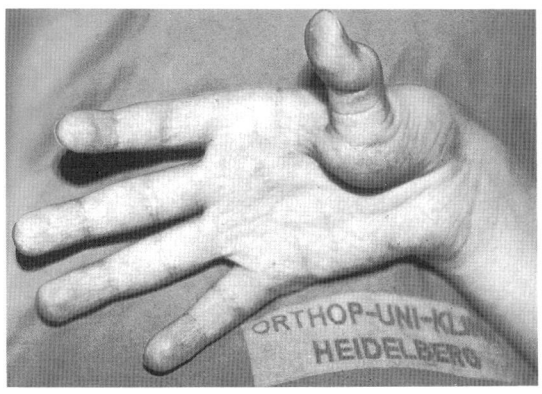

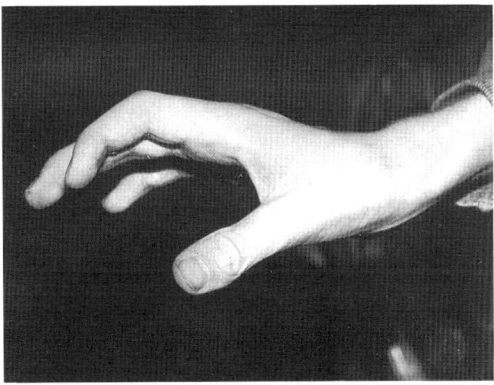

Abb. 2 Zustand nach kombiniert knöcherner Stabilisierung des Daumengrundgelenkes und weichteiliger Augmentation des Extensor pollicis brevis und Adductor pollicis longus mit dem M. brachioradialis, kombiniert mit Matev-Operation

rer Athetose oder mit Hemiballismus stellten keine Indikation für operative Maßnahmen am Arm dar.

Einteilung in 5 Gruppen

Gruppe I: Die Hände zeigten rasche Fingeröffnung und Fingerschluß, eingeschlagenen Daumen, schlechte Sterognosie, aber gute epikritische Sensibilität. Die Patienten benutzten die Hand wenig im täglichen Gebrauch, wohl als Folge der ausgedehnten Gehirnschädigung. Zusätzlich zur Handfehlstellung kamen eine leichte Ellenbogenbeugekontraktur und Innenrotationsstellung der Schulter.

Behandlung der Gruppe I:

Hier wurden Sehnen verlängert und das Daumengrundgelenk bei Instabilität versteift. Die Bezugspersonen wurden angehalten, dem Patienten bei dem Einsatz der Hand über die Auge-Hand-Koordination zu helfen.

Gruppe II: Hand und Finger werden in Beugung gehalten, der Daumen ist eingeschlagen, eine aktive Streckung des Handgelenks, der Finger und des Daumens waren nur gering oder überhaupt nicht möglich. Bei kräftigem Faustschluß kam es automatisch zu einer Streckung des Handgelenkes über die Kospastik der Handgelenk- und Fingerstrecker. Operative Ziele waren hier eine Verbesserung der Greiffunktion und die Abduktion des Daumens.

Behandlung der Gruppe II:

Hier waren Sehnenverlängerungen und Sehnenverpflanzungen indiziert. Bei Instabilität des Daumengrundgelenkes wurde eine Arthrodese mit zusätzlicher Verlängerung und Verstärkung der Daumensehnen vorgenommen (Abb. 2). Bei guter Stereognosie und Propriozeption kam es in den meisten Fällen zu einer funktionellen Verbesserung.

Gruppe III: Eine schwere Beugestellung des Handgelenkes verursacht eine Überstreckung der Finger wegen der Spannung des langen Fingerstreckers. Der Daumen war eingeschlagen, und die Hand stand in mittlerer oder leichter Streckstellung und wurde wenig benutzt. Propriozeption und Stereognosie waren meist befriedigend oder gar schlecht.

Behandlung der Gruppe III:

Operative Maßnahmen berücksichtigten sowohl die Stellung als auch die Funktion der Hand. Postoperativ wurde die Hand für die Aktivitäten des täglichen Lebens besser eingesetzt.

Gruppe IV: Das Handgelenk stand in Streckstellung, und die Finger zeigten Beugestellung. Bei kräftigem Faustschluß nahm die Spannung in den Hand- und Fingerstreckern zu.

Behandlung der Gruppe IV:

Die operative Indikation bestand in einer Schwächung der Handgelenkstrecker und Kräftigung der Handgelenkbeuger und in einer Beseitigung des eingeschlagenen Daumens. Diese Handstellung begegnete uns meist nach posttraumatischer Hemiparese aber auch in Fällen, wo ein sehr kräftiger Flexor carpi ulnaris verpflanzt worden war.

Gruppe V: Die Hand zeigte hier eine schwere Handgelenk- und Fingerbeugestellung mit eingeschlagenem Daumen. Alle Muskeln waren relativ schwach und Propriozeption sowie Stereognosie schlecht. Vor der Operation wurde die Hand lediglich über den Handrücken zum Gegenhalten von Gegenständen eingesetzt, eine aktive Greiffunktion war nicht vorhanden. Häufig bestand gleichzeitig eine schwere Ellenbogenbeuge- und Unterarmpronationskontraktur.

Behandlung der Gruppe V:

Die Indikation war hier mehr aus kosmetischen als aus funktionellen Gesichtspunkten zu sehen. Die Ellenbogenbeugekontraktur wurde korrigiert, das Handgelenk mit einer Arthrodese stabilisiert und die Finger durch Sehnenverlängerungen und Arthrodesen korrigiert.

Retrospektive Untersuchungen unserer Patienten (1950–1970)

100 Patienten wurden während dieses Zeitraums operiert und wurden in 4 Gruppen eingeteilt. Die Gruppen A, B und C waren überwiegend spastische Lähmungen, Gruppe D war gemischt spastisch und athetotisch.

Gruppe A: Präoperativ zeigten die Hände dieser Gruppe eine geringe spastische Beteiligung bei guter Funktion. Die Operation umfaßte Sehnenverlängerungen, Gelenkstabilisierung und eine Korrektur der Ellenbogenbeugekontraktur. Hierdurch wurde auch die Armstellung während des Gehens günstig beeinflußt.

Gruppe B: Diese Patienten zeigten eine geringgradige Spastizität der Handgelenks-, Finger- und Daumenbeuger. Operationstechnisch wurden Finger- und Handgelenkbeuger verlängert, Sehnen verpflanzt und das Daumengrundgelenk stabilisiert. Eine funktionelle und kosmetische Verbesserung ergab sich hierbei in der überwiegenden Zahl.

Gruppe C: Hier war eine schwere Beugefehlstellung vorhanden, die die Finger nur bei maximaler Handgelenkbeugung öffnen ließ. Die Hand zeigte eine erhebliche kosmetische und funktionelle Behinderung. Operativ wurde die Beugefehlstellung korrigiert und die Streckaktivität verbessert. Ein geringgradig verbesserter funktioneller Einsatz war die Folge.

Gruppe D: Hier waren die Hände gemischt spastisch und athetotisch gelähmt. Die operativen Maßnahmen umfaßten eine Versteifung des Daumengrundgelenkes sowie des Handgelenkes und gelegentlich auch Sehnenverlängerungen.

Ergebnisse der Operation

Zur Beurteilung der Operationsresultate wurden folgende Punkte beurteilt:

1. Einsatz im täglichen Leben,
2. Koordination und Geschwindigkeit der Bewegungen,
3. Kraft und Ausdauer,
4. Geschicklichkeit,
5. kosmetisches Erscheinungsbild.

Patienten, Angehörige und der Therapeut erhielten einen Fragebogen zu diesen Punkten. Wichtig ist es zu erwähnen, daß etwa 30 % der 100 Patienten einen zweiten Eingriff benötigten, um eine weitere Funktionsverbesserung zu erreichen. Dieser war meist einige Jahre nach dem Ersteingriff erforderlich geworden. Eine postoperative Versorgung mit Nachtschienen war unerläßlich. Die Ergebnisse wurden in *verbessert, gleich* oder *verschlechtert* unterteilt.

Gruppe A: Die Patienten zeigten eine funktionelle Verbesserung durch leichtere Hand- und Fingeröffnung und eine verbesserte Greiffunktion. Patienten mit lange vorbestehenden Deformitäten zeigten nur eine geringgradige Verbesserung, weshalb wir eine operative Korrektur eher zu einem früheren Zeitpunkt empfehlen.

Gruppe B: Diese Patienten zeigen ebenfalls eine bessere Fingeröffnung und Greiffunktion, die durch eine Verminderung der tonischen Muskelspannung erreicht werden konnte. Auch die Kraft zum Greifen war besser geworden.

Gruppe C: Die funktionslose Hand zeigte nach einer Beugesehnenverlängerung und Arthrodese des Handgelenkes eine verbesserte kosmetische Stellung ohne wesentlichen funktionellen Gewinn.

Beurteilung der Ergebnisse in Abhängigkeit von verschiedenen Patientenfaktoren

Es wurde untersucht, ob verschiedene Faktoren, wie Alter zum Zeitpunkt der Operation, Motivation des Patienten, Sensibilität, Ausmaß der Krankengymnastik und Intelligenz, einen Einfluß auf das Endergebnis haben. Folgende Ergebnisse konnten gefunden werden:

Gruppe A: Diese Patienten zeigten einen erheblichen Defekt ihrer Sensibilität bei geringgradiger anatomischer Veränderung. Aufgrund des ausgedehnten Gehirnschadens war hier die funktionelle Verbesserung begrenzt, da die Patienten die Hand auch postoperativ nur wenig einsetzten.

Gruppe B: Hier zeigte sich kein Zusammenhang zwischen den Ergebnissen und dem Ausmaß der Stereognosie.

Gruppe C: Die Ergebnisse waren ähnlich denen der Gruppe B.

Gruppe D: Hier war lediglich eine kosmetische Verbesserung zu erreichen.

Ausmaß der Intelligenz in Beziehung zu den Ergebnissen

Vor der Operation waren die Patienten in normal intelligent, leicht behindert oder schwer behindert eingestuft worden.
Bei Patienten der Gruppe A hatte das Ausmaß der Intelligenzbeeinträchtigung keinen Einfluß auf das Endergebnis. Der Einsatz der Hand präoperativ war hier entscheidend. Patienten der Gruppe B zeigten ebenfalls keine wesentlichen Unterschiede zwischen den normal intelligenten und retardierten Fällen. Entscheidend war auch hier der Gebrauch der Hand präoperativ.

Behandlungsergebnisse bei schwer behinderten Patienten

In einer kleinen Zahl dieser Patienten, die operiert worden waren, zeigte mehr als die Hälfte eine Verbesserung der Aktivitäten im täglichen Leben. Voraussetzung war auch hier ein gewisser Einsatz der Hand präoperativ. Hiermit soll gezeigt werden, daß auch die Kombination einer schweren Körperbehinderung mit geistiger Behinderung und sensorischem Defizit nicht eine unbedingte Kontraindikation darstellt, wenn ein gewisser funktioneller oder kosmetischer Gewinn erreichbar ist.

Analyse der schlechten Ergebnisse

In Gruppe A wurden alle Patienten verbessert. In Gruppe B zeigten einzelne Patienten nur geringgradige funktionelle Verbesserungen, da die transferierten Muskeln zu schwach waren oder von ihrem Ansatzpunkt wieder ausrissen. In Gruppe C kam es häufig nur zu einer leichten Funktionsverbesserung, allerdings war die Stellung der Hand und Finger durch den geringeren Muskeltonus besser geworden. Eine Überkorrektur trat bei Patienten mit Athetose auf, wenn der Flexor carpi ulnaris auf die Handgelenkstrecker verpflanzt worden war. Ein typisches Beispiel eines Rezidivs:
Ein 5jähriges Kind wurde mit Sehnen-Muskel-Verlängerungen behandelt und erreichte eine gute Funktion von Daumen und Langfingern für weitere 4 Jahre. Als Folge eines raschen Wachstumsschubes zwischen dem 7. und 9. Lebensjahr kam es zu einem leichten Rezidiv der Hand- und Fingerbeugestellung sowie der Daumenadduktion. So wurde in einer zweiten Sit-

zung eine Handgelenkarthrodese mit zusätzlichen Sehnenverlängerungen und einer Verstärkung der Daumen- und Fingerbeuger vorgenommen. Es kam zu einer funktionellen und kosmetischen Verbesserung.

Umkippen der Deformität ins Gegenteil nach einem Sehnentransfer: 2 Patienten zeigten ein Umschlagen des schweren Beugemusters in ein Streckmuster nach einem Transfer des Flexor carpi ulnaris in die Handgelenkstrecker. Ursache war eine präoperativ nicht erkannte gute Kraft des Flexor carpi ulnaris und des Extensor carpi radialis brevis. In diesen Fällen war eine Handgelenkarthrodese als Zweiteingriff erforderlich geworden.

Indikationen für eine operative Behandlung und die Beurteilung der Prognose

Wir überblicken über 200 Patienten mehr als 15 Jahre postoperativ. Die besten Ergebnisse ließen sich stets dann erreichen, wenn die willkürliche Fingergreiffunktion in Beuge- und Streckstellung erhalten und auch nach Sehnentransfer eine Handgelenkbeweglichkeit möglich war. Bei unzureichender Kontrolle der Handgelenkstellung war eine Arthrodese nach Durchführung des Sehnentransfers notwendig geworden. Ein eingeschlagener Daumen mußte stets gleichzeitig korrigiert werden. Weitere Voraussetzungen für ein gutes Ergebnis waren eine normale Sensibilität, eine gute Auge-Hand-Koordination, eine gute Motivation sowie eine funktionelle Stereognosie und Propriozeption. Patienten mit überwiegender Spastik profitierten ebenfalls weitaus mehr von der Operation als Patienten mit Dystonie.

Bewährte Behandlungsmaßnahmen an der oberen Extremität des Zerebralparetikers

1. Nachtlagerungsschienen haben einen gewissen Wert, da sie in Perioden des raschen Wachstums eine Verschlechterung der Deformität verhindern oder verzögern können. Eine fixierte Deformität kann hierdurch allerdings nicht beeinflußt werden.
2. Der Vorteil einer chirurgischen Behandlung der oberen Extremität liegt in einer Verbesserung der Handfunktion, der Kosmetik und des Selbstwertgefühls.
3. Der manuelle Muskelstatus stellt einen wichtigen Teil der präoperativen Befundhebung dar.
4. Sehnenverlängerungen sind auch beim 4 Jahre alten Kind eine verläßliche Methode, wenn eine ausreichende Muskelkraft und eine gute Willkürfunktion bestehen.
5. Sehnentransfers können eine Funktion unterstützen, wenn sie unter willkürlicher Kontrolle stehen. Sie haben die Funktion einer Verbesserung von Hand- und Fingerstreckung, Unterarmsupination sowie Fingerbeugung.
6. Die Handgelenkbeweglichkeit soll primär stets erhalten bleiben, und es sollen zunächst nur Sehnenverlängerungen und Sehnentransfers durchgeführt werden. Wenn das Handgelenk in Nullstellung fixiert gehalten wird und die Finger hierbei aktiv gebeugt und gestreckt werden können, ist eine Handgelenkarthrodese in etwa 5-Grad-Flexions- und 5-Grad-Ulnarabduktionsstellung sinnvoll, wenn eine aktive Stabilisierung des Handgelenkes nicht möglich ist.
7. Der eingeschlagene Daumen muß durch differenzierte Operationen an den Daumensehnen, dem Daumengrundgelenk und der ersten Zwischenfingerfalte korrigiert werden.
8. Hypermobile Fingermittelgelenke werden leicht durch die Operationstechnik nach Swanson korrigiert (Abb. 3).
9. Eine extreme Pronationsstellung des Unterarms kann durch Sehnentransfers oder durch eine Osteotomie von Radius und Ulna korrigiert werden. Eine leichte Pronationsstellung muß allerdings für gewisse Funktionen des täglichen Lebens und insbesondere für das bimanuelle Arbeiten erhalten bleiben.
10. Die Korrektur von Ellenbogenbeugekontrakturen erfolgt durch Sehnenverlängerungen und Muskelablösungen. Die Handgelenks- und Fingerkontrakturen sollten nicht am Ellenbogen, sondern distal über dem Handgelenk operiert werden.
11. Es gibt keine genaue Alters- oder Intelligenzbeschränkung für die Operation der oberen Extremität. Bei starker Athetose oder Dystonie ist eine genaue präoperative Befunderhebung möglichst in Kombination mit Nerven-

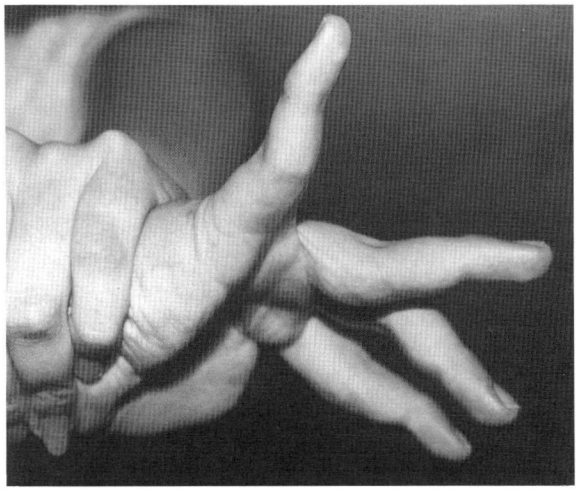

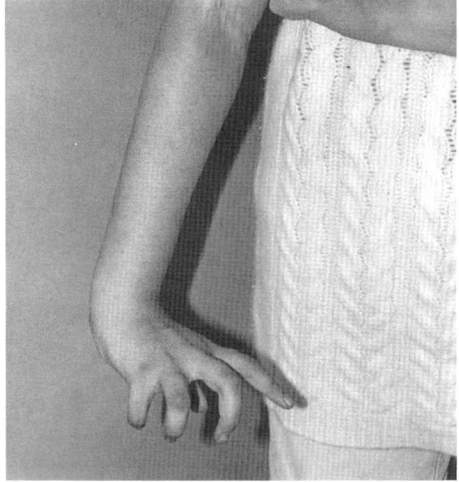

Abb. 3 Schwere Schwanenhalsdeformitäten der Langfinger. Zustand nach Korrektur durch Swanson-Tenodese des Flexor digitorum superficialis

blockaden und probatorischen Unterarmgipsen sinnvoll, um indikatorische Fehler zu vermeiden. Bei diesem Patientengut wird große Vorsicht empfohlen.
12. Die präoperative Analyse mit einer lokalen Blockade spastischer Muskeln gestattet eine genauere präoperative Planung. Zudem ist eine Differenzierung zwischen spastischer und struktureller Kontraktur möglich.
13. Es wird empfohlen, stets alle Deformitäten in einer Sitzung zu operieren.

Operationsmethoden zur Behandlung der oberen Extremität bei der Zerebralparese

Arthrodese des Daumengrundgelenkes

Indikation: eingeschlagener Daumen oder instabiles Daumengrundgelenk in Beugung oder Streckung beim Kind oder Erwachsenen. Häufig zusammen mit Sehnentransfers oder Sehnenverlängerungen zu kombinieren. Die Operation kann ab dem 4. Lebensjahr erfolgen.
Operationstechnik: Durch eine radiale oder ulnare Längsschnittführung wird der Streckapparat dargestellt und das Gelenk eröffnet. Der Knorpel ist vorsichtig mit einem Luer zu entfernen. Die subchondrale Spongiosa soll eröffnet werden, ohne beim Kind den Epiphysenknorpel zu verletzen. Die Fixierung erfolgt mit gekreuzten Kirschner-Drähten in etwa 10-Grad-Beugestellung und 10-Grad-Innenrotationsstellung des Gelenkes (Abb. 4).

Arthrodese des Daumenendgelenkes

Indikationen: bei Instabilität des Daumenendgelenkes in Hyperextension.
Operationstechnik: dorsale S-förmige Inzision über dem Daumenendgelenk zur Darstellung des Gelenkes; Entfernung des Gelenkknorpels und Fixierung mit gekreuzten Kirschner-Drähten in leichter Beugestellung.

Arthrodese des Handgelenkes

Indikation: Die Arthrodese ist nicht als Erstoperation durchzuführen. Bei schlechter Muskel-

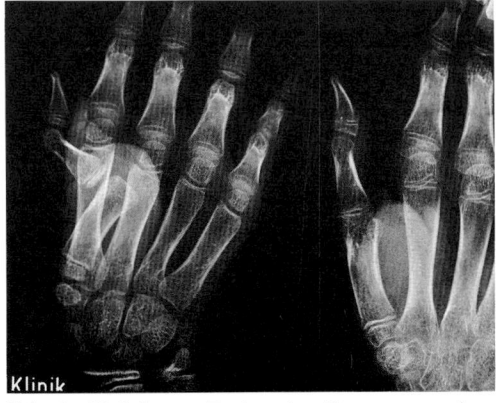

Abb. 4 Knöcherne Fusion des Daumengrundgelenkes ohne Schädigung der Wachstumsfuge

kraft der Finger ist sie ebenso indiziert wie nach Verlängerung der Langfingerbeuger mit ausreichender Greiffunktion, aber instabiler Handgelenkposition. Eine präoperative Arthrodesenhülse sollte stets die Greiffunktion, die nach einer Arthrodese zu erwarten ist, testen. Auch beim Kind ist die Arthrodese möglich, wenn ein kortikospongiöser Span am Handrücken zwischen distaler Radiusepiphyse und den Metakarpalbasen angelegt wird. Die distale Radiusepiphysenfuge darf nicht verletzt werden. Beim Erwachsenen kann eine Entfernung der proximalen oder der gesamten Handwurzelreihe erforderlich werden, um ausreichend an Länge für die verkürzten Hand- und Fingerbeuger zu gewinnen.

Ergebnisse: In 8 % der 200 Patienten wurde eine Arthrodese mit gutem Ergebnis durchgeführt. Durch Aussparung des distalen Radioulnargelenkes waren Pro- und Supination erhalten.

Operationstechnik: Durch eine dorsale S-förmige oder gerade Schnittführung werden Strecksehnen zusammen mit ihrem Retinakulum abpräpariert und zur Seite gehalten. Distaler Radius, proximale, mittlere und distale Handwurzelknochenreihe werden mit Ausnahme des Daumensattelgelenkes und des Gelenkes zwischen Os metacarpale V und Os hamatum entknorpelt. Die Arthrodese umfaßt Radius, Os naviculare, lunatum, capitatum und trapezoideum sowie das 2. und 3. Os metacarpale. Eine kortikospongiöse Spananlagerung verbessert die Heilung. Bei erheblicher Einschränkung der Supination kann eine Entfernung der distalen Ulna die Beweglichkeit erleichtern und dieser Knochen gleichzeitig als Span verwendet werden. Die Fixierung erfolgt mit kräftigen Kirschner-Drähten oder einer Kompressionsplatte. Das Handgelenk sollte in leichter Beugestellung von etwa 5 Grad stehen.

Operation des Extensor pollicis longus

Indikationen: Der lange Daumenstrecker wird verstärkt, wenn er nicht ausreichend kräftig ist. Die hierfür benötigte Muskulatur sind der Flexor digitorum superficialis III oder IV und der Brachioradialis.

Operationstechnik: Mobilisierung des Extensor pollicis longus aus seinem Retinakulum und Verlagerung nach palmar hin. Ein Umlenkzügel wird aus dem Extensorenretinakulum präpariert, um den Daumenstrecker nach palmar zu zügeln. Die Extensor-pollicis-longus-Sehne kann auch Z-förmig durchtrennt werden und unter der Sehne des Abductor pollicis longus als Umlenksehne durchgeführt sowie wieder mit sich vernäht werden. Zusätzlich wird die Sehne noch durch einen palmaren Beuger verstärkt.

Korrektur der Kontraktur im ersten Fingerzwischenraum

Indikationen: Es müssen alle beteiligten Strukturen korrigiert werden. Der Adductor pollicis wird entweder ansatznah verlängert oder von seinem Ursprung am Os metacarpale III abgelöst. Zusätzlich kann der erste Interosseusmuskel ursprungsnah abgelöst werden.

Korrektur des eingeschlagenen Daumens

1. Arthrodese des Daumengrundgelenkes, 2. Umlenkung und Verstärkung des Extensor pollicis longus, 3. Ablösung des 1. Interosseusmuskels, 4. Ablösung des Adductor pollicis, 5. Verlängerung des Flexor pollicis longus und gegebenenfalls Verstärkung mit dem Brachioradialis. Alle diese Operationen werden durch eine einzige dorsoradiale Schnittführung durchgeführt (Abb. 5).

Transfer des Extensor carpi radialis longus auf den Extensor digitorum communis

Indikation: Bei schwacher Fingerstreckung und gleichzeitig kräftiger Handgelenkstreckung ist dieser Transfer angezeigt.

Operationstechnik: Ablösung der Insertion des Extensor carpi radialis longus und Vernähung der Ansatzsehne mit dem Extensor carpi radialis brevis. Spaltung der Sehne des Extensor carpi radialis longus in 2 Teile und Vernähung mit den langen Fingerstreckern in ausreichender Spannung, daß die Langfingergrundgelenke in Nullstellung bei Mittelstellung des Handgelenkes stehen.

Transfer des Extensor carpi radialis longus auf den Extensor pollicis longus

Dies ist erforderlich, um den Daumen aus der Hohlhand zu bringen und gleichzeitig bei Hand-

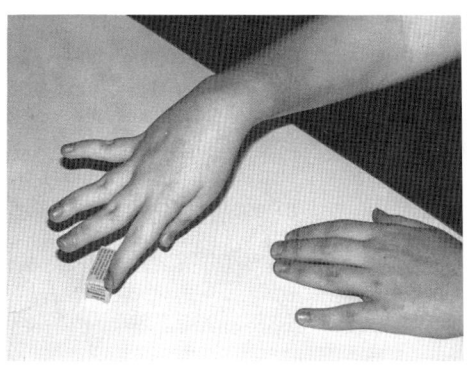

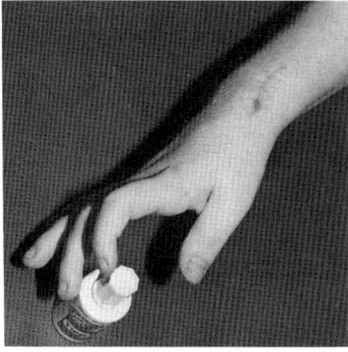

Abb. 5 Nach Augmentation der Daumenabduktoren und -extensoren in Kombination mit einer Operation nach Matev ist die Greiffunktion verbessert

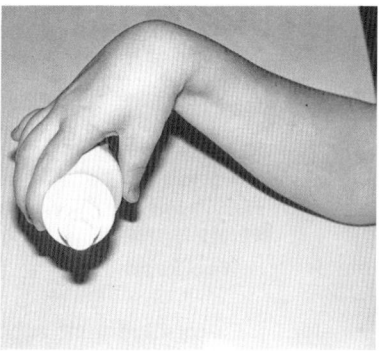

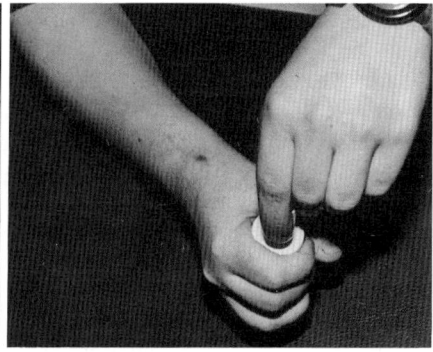

Abb. 6 Funktioneller Gewinn durch Transfer des Flexor carpi ulnaris auf den Extensor digitorum communis, Operation nach Matev und Augmentation des Abductor pollicis longus und Extensor pollicis brevis mit dem Brachioradialis bei einer 14jährigen Patientin mit spastischer Hemiparese rechts

gelenkbeugung auch aus der Hohlhand zu halten.
Indikationen: a) normale Handgelenkstrecker und schwache Daumenstrecker, b) bei starker Dorsalflexion der Hand und schwachem Daumenstrecker.
Operationstechnik: Darstellung des Extensor carpi radialis longus und Ablösung vom Insertionspunkt. Naht des Extensor carpi radialis longus unter mittlerer Spannung in den Extensor pollicis longus.

Extensor-carpi-radialis-longus-Transfer auf die schwachen Langfingerbeuger

Dieser Transfer ist notwendig, wenn die tiefen Langfingerbeuger geschwächt sind. Die Sehne des Extensor carpi radialis longus wird durch die Membrana interossea geführt und in die tiefen Langfingerbeugesehnen unter Spannung eingenäht.

Flexor-carpi-ulnaris-Transfer auf Langfinger- oder Handgelenkstrecker (Abb. 6)

Dieser Transfer ist dann indiziert, wenn Handgelenk- oder Langfingerstreckung schwach sind. Bei ausreichender Kraft des Flexor carpi radialis und palmaris longus gibt es keine Gefahr einer Überkorrektur. Die Überkorrektur stellt eine häufige Komplikation dar. Der Flexor carpi ulnaris wird um die Ulna herum in die Extensor-carpi-radialis-brevis-Sehne unter Spannung eingeflochten, wenn eine zusätzliche supinatorische Wirkung erwünscht ist. Wird allein eine Streckung von Hand und Finger angestrebt, so wird die Sehne durch die Membrana interossea geführt.

Operationstechnik: Darstellung der Ansatzsehne des Flexor carpi ulnaris und Ablösung sowie Mobilisation nach proximal. Durchführung der Sehne nach Inzision des Pronator quadratus am ulnaren Rand durch die Membrana interossea auf den Handrücken. Naht der Sehne in die Strecksehnen unter genügender Spannung.

Ablösung oder Transfer des Pronator teres

Indikation: Bei fixierter Unterarmpronationskontraktur wird der Pronator bei gleichzeitiger Ellenbogenbeugekontraktur ursprungsnah am Epicondylus ulnaris abgelöst. Beim Erwachsenen ist häufig eine zusätzliche Derotationsosteotomie des Radius notwendig. Eine weitere Möglichkeit besteht in einer ansatznahen Ablösung der Sehne am Radius. Die Umkehroperation des Pronator teres, der ansatznah abgelöst und dann durch die Membrana interossea wieder am Radius als Supinator fixiert wird, wird selten angewandt.

Operationstechnik: sorgfältige Darstellung des Ansatzes des Pronator teres und Ablösung sowie Anschlingen dieser Sehne. Eröffnung der Membrana interossea auf eine Länge von 6 cm entlang der radialen Insertion. Umwickeln der Sehne des Pronator teres durch die Membrana interossea um den Radius und Fixierung am Radius in maximaler Supinationsstellung des Unterarmes. Eine weitere Möglichkeit besteht in einem Transfer des Pronator teres in den Extensor carpi radialis brevis zur Kräftigung der Handgelenkstreckung und in einer biterminalen Ablösung dieses Muskels bei starken Pronationskontrakturen.

Extensor-carpi-ulnaris-Transfer

Indikationen: Der Transfer dieser Sehne ist sinnvoll, um die Handgelenkstrecker zu kräftigen und eine starke Ulnarabduktion zu korrigieren. Eine weitere Indikation stellt die Kräftigung der Fingerbeuger oder des langen Daumenstreckers dar.

Korrektur der Fingermittelgelenkinstabilität

Diese kann auf zweierlei Weise erfolgen: a) Schwächung des zu starken Langfingerstreckapparates oder b) Kräftigung der volaren Kapsel und des oberflächlichen Langfingerbeugers.

Operationstechnik: mediale und laterale Inzision über dem Langfingermittelgelenk, Darstellen der Superfizialisbeugesehne und der volaren Kapsel. Tenodese eines Teiles der Superfizialissehne mit dem lateralen Retinakulum und Raffung des Retinakulums.

Eine weitere Möglichkeit besteht in einer Verlängerung der langen Extensoren und der intrinsischen Sehnen. Die intrinsischen Sehneneinstrahlungen werden ansatznah über eine VY-Verlängerung operiert, die langen Fingerstrecker weiter proximal Z-förmig.

Verkürzung des Abductor pollicis longus und Extensor pollicis brevis

Indikationen: Beugestellung des Metacarpale I bei eingeschlagenem Daumen. Wenn die Kraft des Abductor pollicis longus vermindert ist, sollte ein oberflächlicher Langfingerbeuger III oder IV zur Augmentation verwendet werden.

Operationstechnik: Darstellung von Abductor pollicis longus und Extensor pollicis brevis in der Tabatiere. Z-förmige Verkürzung dieser Sehnen distal oder besser proximal des Retinakulums unter Augmentation.

Transfer der Flexor-digitorum-superficialis-Sehnen

Eine oder zwei Flexor-digitorum-superficialis-Sehnen können auf Extensorensehnen oder andere Flexorensehnen transferiert werden, wenn die Flexor-digitorum-profundus-Muskulatur kräftig ist.

Operationstechnik: Die Flexor-digitorum-superficialis-Sehne des langen und des Ringfingers werden dargestellt und von den Profundussehnen durch entsprechenden Zug an der Sehne und Beobachtung der Wirkung auf die Fingerlenke isoliert. Nach Durchtrennung distal werden sie auf die vorgesehenen Extensoren verlagert.

Folgende Besonderheiten müssen beim Flexor-digitorum-superficialis-Transfer beachtet werden: Besteht ein gemeinsamer Muskelbauch zwischen dem 4. und 5. Finger, so müssen die Sehnen vor dem Transfer entsprechend getrennt werden. Die Durchtrennung der Superfizialissehne kann in Höhe des Handgelenks erfolgen, wenn die Sehne vorher maximal angespannt wird. Die Länge für den Transfer ist dann ausreichend, so daß die Sehne nicht in

Höhe des Fingermittelgelenks abgelöst werden muß.

Verlängerung der Handgelenk- und Fingerbeugesehnen

Die Verlängerung ist indiziert, wenn die Muskulatur spastisch oder kontrakt ist und die Fingeröffnung oder Handgelenkstreckung behindert. Meist ist die Kontraktur des Flexor digitorum superficialis kombiniert mit gleichzeitiger Spastizität. Klinisch läßt sich die Verkürzung dieser Muskulatur durch Streckung des Handgelenkes und gleichzeitige Streckung der Langfingermittelgelenke feststellen. Die ungefähre Verlängerungsstrecke einer Sehne sollte aufgrund eigener Untersuchungen etwa 1,5 mm pro Grad der Kontraktur, die korrigiert werden soll, betragen. Eine Kontraktur von 90 Grad sollte beispielsweise nur bis 45 Grad korrigiert werden, um eine ausreichende funktionelle Stellung zu erreichen. Dies bedeutet eine Sehnenverlängerung von etwa 22 mm. Eine zu ausgiebige Verlängerung der Sehnen sollte im Interesse einer noch ausreichenden Muskelkraft vermieden werden.

Korrektur einer Ellenbogenbeugekontraktur

Diese Deformität kann durch funktionelle oder strukturelle Kontraktur entstehen. Eine strukturelle Kontraktur wird durch eine Verlängerung der Bizepssehne, eine intramuskuläre Verlängerung des M. brachialis sowie eine Ursprungsablösung des Pronator teres, Flexor carpi radialis und seltener des Flexor carpi ulnaris behandelt. Eine Kontraktur der Fingermuskulatur sollte nicht proximal, sondern distal korrigiert werden.
Operationstechnik: Die Ellenbogenbeugekontraktur wird nach Darstellung der Gefäße und Nerven über einen S-förmig quergestellten Hautschnitt vorgenommen. Das Ausmaß der Sehnen- und Muskelverlängerung hängt von der präoperativen Korrektur und dem Muskeltonus ab. Nach der erreichten Korrekturstellung sollten die Sehnen unter leichter Spannung genäht werden, um eine ausreichende Kraft zu erhalten (Abb. 7).

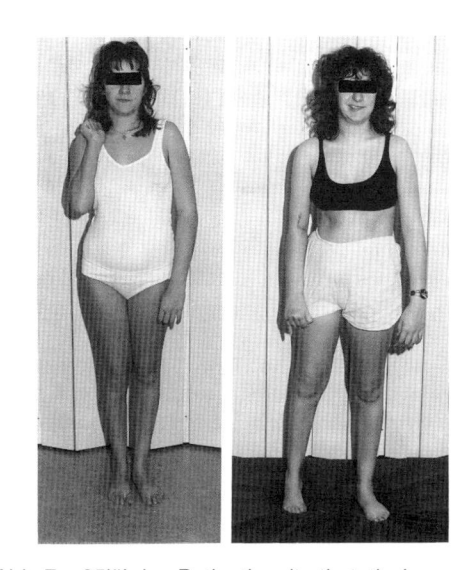

Abb. 7 25jährige Patientin mit athetotisch-spastischer Hemiparese rechts; Korrektur der starken Ellenbeugepronationskontraktur durch Bizepsverlängerung und Brachialiseinkerbung sowie der Fingerbeugespastik durch Scaglietti-Operation

Postoperative Behandlung

Nach der Operation wird die Muskelfunktion durch den Gebrauch der gegenseitigen gesunden Extremität über sogenannte assoziierte Bewegungen aktiviert. So soll der Patient nach Transfer eines Flexor digitorum superficialis auf die Handgelenkextensoren die Finger der Gegenseite beugen und gleichzeitig das Handgelenk strecken, um die operierte Seite zu aktivieren. Zusätzlich sollten regelmäßig die Greiffunktion, das bimanuelle Arbeiten und die Auge-Hand-Koordination geschult werden. Der Patient und insbesondere seine Angehörigen sollten einen genauen Nachbehandlungsplan erhalten. Postoperativ wären etwa 3 Nachuntersuchungstermine im Abstand von 2 Monaten sinnvoll, anschließend sind halbjährliche Kontrollen ausreichend. Der Einsatz von Nachtlagerungsschienen sowie von Funktionsschienen tagsüber wird individuell entschieden.

Zur Entwicklung von Beckenschiefstand und Skoliose bei infantiler Zerebralparese

A. Karbowski

Einleitung

Bei Patienten mit idiopathischer Zerebralparese (ICP) ist die Skoliose die häufigste und ernsthafteste strukturelle Wirbelsäulenerkrankung. Die Skoliose ist häufig mit einem Beckenschiefstand verbunden, wobei der Beckenschiefstand nicht notwendigerweise auf einer asymmetrischen Hüftadduktionskontraktur oder gar einer einseitigen Hüftluxation beruht.

Die Entwicklung einer Skoliose bei einem Patienten mit einer zerebralen Bewegungsstörung ist durch das neuromuskuläre Defizit, die gestörte Gleichgewichtsreaktion, die zusätzlichen Balanceprobleme, die durch die Wirbelsäulendeformität bedingt sind, und durch die mentale Retardierung kompliziert. Eine Skoliose hat für einen Patienten mit idiopathischer Zerebralparese schwerwiegendere Konsequenzen als für andere. Ein Gehfähiger verliert die Gehfähigkeit und wird nur noch sitzfähig, ein Patient, der gestützt sitzfähig war, wird als Folge der Wirbelsäulendekompensation bettlägerig. Darüber hinaus kann die Wirbelsäulendeformität Schmerzen und Störungen der kardiopulmonalen Funktion verursachen. Es werden eventuell komplikationsreiche Eingriffe notwendig.

Prävalenz der Skoliose bei Zerebralparese

Die Skoliose ist bei Patienten mit einer idiopathischen Zerebralparese häufiger anzutreffen als in der Normalbevölkerung. Während die Prävalenz der idiopathischen Skoliosen mit 2 % angenommen wird (Moe u. Mitarb. 1978) betragen die Zahlenangaben bei Patienten mit idiopathischer Zerebralparese zwischen 3 und 27 % (Robson 1968, Balmar u. McEwen 1962, Samilson u. Bechard 1973, Rosenthal u. Mitarb. 1974, Madigan u. Wallace 1981, Behrooz u. Akbanina 1984). Da es sich um Angaben von Behandlungszentren und Heimen für Patienten mit Zerebralparesen handelt, die eher die schwerer Betroffenen betreuen, sind die Daten über die Häufigkeit der Skoliose bei Zerebralparese schwer zu interpretieren. Es gibt keine Untersuchung über ein unausgelesenes Patientenkollektiv.

Es ist eindeutig, daß das Auftreten einer Skoliose von dem Grad der Betroffenheit abhängig ist. Entscheidend sind die motorischen Fähigkeiten des Patienten. Ambulante Patienten mit spastischer Hemiplegie, Ataxie und Diplegie weisen zu 6 % Skoliosen auf (Bleck 1987). Patienten mit einem Gesamtkörperbefall zwischen 25 % (Samilson u. Bechard 1973, Moe u. Mitarb. 1978) und 64 % (Madigan u. Wallace 1981). Mit Gesamtkörperbefall werden Patienten bezeichnet, die eine spastische Quadriplegie haben, Beeinträchtigungen der Stamm-, Kopf- und Halskontrolle, Sprach- und Hördefizite und ein breites Spektrum intellektueller Beeinträchtigungen. Die Skolioseinzidenz bei Patienten mit reiner Ataxie soll 3mal höher sein als bei Patienten mit spastischer Diplegie und Hemiplegie (Bleck 1975).

Ätiologie und Pathogenese der Skoliose bei Zerebralparese

Der Unterschied der Häufigkeitsverteilung von Skoliosen zwischen Normalbevölkerung und Zerebralpatienten bzw. bei diesen Patienten selber in Abhängigkeit vom Schweregrad der körperlichen Beeinträchtigung belegt, daß die pathologische Unreife des zentralen Nervensystems ein wichtiger Faktor bei der Skolioseentwicklung der Patienten mit Zerebralparese ist. Die Beteiligung des zentralen Nervensystems wird durch den charakteristischen histologischen Befund einer neurogenen Atrophie in Biopsien der paravertebralen Muskulatur von Patienten mit Zerebralparese und Skoliose gestützt (Bleck u. Mitarb. 1976).

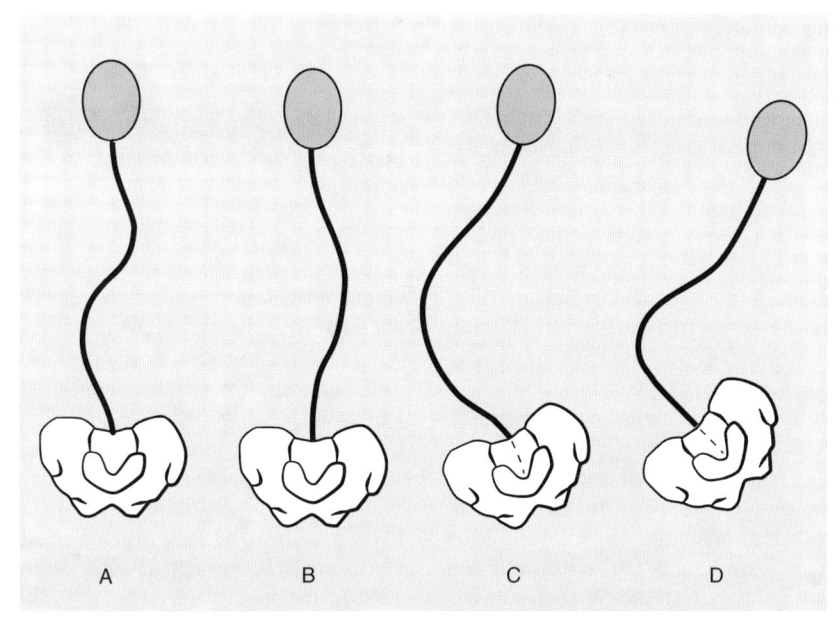

Abb. 1 Charakteristische Krümmungstypen der Skoliose bei Zerebralparese. Bei leichter Betroffenen finden sich doppelbogige Krümmungen (A), oder die thorakale Krümmung ist ausgeprägter bei angedeuteter lumbaler, wenig kompensierender Gegenkrümmung (B). Der Beckenschiefstand ist gering. Die schwerer Betroffenen haben die typischen thorakolumbalen (C) oder lumbalen Krümmungen (D) mit deutlichem Beckentiefstand, das Sakrum ist in die Krümmung mit einbezogen

Es wird angenommen, daß asymmetrische, spinale Muskelkontraktionen primäre neurologische Mechanismen verstärken und für die größere Häufigkeit und Schwere der Skoliose vor allem der motorisch schwerer betroffenen Patienten verantwortlich sind. Experimentell kann jedenfalls durch Muskelkontraktur eine Skoliose hervorgerufen werden (Langenskjold 1971). Andauernde Muskelspastik führt beim Heranwachsenden zu einer Muskelverkürzung, zu einer Muskelkontraktur (Bleck u. Mitarb. 1976). Wie bedeutend gestörte Haltungskontrollmechanismen wie z. B. das konstante Fehlen der Gleichgewichtsreaktion des Körperstammes bei Tetraplegie sind, ist noch abklärungsbedürftig. Stoffwechseluntersuchungen weisen auf eine wesentlich stärkere Beteiligung der Muskulatur bei der Krümmungsentstehung der Patienten mit idiopathischer Zerebralparese hin als bei der idiopathischen Skoliose (Arus u. Mitarb. 1984).

Klassifikation, Prognose und Verlauf der Skoliose bei Zerebralparese

In Abhängigkeit vom Behinderungsgrad finden sich 2 charakteristische Krümmungsmuster, die doppelbogige Krümmung der weniger Betroffenen mit geringem Beckenschiefstand und die C-förmige der schwerer Betroffenen mit deutlichem Beckenschiefstand (Abb. 1). Das Krümmungsmuster der ersteren Patienten entspricht dem der idiopathischen Skoliose oder Friedreichschen Ataxie, wobei es sich zumeist um eine doppelbogige oder rechtsthorakale Krümmung mit kaum kompensierender lumbaler Krümmung handelt (Farmer 1964, Bleck 1975, Cady u. Bobechko 1984, Lonstein u. Beck 1986). Das Krümmungsmuster der schwerer Betroffenen entspricht dem paralytischen Typ, dem Krümmungsmuster der Skoliose bei Poliomyelitis, Myelomeningozele und muskulärer Dystrophie (Bleck 1987). Die meist thorakolumbalen und lumbalen Krümmungen beziehen das Becken mit ein. Es findet sich somit ein ausgesprochener Beckenschiefstand (Samilson u. Bechard 1973).

Quantitative Daten zum natürlichen Verlauf der Zerebralparese sind kaum vorhanden. Prinzipiell verschlimmern sich die Skoliosen in Abhängigkeit vom Wachstum, insbesondere im pubertären Wachstumsschub. Krümmungen bei schwerer Betroffenen sind früher progredient und maligner. Dies gilt besonders für Patienten mit einer Windschlagdeformität der Hüfte (Letts u. Mitarb. 1984). Nach Feldkamp (1986) ist das mittlere Alter bei Patienten mit einer Verschlechterung des Cobb-Winkels von mehr als 20 Grad mit zunehmendem Behinderungsgrad niedriger.

Bereits in der frühen Kindheit auftretende Skoliosen, insbesondere bei sogar in Ruhe oder im Bett vorhandener konstanter Spastik- und Muskelkontraktur, sind bereits frühzeitig sehr rigide. Eine schwere Rotation der Wirbel, Keilwirbel und eine schwere Störung der Wirbelgelenkanatomie kennzeichnen diese Krümmungen (Samilson u. Bechard 1973).

Wie die idiopathische Skoliose kann sich die Skoliose beim Patienten mit Zerebralparese nach Wachstumsabschluß erheblich verschlechtern. Dies betrifft vor allem Patienten mit stärkerer motorischer Beeinträchtigung und schweren Krümmungen (Horstmann u. Boyer 1984, Tometz u. Simon 1988). Die jährliche Verschlimmerungsrate des Cobb-Winkels bei Ausgangskrümmungen > 50 Grad wird mit durchschnittlich 1,4 Grad/Jahr fast doppel so groß angegeben wie die Verschlimmerungsrate von durchschnittlich 0,8 Grad/Jahr bei Krümmungen < 50 Grad (Tometz u. Simon 1988). Besonders in der 3. Lebensdekade kann es zu wesentlichen behandlungspflichtigen Verschlechterungen kommen. Zum Teil ist die Progredienz der Krümmungen darin begründet, daß ein großer Teil der Patienten noch in der 3. Lebensdekade eine Skelettunreife aufweist.

Die gefürchtete kardiopulmonale Dekompensation ist wahrscheinlich eher Folge der Schwere der körperlichen und mentalen Beeinträchtigung als der Schwere der Krümmung (Kalen u. Mitarb. 1992).

Die oft schwierige Kommunikation mit den Betroffenen erlaubt nur eine eingeschränkte Beurteilung ihrer Schmerzen wegen der Skoliose. Schmerzen sind bei etwa gut 50 % der Betroffenen eruierbar (Bonnet u. Mitarb. 1976).

Skoliose, Beckenschiefstand und Hüftgelenkdislokation bei Zerebralparese

Bei der Zerebralparese ist die Skoliose mit einem Beckenschiefstand verbunden, häufig sogar mit einer Hüftgelenksubluxation oder -luxation. In der Literatur herrscht Übereinstimmung, daß die Inzidenz von Skoliose, Beckenschiefstand und Hüftdislokation eine deutliche Abhängigkeit von der Schwere der körperlichen und mentalen Beeinträchtigung aufweist. Es liegt ihnen wahrscheinlich eine gemeinsame neurologische Störung zugrunde (Samilson u. Bechard 1973, Letts u. Mitarb. 1984, Lonstein u. Beck 1986, Cooperman u. Mitarb. 1987, Cooke u. Mitarb. 1989). In der Prophylaxe der Skoliose, des Beckenschiefstandes und der Hüftgelenkbeeinträchtigung soll die selektive lumbale Rhizotomie erfolgreich sein (Peacock u. Arens 1982).

Eine Hüftdislokation kann der Skoliose zeitlich vorangehen, eine Skoliose kann aber auch vor einer Hüftdislokation auftreten (Letts u. Mitarb. 1984, Cooke u. Mitarb. 1989).

Der Zusammenhang zwischen Skoliose und Beckenschiefstand ist unstrittig. Er ist statistisch hochsignifikant (Lonstein u. Beck 1986). Ein Beckenschiefstand bei Zerebralparese geht immer mit einer Skoliose einher (Samilson u. Bechard 1973, Cooperman u. Mitarb. 1987). Die Röntgenmorphologie belegt diesen Zusammenhang. Das Becken ist in die skoliotische Krümmung mit einbezogen. Es ist rotiert. Die Konvexität der Krümmung findet sich stets auf der Seite des Beckenschiefstandes. Ein bereits bestehender Beckenschiefstand kann durch eine Skolioseoperation effektiv verbessert werden, nicht jedoch durch einen korrigierenden Eingriff der Hüftgelenkdislokation (Bleck 1987). Weichteileingriffe an der Hüfte sind zur Prophylaxe von Skoliose und Beckenschiefstand nicht geeignet (James 1956). Bei reponierter einseitiger Hüftgelenkluxation erscheint es jedoch, daß Inzidenz und Schweregrad von Beckenschiefstand und Skoliose geringer sind (Cooperman u. Mitarb. 1987).

Beckenschiefstand und Hüftdislokation gelten als voneinander unabhängige Vorgänge. Ein

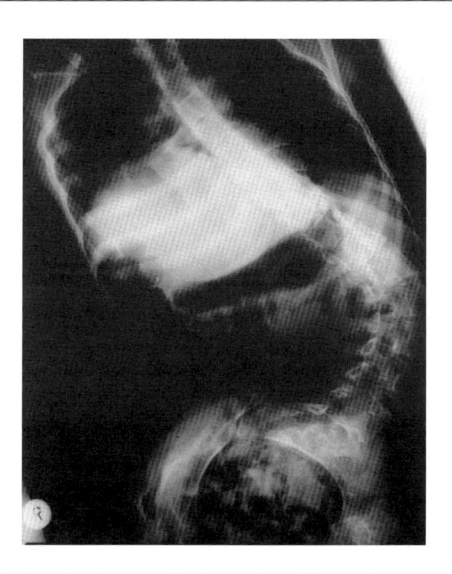

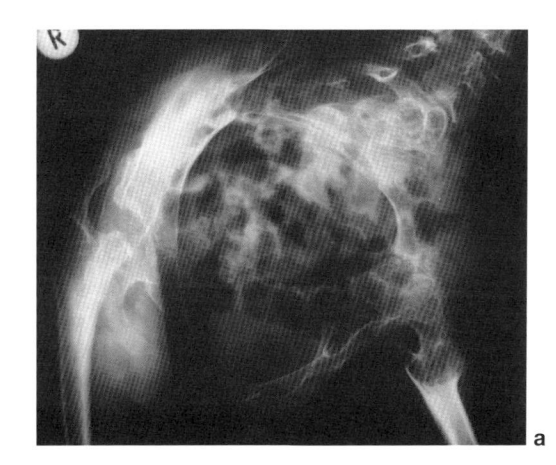

Abb. 2 Typische Skoliose bei Windschlagdeformität der Hüfte mit Hüftluxation und Beckenhochstand und kontralateraler Konvexität der skoliotischen Krümmung

statistischer Zusammenhang zwischen dislozierter Hüfte einerseits und Inzidenz und Schwere des Beckenschiefstandes andererseits besteht nicht (Lonstein u. Beck 1986). Ein Beckengeradstand bei asymmetrischer Hüftdislokation ist ein durchaus häufiger Befund (Pritchett 1983, Lonstein u. Beck 1986, Cooperman u. Mitarb. 1987).
Bei Annahme einer kausalen Beziehung zwischen Hüftdislokation einerseits und Beckenschiefstand und Skoliose andererseits müßte die subluxierte/luxierte Hüfte auf der höheren Seite des Beckenschiefstandes anzutreffen sein und kontralateral der Konvexität der skoliotischen Krümmung. Dies ist jedoch nicht der Fall. Bei gleichzeitigem Auftreten von Hüftgelenkdislokation und Beckenschiefstand ist die Hüftgelenkbeeinträchtigung unabhängig von der Richtung des Beckenschiefstandes (Lonstein u. Beck 1986).
Eine Korrelation der Hüftdislokation mit der Größe des Beckenschiefstandes ist nicht gegeben (Lonstein u. Beck 1986).
In diesem Zusammenhang wird die Windschlagdeformität der Hüften gesondert betrachtet. Bei der Windschlagdeformität findet sich auf der einen Seite eine Abduktionskontraktur und auf der anderen Seite eine Adduktionskon-

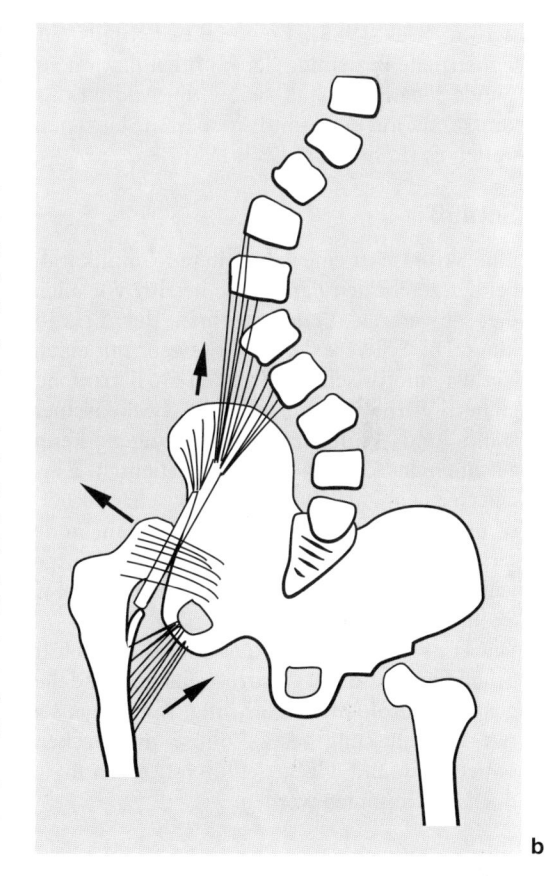

Abb. 3a u. b Pathogenese nach Letts u. Mitarb. (1984). Mechanismus der Hüftdislokation durch spastische Adduktoren und Iliopsoas bei Windschlagdeformität der Hüfte mit nachfolgendem Beckenschiefstand und Skoliose

traktur (Abb. 2). Die Hüftgelenkdislokation ist stets auf der Seite des hochstehenden Beckens anzutreffen, die Konvexität der Skoliose auf der Seite des tiefstehenden Beckens (Samilson u. Bechard 1973, Letts u. Mitarb. 1984).
Die einzige vorhandene Längsschnittuntersuchung belegt bei der Windschlagdeformität eine zeitliche Reihenfolge von Hüftluxationen, Beckenschiefstand und Skoliose (Letts u. Mitarb. 1984). Da die Hüftdislokation auf die asymmetrisch spastischen Adduktoren und Iliopsoas zurückgeführt wird, käme diesen spastischen Muskeln eine wichtige Rolle in der Ätiologie der Trias zu (Abb. 3 a u. b) (Letts u. Mitarb. 1984).
Dem steht jedoch entgegen, daß keine Beziehung zwischen Beckenschiefstand und der Seite der Windschlagdeformität vorhanden ist (Lonstein u. Beck 1986). Es besteht allenfalls eine tendenzielle Beziehung der Hüftdislokation zur Windschlagdeformität, wobei die Adduktionskontraktur auf der nichtdisloziierten Seite anzutreffen ist (Lonstein u. Beck 1986).

Schluß

Eine Skoliose ist eine gefürchtete Komplikation bei der zerebralen Parese. Sie betrifft vor allem die schwereren Verlaufsformen der Erkrankung. Die Schwere der Skoliose geht mit einem Verlust motorischer Fähigkeiten Betroffener einher. Wirbelsäulendeformität, Beckenschiefstand und Hüftgelenkveränderungen kennzeichnen das klinische Bild der Patienten. Es ist einerseits ein Zusammenhang zwischen Skoliose und Beckenschiefstand anzunehmen, andererseits ein Zusammenhang zwischen Hüftgelenkdislokation und Beckenschiefstand bzw. Skoliose abzulehnen.
Die Trias Skoliose – Beckenschiefstand – Hüftgelenkdislokation ist Ausdruck der zugrundeliegenden neurologischen Störung. Eine gegenseitige Beeinflussung von Skoliose mit Beckenschiefstand und Hüftgelenkluxation kann jedoch angenommen werden.

Literatur

Arus, C., M. Barany, W. M. Westler, J. L. Markley: Proton nuclear magnetic resonance of human muscle extracts. Clin. Physiol. Biochem. 2 (1984) 49–55

Balmar, G. A., G. D. McEwen: The incidence of scoliosis in cerebral palsy. J. Bone J. Surg. A 44 (1962) 1331–1342

Behrooz, A., M. D. Akbania: Spinal deformity in patients with cerebral palsy. Orthop. Trans. 8 (1984) 116

Bleck, E. E.: Deformities of the spine and pelvis in cerebral palsy. In Samilson, R. L.: Orthopaedic Aspects of Cerebral Palsy. Clinics in Development Medicine, 52/53. SIMP with Heinemann, London, Lippincott, Philadelphia (Paper presented at Annual Meeting American Academy of Orthopaedic Surgeons, Chicago 1975)

Bleck, E. E.: Orthopaedic Management in Cerebral Palsy. MacKeith, London 1987

Bleck, E. E., J. P. Koehler, M. Dilingham, S. Trimble: Histochemical studies of thoracis spinalis and sacrospinalis muscles in scoliosis. Abstr. Amer. Acad. Neurol. (1976)

Bonnett, C., J. Brown, T. Grow: Thoracolumbar scoliosis in cerebral palsy: results of surgical treatment. J. Bone J. Surg. A 58 (1976) 326–328

Cady, R. B., W. P. Bobechko: Incidence, natural history and treatment of scoliosis in Friedreich's ataxia. J. pediat. Orthop. 4 (1984) 673–676

Cooke, P. H., W. G. Cole, R. P. L. Carey: Dislocation of the hip in cerebral palsy. J. Bone J. Surg. B 71 (1989) 441–446

Cooperman, D. R., E. Bartucci, E. Dietrick, E. A. Miller: Hip dislocation in spastic cerebral palsy: long term consequences. J. pediat. Orthop. 7 (1987) 268–276

Farmer, T. W.: Pediatric Neurology. Hoeber, New York 1964

Feldkamp, M.: Probleme der Wirbelsäulenbehandlung bei Cerebralparese. In Brinkmann, Th.: Die Wirbelsäule des Jugendlichen. Stork, Bruchsal 1986

Horstmann, H. M., B. Boyer: Progression of scoliosis in cerebral palsy patients after skeletal maturity. Orthop. Trans. 8 (1984) 116

James: Paralytic scoliosis. J. Bone Joint Surg. 38 B (1956) 660

Kalen, V., M. M. Conklin, F. C. Sherman: Untreated scoliosis in severe cerebral palsy. J. pediat. Orthop. 12 (1992) 337–340

Langenskjold, A.: Growth disturbance of muscle: a possible factor in the pathogenesis of scoliosis. In Zorab, P. A.: Scoliosis and Growth. Churchill Livingstone, London 1971 (p. 85)

Letts, R. M., L. Shapiro, K. Mulder, O. Klasen: The windblow hip syndrome in total body cerebral palsy. J. pediat. Orthop. 4 (1984) 55–62

Lonstein, J. E., K. Beck: Hip dislocation and subluxation in cerebral palsy. J. pediat. Orthop. 6 (1986) 521–526

Madigan, R. R., S. L. Wallace: Scoliosis in the institutionalized cerebral palsy population. Spine 6 (1981) 583–590

Moe, J. H., R. B. Winter, D. S. Bradford, J. E. Lonstein: Scoliosis and other spinal deformities. Saunders, Philadelphia 1978

Peacock, W. J., L. J. Arens: Selective posterior rhizotomy for the relief of spasticity in cerebral palsy. S. Afr. med. J. 62 (1982) 119–124

Pritchett, J. W.: The untreated unstable hip in severe cerebral palsy. Clin. Orthop. 173 (1983) 169–172

Robson, P.: The prevalence of scoliosis in adolescents and young adults with cerebral palsy. Develop. Med. Child Neurol. 10 (1968) 447–452

Rosenthal, D. K., D. D. Levine, C. L. McCarver: The occurence of scoliosis in cerebral palsy. Develop. Med. Child Neurol. 16 (1974) 664–667

Samilson, R. L., R. Bechard: Scoliosis in Cerebral Palsy. Current practice in orthop. surgery. St. Louis Mosby (1973) 183

Thometz, J. G., S. R. Simon: Progression of scoliosis after skeletal maturity in institutionalized adults with cerebral palsy. J. Bone Joint Surg. 70 A (1988) 1290

Behandlung von Wirbelsäulendeformitäten bei der Zerebralparese*

J. Dubousset
(Übersetzung C. Carstens)

Während meiner Assistentenzeit in den 60er Jahren lernte ich, was Zerebralparese ist und was für eine schwere Behinderung diese Krankheit sowohl für die Patienten als auch für deren Eltern darstellt. Während der vergangenen 30 Jahre haben wir die Erfahrung machen müssen, daß die Vernachlässigung der Behandlung von Wirbelsäulendeformitäten bei diesen Patienten höchst negative Auswirkungen hat, die sich in zunehmenden Schmerzen und einem Rückgang der Leistungsfähigkeit äußern kann.

Solche Wirbelsäulendeformitäten entwickeln sich bei insgesamt 25–30 % aller Patienten mit infantiler Zerebralparese, bei Patienten mit spastischer Tetraparese muß sogar in 50 % der Fälle mit der Entwicklung einer Skoliose gerechnet werden.

Die Behandlungsmöglichkeiten haben sich in jeglicher Hinsicht in den letzten 30 Jahren enorm verbessert. An erster Stelle ist hier die Frühbehandlung zu nennen, die auf 4 Prinzipien basiert:

- Analyse der pathologischen Einflußfaktoren,
- Krankengymnastik mit passiver Dehnung und aktiven Übungen, wobei die persistierenden Reflexe ausgenutzt werden,
- vorübergehende Behandlung mit Korsetten unter ständiger Beobachtung des Patienten,
- Verhinderung von neurovegetativen Störungen.

Kontrakturen und andauernde asymmetrische Muskelfunktionen führen zu einer bleibenden asymmetrischen Körperhaltung mit der Folge eines pathologischen Wirbelsäulenwachstums; eine besondere Gefährdung besteht in der Phase des präpubertären Wachstumsschubes.

Bei Athetotikern mit ihren unkontrollierten, ausfahrenden Bewegungen in die unterschiedlichsten Richtungen ist prinzipiell zwar auch – jedoch in deutlich geringerem Maße als bei den übrigen Patienten – die Gefahr einer Skolioseentwicklung gegeben. Wenn bei diesen Patienten allerdings eine Wirbelkörpertorsion auftritt, muß auch hier mit einer rapiden Progredienz gerechnet werden.

Einige Patienten haben schon in früheren Jahren eine Torsion mit eindeutigem Rippenbuckel, der noch häufig verstärkt wird durch eine unkontrollierbare Überstreckung und Drehung des gesamten Körpers. Bei diesen Patienten können wir zwar nicht den Beginn einer Skolioseentwicklung verhindern, aber es ist empfehlenswert, für sie Sitzkorsette anzufertigen. Bei geringen Deformitäten kann man damit Zeit gewinnen, ohne daß die Wirbelsäule sich allzusehr verdreht und sicherlich mit einer geringeren Deformität, als wenn man diese der Spontanentwicklung überlassen würde. Zusätzlich können durch diese Sitzkorsette auch zu einem gewissen Teil der Beckenschiefstand und die Position der unteren Extremitäten beim nicht gehfähigen Patienten kontrolliert werden.

Korsette, wie z. B. das Milwaukee-Korsett, haben sich bei Patienten mit Zerebralparese nicht bewährt. Dagegen können kürzere Korsette mit gutem Erfolg für die lumbale Kontrolle bei den teilweise gehfähigen Patienten verwendet werden.

Es ist anzuraten, frühzeitig neurovegetative Probleme, wie z. B. den gastroösophagealen Reflux, aufzudecken, den man sehr häufig, wenn nicht sogar regelmäßig, bei solchen nicht gehfähigen Patienten findet, die zusätzlich Ernährungsstörungen und eine Anämie aufweisen. Um in diesen Fällen eine generelle Gedeihstörung und respiratorische Probleme zu vermeiden, muß eine konservative und teilweise auch operative Behandlung – z. B. mit der Operation nach Nissen – erfolgen.

---

* Gekürzte Zusammenfassung des Referates von J. Dubousset. Ein überarbeitetes Manuskript ging nicht ein. Die Abbildungen zeigen einen Patienten, der in der Orthopädischen Universitätsklinik Heidelberg operativ behandelt wurde.

Bei einigen Patienten zeigt sich jedoch trotz Korsettbehandlung eine Skolioseprogredienz. In diesen Fällen führen wir schon in frühem Lebensalter eine Instrumentation in der Technik nach Luque, jedoch ohne Fusion, durch. Allerdings kommt es bei einer dorsalen Operation, die vor dem Wachstumsabschluß durchgeführt wurde, während des weiteren Wachstums der Wirbelkörper zu einer Verschlechterung der Skoliose, die sich in dem sogenannten Crankshaft-Phänomen äußert. Dies führt sowohl in der frontalen als auch in der sagittalen Ebene zu einer Verschlechterung und kann sogar Ursache für Brüche des Instrumentariums sein.

Die einzige Möglichkeit, um dies zu verhindern, ist eine Kombination von ventraler und dorsaler Spondylodese mit dorsaler Instrumentation bei jedem Patienten, bei dem das Risser-Zeichen noch 0 ist. Das chronologische Alter ist in diesem Fall nicht mehr aussagekräftig; entscheidend ist das biologische Alter der Wirbelsäulenreifung, welches häufig bei Patienten mit Zerebralparese gegenüber Gleichaltrigen mit einer 4jährigen Verzögerung auftritt. Wenn diese Patienten später, etwa zum Zeitpunkt der Pubertät, gesehen werden, zeigen sich oft deletäre Wirbelsäulendeformitäten mit Beckenschiefstand.

In früheren Jahren habe ich die vordere Instrumentation nach Dwyer mit einer dorsalen Harrington-Spondylodese kombiniert. In den späten 70er und zu Beginn der 80er Jahre habe ich diese Technik durch die Verwendung von 2 dorsalen Stäben modifiziert. Die postoperative Gipsbehandlung konnte mit dieser aufwendigen Instrumentation auf 3 Monate bei sofortiger postoperativer Sitzbelastung reduziert werden. Ich habe in meinem Land erhebliche Anstrengungen unternehmen müssen, um einige meiner Kollegen davon zu überzeugen, daß eine frühzeitige Operation notwendig ist. Es ist leicht, einen Patienten über viele Jahre zu betreuen und dabei eine erhebliche Progredienz der Skoliose festzustellen. Schwierig ist es, diese Skoliose zu einem solch fortgeschrittenen Zeitpunkt zu behandeln.

Für diese ausgeprägten Verbiegungen der Wirbelsäule mit Beckenschiefstand hat sich seit 1973 das Prinzip der tiefen sakralen Fixation mit Lochschrauben, die nicht durch das Iliosakralgelenk gehen, als sehr solide erwiesen. Praktisch war es bei allen gehfähigen Patienten möglich, eine lumbosakrale Pseudarthrose zu verhindern.

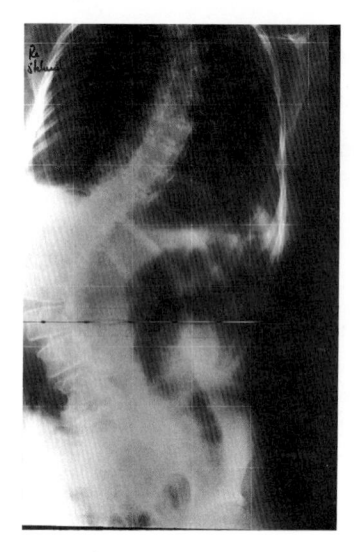

Abb. 1a Röntgenbild einer 15jährigen Patientin mit spastischer Tetraparese, rechtskonvexer Lumbalskoliose, Beckenschiefstand

Natürlich war die Entwicklung des CD-Instrumentariums ein großer Meilenstein in der Behandlung der Patienten, weil dieses Instrumentarium vielseitig verwendbar ist und weil hiermit der pathologische Beckenschiefstand suffizient behandelt werden kann. Eine ventrale Instrumentation ist in den meisten Fällen nicht mehr notwendig; wir machen lediglich einen ventralen Release vor der dorsalen CD-Instrumentation. Wenn der Knochen solide genug ist, kann auf jede postoperative Gips- oder Korsettruhigstellung verzichtet werden (Abb. 1).

Bei der ventralen Instrumentation nach Dwyer oder Zielke ist es schwierig, eine gute Lordose zu erzielen, die insbesondere in Fällen einer schweren Athetose erforderlich ist. Wir haben deshalb das CD-Instrumentarium für die ventrale Fixation weiterentwickelt. Stäbe, die von vorn in die Wirbelkörper eingebracht werden, erlauben es, ein Rotationsmanöver zu vollziehen, mit dem die notwendige Lordose erzielt werden kann.

Für gehfähige Patienten ohne Beckenschiefstand kann natürlich das normale CD-Instrumentarium problemlos benutzt werden.

Wenn eine Hüftluxation besteht, analysieren

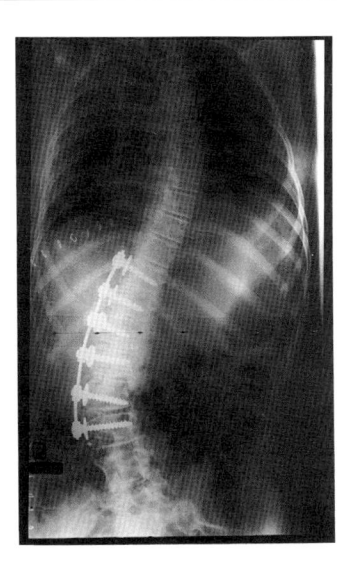

Abb. 1b In einer ersten Sitzung erfolgte von ventral die Ausräumung der Bandscheiben und die Stabilisierung von Th11 bis L4 durch eine ventrale Derotationsspondylodese nach Zielke

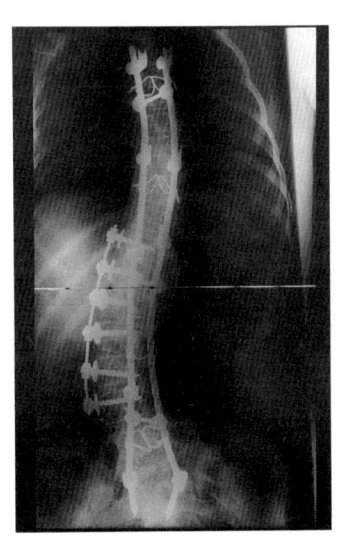

Abb. 1c 14 Tage nach dem ersten Eingriff erfolgte die definitive dorsale Stabilisierung von Th3 bis S1 mit dem Spine-fix-System, welches durch Luque-Cerclagen verstärkt wurde.
Die Patientin konnte postoperativ ohne Korsett mobilisiert werden

wir, warum diese zustande gekommen ist. Die Hüfte wird zuerst behandelt, wenn die Ursache der Hüftluxation vor allen Dingen aus einer Kontraktur der unteren Extremitäten resultiert. Anschließend wird die Wirbelsäulendeformität – wenn erforderlich – operiert. Dabei darf nicht zu lange mit der Spondylodese gewartet werden, weil sonst die Wirbelsäulendeformität das Korrekturergebnis im Bereich der Hüfte gefährden kann.

Bis zum heutigen Zeitpunkt haben wir etwa 90 Patienten mit Zerebralparese wegen einer Skoliose operiert, die meisten dieser Patienten hatten eine spastische Tetraparese.

Wichtig sind die Komplikationen: 3 Todesfälle zu Beginn unserer Skoliosechirurgie ließen sich auf eine nicht ausreichende präoperative Abklärung zurückführen. Ein Patient entwickelte eine diffuse Magenblutung, einer starb wegen einer Mendelson-Bronchusinondation. Bei 6 Patienten war eine mehr als 3 Tage dauernde postoperative Beatmung erforderlich; mechanische Komplikationen waren geringfügig.

Vor 5 Jahren haben wir unsere ersten 55 Patienten nachuntersucht. Bei allen konnte eine funktionelle Verbesserung festgestellt werden; alle waren auch weiterhin in der Lage zu laufen und erlangten eine Sitzfähigkeit, die in dieser Form vorher nicht vorhanden war. Die unteren Extremitäten waren bei den Gehfähigen besser einsetzbar. Andererseits macht es die Rigidität der Wirbelsäule für viele Eltern erforderlich, den Transport und die Behandlung der Kinder neu zu erlernen.

Bedeutung der Ganganalyse in der Behandlungsplanung der infantilen Zerebralparese

J. R. Gage
(Übersetzung L. Döderlein)

Übersicht

Durch die Einführung der Ganganalyse hat sich die Behandlung der infantilen Zerebralparese entscheidend geändert. Durch die Bewegungsanalyse sind wir imstande, die pathologischen Veränderungen der Patienten vor und nach einer Behandlung eingehend zu studieren. Vor Einführung der Ganganalyse führte die orthopädische Operation an einem Kind mit Zerebralparese und einem spastischen Gangbild lediglich zu einem veränderten spastischen Gangbild, das teilweise besser, teilweise aber auch schlechter als das präoperative Gangmuster war. Wir waren hierbei nicht imstande, die durch operative Maßnahmen eingetretenen Veränderungen kritisch zu analysieren und hieraus unsere Schlußfolgerungen zu ziehen. So wird die neue Behandlungsplanung bei der infantilen Zerebralparese eher rational und weniger empirisch, da sie sich auf die pathophysiologischen Grundlagen stützt.

Einführung

Zwei Gründe waren für die Einführung der Ganganalyse in die Behandlung neuromuskulärer Erkrankungen ausschlaggebend:

1. Rückschläge nach operativer Behandlung von Gangstörungen und
2. die Einführung neuer Technologien, die eine genauere Untersuchung möglich machen.

Die moderne Wissenschaft der Ganganalyse ist ins Jahr 1872 zurückzudatieren, als Leland Stanford, damals Gouverneur von Kalifornien, den Porträtphotographen Eadweard Muybridge beauftragte, Stanfords Reitpferd Occident in vollem Galopp zu photographieren, wobei alle 4 Hufe vom Boden abgehoben sein sollten. Einige Jahre später, nachdem es Muybridge gelungen war, schnellerfixierende photographische Emulsionen zu entwickeln, gelang es, Bewegungen durch untereinander verbundene feststehende Photoapparate zu erfassen. So wurde der ungewöhnliche Wunsch, ein galoppierendes Pferd zu photographieren, zum Beginn der Ganganalyse und im weiteren auch zur Wiege der Filmindustrie. Später wandten Braune und Fischer in Deutschland photographische Techniken an, um den menschlichen Gang zu studieren. Der Gebrauch der Ganganalyse für klinische Zwecke begann erst nach dem 2. Weltkrieg, als Verne Inman ausgedehnte Studien des menschlichen Ganges durchführte, die durch die Veteranenverwaltung der USA unterstützt worden waren, um die Prothesenversorgung der Kriegsversehrten zu verbessern. Zwei Schüler von Inman, Jaquelin Perry und David Sutherland, führten sein Werk fort und dehnten es auf das Studium der infantilen Zerebralparese aus. Obwohl Perry und Sutherland die Ganganalyse für klinische Zwecke nützten und Befunde veröffentlichten, die bessere Ergebnisse durch den Gebrauch der Ganganalyse bewiesen, fand die Anwendung immer noch keine weitergehende Verbreitung. Ursachen hierfür waren sowohl der enorme apparative Aufwand als auch die hohen Kosten. James Gage wandte erstmals in Zusammenarbeit mit Ingenieuren der Firma United Technologies ein vollautomatisches dreidimensionales Ganganalysesystem für die Behandlung von Gangstörungen bei der infantilen Zerebralparese an. Die Prinzipien dieses Systems sind heute Bestandteil der meisten handelsüblichen Ganganalysesysteme.

Nutzen der Ganganalyse

Ehe auf den Nutzen der Ganganalyse eingegangen wird, sollen ein paar Bemerkungen zum Prinzip des Zerebralparesesganges und zu den sich hieraus ergebenden Behandlungsmethoden vorausgehen.

Prinzip des Ganges bei der infantilen Zerebralparese

Kinder mit einer spastischen Diparese oder Hemiparese sind fast alle imstande zu laufen. In der Vergangenheit wurden den meisten dieser Kinder durch orthopädische Operationen keine großen Gefallen erwiesen, vielmehr wurden durch operative Maßnahmen ohne die Grundlage der Ganganalyse häufig iatrogene Verschlechterungen des Gangbildes verursacht. Durch die heutige Anwendung des Sauerstoffverbrauchs prä- und postoperativ zeigte sich, daß viele der Kinder, die früher operiert wurden, ohne die Ganganalyse zugrundezulegen, einen deutlich höheren Energieaufwand beim Gehen haben, als man beim Ausmaß ihrer neurologischen Schädigung annehmen würde. So wird es offensichtlich, daß nur eine sorgfältige Behandlungsplanung einen postoperativ höheren Energieverbrauch als präoperativ verhindern kann. Die Therapieplanung wurde früher ausschließlich nach dem klinischen Befund durchgeführt, wobei die verkürzte Muskulatur jeweils in gestaffelten Operationen verlängert wurde. Anschließend wurde im Gips ruhiggestellt und dann für längere Zeit krankengymnastisch beübt. Das Endergebnis bestand üblicherweise in Schwäche und langen Krankenhausaufenthalten, wobei es nicht selten vorkam, daß ein Großteil der Behinderten ihre Kindheit in Krankenhäusern zugebracht hat. Mercer Rang bezeichnete diese Behandlungsmethode als das „Geburtstagssyndrom", da nahezu jeder Geburtstag während eines Krankenhausaufenthaltes gefeiert werden mußte. Schon aus empirischen Überlegungen heraus erscheint es günstiger, die notwendigen operativen Maßnahmen in einer Sitzung durchzuführen und das Kind dann sobald als möglich, wenn es die Heilungsverhältnisse gestatten, zu mobilisieren. Da der menschliche Gang sehr kompliziert ist und zahlreiche mehrgelenkige Muskeln beteiligt sind, ist es nicht verwunderlich, daß man durch eine operative Maßnahme an einem Gelenk häufig auch die Nachbargelenke mit einbezieht. So wird eine Operation am Kniegelenk stets auch funktionelle Auswirkungen auf Hüfte und Sprunggelenk haben (Abb. 1). Wir müssen zugeben, daß wir die komplizierte Dynamik des menschlichen Ganges nach wie vor noch nicht ausreichend verstehen. Im allgemeinen wird der moderne Orthopäde in seiner Ausbildung nur wenig über die Prinzipien des menschlichen Ganges erfahren.

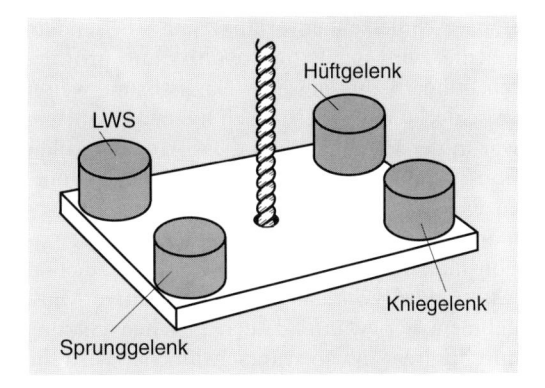

Abb. 1 Schematische Darstellung der gegenseitigen Abhängigkeit in der Bewegungskette der unteren Extremität anhand eines Brettes, das an einer Schnur aufgehängt ist und an den vier Ecken Gewichte trägt. Die Entfernung eines einzelnen Gewichtes bringt das Brett zum Kippen. Das Gleichgewicht kann nur durch Berücksichtigung der Gewichte an allen vier Ecken erhalten werden. Entsprechend muß auch die operative Behandlung alle Elemente der Bewegungskette und nicht nur einzelne Glieder umfassen

Kinder mit einer neuromuskulären Erkrankung haben 2 Ursachen für ihre Gangstörung: 1. Die primäre Problematik resultiert aus einer Störung der zentralen Bewegungsplanung infolge des geschädigten zentralen Nervensystems und 2. aus Kompensationsmechanismen, die eingesetzt werden, um die primäre Gangstörung zu mindern. Als Beispiel zeigt ein Kind mit spastischer Lähmung eine typische Koaktivierung von Rectus femoris und Kniebeugemuskulatur mit entsprechender Problematik, das Kniegelenk während der Schwungphase des Ganges anzubeugen. Hieraus ergeben sich Probleme, die Fußspitze ausreichend vom Boden abzuheben. Als Kompensationsmechanismus versucht das Kind, auf der Gegenseite in Spitzfuß zu gehen, das Schwungphasenbein zu zirkumduzieren oder auch die Schwungphasenhüfte vermehrt anzubeugen. So wird die Kospastik von Kniebeuge- und Kniestreckmuskulatur das primäre Problem und der Spitzfuß der Gegenseite zum Kompensationsmechanismus. Wenn ein Orthopäde nun den kompensierenden Spitzfuß durch eine Achillessehnenverlängerung behandeln möchte, wird der Patient wohl kaum profitieren, sondern eher in seiner Gangstörung weiter verschlechtert werden. Nach meiner Erfahrung war in der Vergangenheit diese Art der Indikationsstellung eher die Regel als die Ausnahme, da wir als Orthopäden im allgemeinen die primären Probleme kaum von den Kompensationsmechanismen ohne Einsatz der Ganganalyse trennen können. Je mehr operative Maßnahmen wir während der gleichen Sitzung durchführen, um so wahrscheinlicher wird die Gefahr, Fehler zu begehen. So wird die gründliche präoperative Planung zur Grundlage eines operativen Gesamtprogramms.

Aufgabe der Ganganalyse in der Behandlungsplanung

Zur optimalen Therapie von Gangstörungen sind drei Ebenen der Entscheidungsplanung notwendig. Zunächst wird der Patient klinisch untersucht und der Gang beobachtet. Die Untersuchung der Gangdynamik, die mit Ganganalysenmethoden durchführbar wird, ergänzt diese Befunderhebung. Hierzu gehört die Untersuchung von Gangkinematik (Gelenkbewegungen), Gangkinetik (Gelenkmomente und Gelenkkräfte) sowie die Anfertigung eines dynamischen EMG. Die dritte Stufe der Entscheidungsfindung besteht in der Narkoseuntersuchung, da letztlich nur hiermit eine spastische Verkürzungsneigung von einer wirklichen Kontraktur differenziert werden kann.

Erst wenn diese drei Untersuchungsschritte erfolgt sind, kann ein individueller operativer Behandlungsplan erstellt werden. Hierbei müssen die 5 Hauptkomponenten einer Gangstörung berücksichtigt werden:

1. Wiederherstellung der Standphasenstabilität,
2. Verbesserung des Durchschwingens am Schwungphasenbein,
3. ausreichende Streckung des Schwungphasenbeines,
4. ausreichende Schrittlänge,
5. Verminderung des Energieaufwandes beim Gehen.

Komponenten der dreidimensionalen Ganganalyse

Zur Ergänzung der statischen klinischen Untersuchung können wir zahlreiche dynamische Faktoren des Ganges messen. Hierfür verwenden wir

1. eine Videoaufzeichnung,
2. lineare Messungen,
3. Bestimmung der Gelenkkinematik,
4. eine dynamische Elektromyographie,
5. Bestimmung der Gelenkkinetik (Gelenkmomente, Gelenkkräfte),
6. Bestimmung des Energieaufwandes beim Gehen.

Eine Videoaufzeichnung ist äußerst nützlich und dazu noch billig und allgemein einsetzbar. Durch Verwendung einer Zeitlupendarstellung ist sie weitaus genauer als ein geübtes Auge. Bereits hiermit sind wir in der Lage, primäre Gangstörungen von Kompensationsmechanismen zu unterscheiden. Auch die Gelenkkinematik des Kniegelenkes kann mit ausreichender Genauigkeit abgeschätzt werden. Wegen der geringen Winkelbewegungen ist eine genauere Bestimmung von Rumpf-, Hüft- oder Sprunggelenkbewegungen nicht möglich. Einfache Messungen wie Schrittlänge, Schrittgeschwindigkeit und Schrittfrequenz können auf einer abgemessenen Gehstrecke mit einer Stoppuhr ohne Probleme durchgeführt werden. Bereits hiermit sind wir in der Lage, eine grobe Abschätzung des prä- und postoperativen Befundes zu geben. Leider sind diese Messungen sehr unspezifisch und bezüglich der Entstehung der Gangstörung oder der speziellen Auswirkungen operativer Maßnahmen zu ungenau. Die Untersuchung der Gelenkkinematik ermöglicht eine objektive Messung der einzelnen Gelenkbewegungen prä- und postoperativ. Die normalen Bewegungen in der Sagittalebene sind auf Abb. 2 bei einem präoperativen Befund zu sehen. Da kinematische Befunde allein deskriptiv sind, ergibt sich hieraus keine Information über die Ursache einer speziellen Bewegungsstörung.

Die dynamische Elektromyographie ermöglicht die objektive Befundung der Muskelaktivität während der jeweiligen Gangphase. So ist es möglich, für eine spezielle Deformität verantwortliche Muskeln zu identifizieren. Es gelingt hiermit allerdings nicht, zwischen primären und

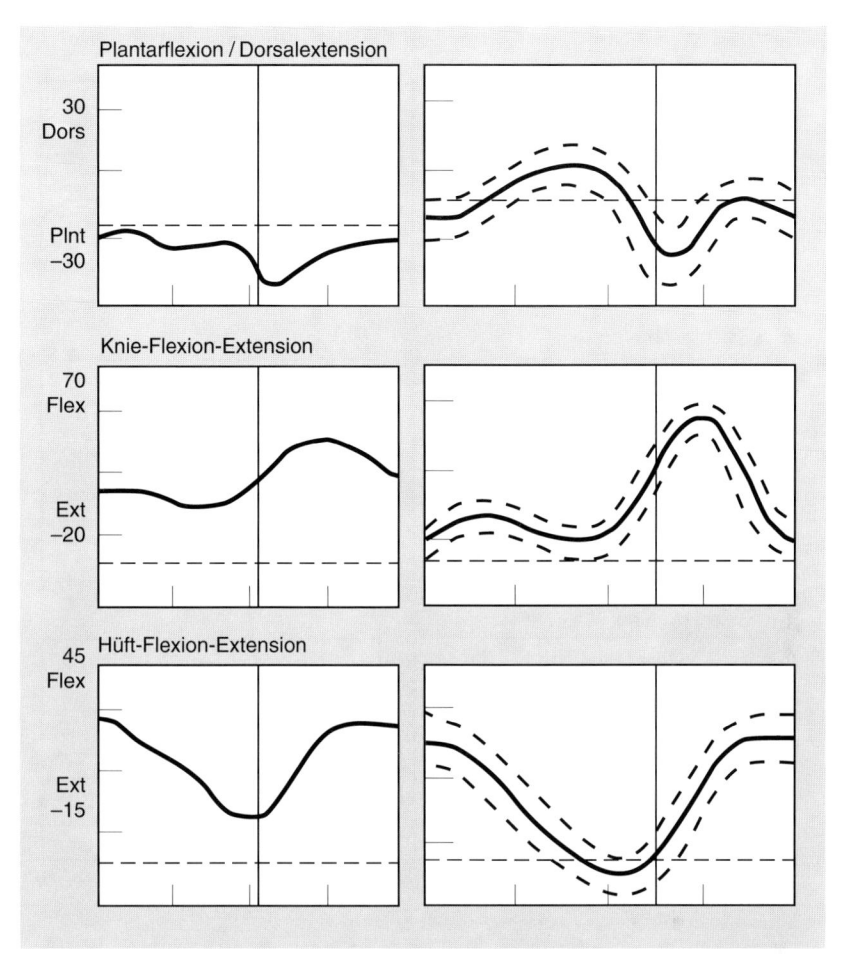

Abb. 2 Kinematik des Patienten in der Sagittalebene (links), verglichen mit der normalen Kinematik des oberen Sprunggelenkes, Knie- und Hüftgelenkes (rechts). Man erkennt den Spitzfuß in Stand- und Schwungphase sowie die vermehrte Beugestellung von Knie- und Hüftgelenken. Auffällig ist weiterhin die unvollständige Kniebeugung in der Schwungphase

sekundären Störungen zu unterscheiden, so daß der Einsatz für prä- und postoperative Überprüfung nur begrenzt ist.

Die Kinetik als die Wissenschaft von der Bewegung der Körper und der Kräfte, die eine solche Bewegung hervorrufen, gestattet demgegenüber weitreichende Einsatzmöglichkeiten in der Diagnostik. Auf Abb. 3 ist die normale Kinetik des Sprunggelenkes in der Sagittalebene zu sehen. Erst durch die Messung der Kinetik (Gelenkmomente und Gelenkkräfte) wird es möglich zu untersuchen, wie die Pathologie im zentralen Kontrollsystem die Fortbewegung beeinträchtigt. Leider gibt es auch hier Einschränkungen:

1. Die Messung der Kinetik ist nur möglich, wenn ein Patient ohne Hilfsmittel gehfähig ist und wenn nur ein Fuß die Kraftmeßplatte trifft. So muß der Proband eine ausreichende Schrittlänge haben, um gültige Meßdaten zu erhalten. 2. Die Daten sind trotz alledem nicht exakt, da Demsters Vergleichsdaten verwendet werden, um die Massenträgheitsmomente der Extremitätensegmente zu bestimmen, und da die Gelenkachsen über die Markierung oberflächlicher Knochenvorsprünge geschätzt werden müssen. 3. Es wird ein genaues Bewegungsanalysen- und Kraftmeßplattensystem benötigt mit ausgedehnter Software, um kinetische Daten zu

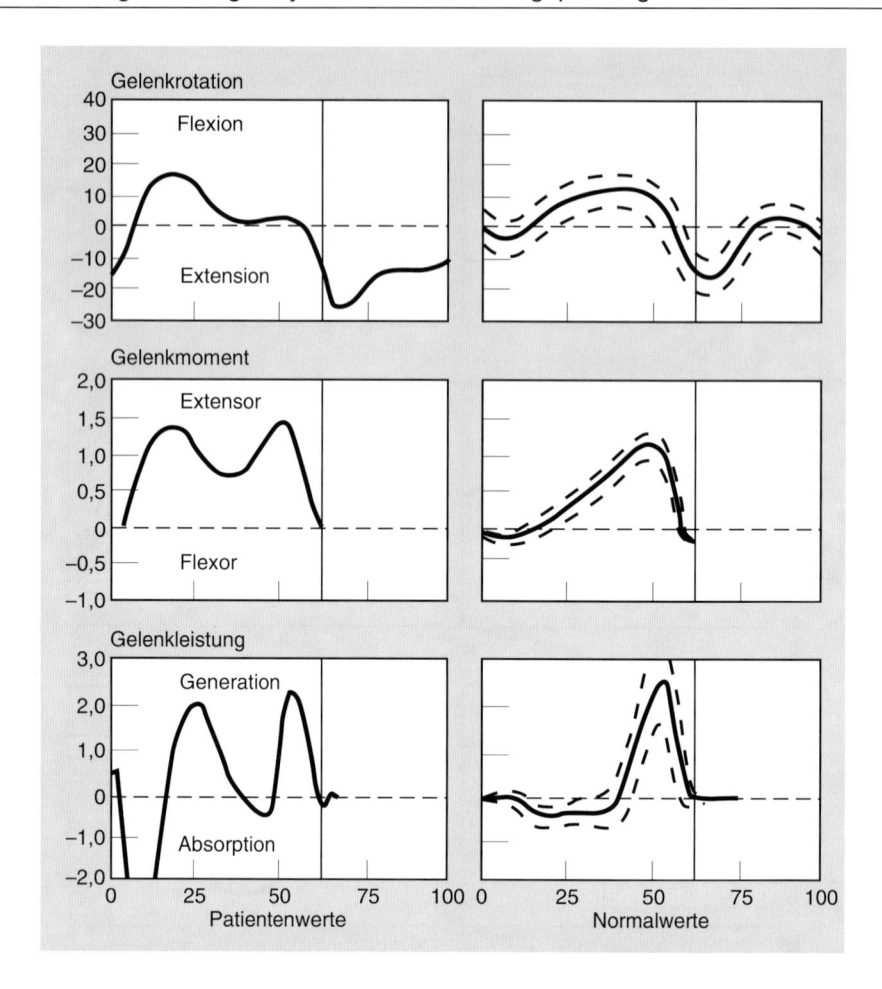

Abb. 3 Die kinematischen und kinetischen Daten des oberen Sprunggelenkes in der Sagittalebene (links), verglichen mit Normaldaten (rechts). Deutlich zu sehen ist die zweigipflige Darstellung, die durch den Klonus der Wadenmuskulatur als Antwort auf eine rasche Dehnung verursacht wird

erheben. Trotz dieser Nachteile dürften sich die kinetischen Messungen als nützlichste Komponente in der Behandlungsplanung erweisen. Durch die Kombination von Gelenkmomenten und dynamischer EMG-Messung ist es möglich, primäre Störungen von Kompensationsmechanismen zu trennen. Es ist nützlich, Gelenkkräfte zu bestimmen, da es nur hiermit gelingt, die bewegenden Kräfte zu bestimmen. Wenn man gleichzeitig die gewonnenen Kräftekurven integriert, kann man die an einem jeweiligen Gelenk verrichtete Arbeit bestimmen und so das an jedem einzelnen Gelenk entstandene Drehmoment untersuchen. Diese Methode erweist sich als besonders wertvoll in der präoperativen Pla-

nung, da sich hiermit diejenigen Gelenke bestimmen lassen, die am Kraftaufwand zum Gehen den Hauptanteil haben. Anderenfalls besteht die Gefahr, einen Muskel, der für die Fortbewegung wichtig ist, durch die Operation zu schwächen.

Wenn wir schließlich unsere Behandlungsergebnisse exakt analysieren wollen, müssen genaue und auch wirksame Meßmethoden des Energieverbrauchs entwickelt werden, da sowohl der Patient als auch der Operateur primär an einer Verbesserung der Effizienz des Ganges und weniger an einer Verbesserung der Kosmetik interessiert sind. Aus diesem Grund erscheint die Messung des Energieverbrauchs als bester Indikator für den Therapieerfolg, und wir können die Effizienz des Ganges nicht verbessern, ohne entsprechende Meßmethoden zur Verfügung zu haben. Diese Meßmethoden umfassen derzeit Sauerstoffverbrauch und Kohlendioxidentstehung, die Analyse der einzelnen Körpersegmente sowie Kraftkurven der einzelnen Gelenke. Einschränkend ist allerdings festzustellen, daß diese Berechnungen schwierig und zeitaufwendig sind und erhebliche apparative und personelle Ausstattung erfordern.

Nachstehendes Beispiel soll den Einsatz der Ganganalyse bei der Behandlung der infantilen Zerebralparese illustrieren.

Untersuchung

Als Beispiel dient ein 7 Jahre altes Kind mit rechtsseitiger spastischer Hemiparese, die sich nach einer Embolie der A. cerebri media infolge einer Mitralklappenstenose im 3. Lebensmonat ereignet hat. Das Kind hatte bisher keine orthopädischen Operationen. Es war in der Öffentlichkeit frei gehfähig, allerdings bestanden Probleme durch einen Spitzfuß in der Schwungphase des Ganges, der zu einem Hängenbleiben der Zehen am Boden führte. Erschwert wurde diese Gangstörung durch einen rechtsseitigen Bekkenschiefstand. Als Kompensationsmechanismen setzte das Kind eine vermehrte Beugung sowie eine Zirkumduktion der rechten Hüfte ein. Zu Beginn der Standphase imponierten ein Vorfuß-Fersen-Belastungsmuster sowie eine verstärkte Lendenlordose. Zusätzlich war ein beidseitiger Innenrotationsgang während des gesamten Gangzyklus auffällig (Abb. 4).

Bei der klinischen Untersuchung war die Hüfte beidseits voll streckbar, rechts allerdings gegen spastischen Widerstand. Die rechte Seite wies eine deutlich vermehrte Antetorsion des Schenkelhalses von ca. 70 Grad auf. Obwohl keine strukturelle Kniebeugekontraktur vorlag, fehlten bei der dynamischen Prüfung in Hüftbeugung 70 Grad zur vollen Kniestreckung aufgrund einer Verkürzung der ischiokruralen Muskulatur. Das obere Sprunggelenk zeigte ein positives Silfverskjoldsches Zeichen mit einer Dorsalflexion im oberen Sprunggelenk in Kniebeugung von 15 Grad, in Kniestreckung von nur 5 Grad. Die linke Seite zeigte in Hüft-, Knie- und Sprunggelenk

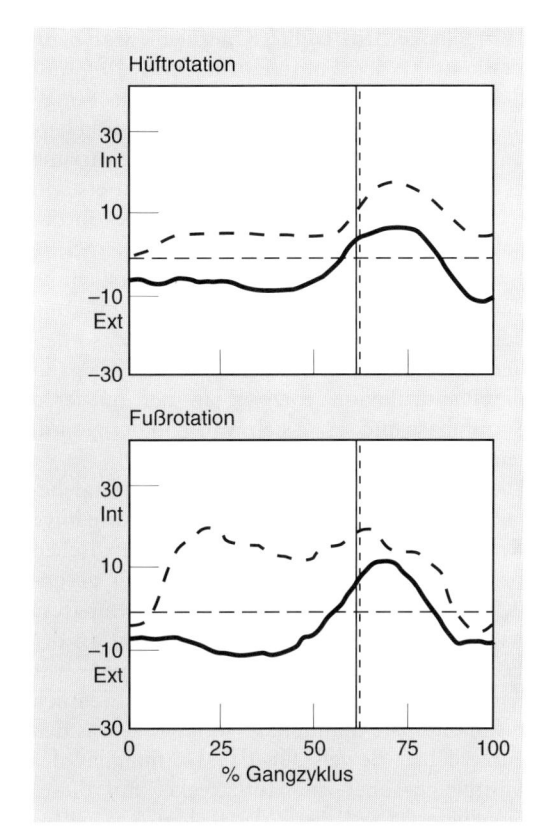

Abb. 4   Verstärkter Innenrotationsgang präoperativ (gestrichelte Linie) und postoperativ nach intertrochantärer Derotation (durchgezogene Linie)

freie Beweglichkeit. Es bestand keine Beinverkürzung.

Die kinematische Untersuchung in der Horizontalebene zeigte eine Innenrotation des rechten Hüftgelenkes. Dies wurde durch eine vermehrte Außendrehung der rechten Beckenhälfte während der gesamten Gangphase kompensiert. Der Fußöffnungswinkel war beidseits relativ unauffällig. In der Frontalebene fand sich ein Beckenschiefstand rechts. Obwohl bei der klinischen Untersuchung keine Adduktorenverkürzung vorlag, fiel eine vermehrte Adduktionsstellung beider Hüftgelenke in der Standphase auf. In der Sagittalebene stellte sich eine vermehrte LWS-Lordose während der mittleren Standphase des rechten Beines dar mit entsprechender Einschränkung der Hüftstreckung zum Ende der Standphase. Insgesamt zeigte sich jedoch eine erhebliche Beuge-Streck-Bewegung beider

Hüftgelenke. Das rechte Kniegelenk war beim Erstkontakt der Fußspitze in etwa 40-Grad-Beugestellung und verblieb in dieser Beugestellung während der gesamten Standphase. Hierdurch kam es zu einer funktionellen Verkürzung des rechten Beines, die den Beckentiefstand rechts erklärte. Die Beugung des Knies in der Schwungphase war nur auf der rechten Seite eingeschränkt. Die Bewegungsuntersuchung der Sprunggelenke zeigte keine Einschränkung der Dorsalflexion auf der rechten Seite, so daß der Soleus nicht verkürzt war, allerdings begann die Plantarflexion vorzeitig in der mittleren Standphase und setzte sich während der gesamten Schwungphase fort (Abb. 2).

Die kinetische Untersuchung in der Sagittalebene zeigte auf der linken Seite eine übermäßige Kraftentwicklung, jedoch ohne pathologischen Befund. Diese vermehrte Aktivität der gesunden Seite findet sich bei spastischer Hemiparese häufig, da diese Seite den Hauptanteil an der Fortbewegung hat. Auf der rechten Seite war das Streckmoment des Hüftgelenkes deutlich bis in die späte Standphase verlängert, was den zusätzlichen Beweis für das Dominieren der Hüftbeuger über die Hüftstrecker auf dieser Seite liefert. Die Kinetik des rechten Kniegelenkes zeigte ein erhebliches exzentrisches Streckmoment während der Einleitung der Schwungphase, das vermutlich durch den Rectus femoris verursacht wurde. Dieser Muskel vermindert entsprechend das Ausmaß der Kniebeugung zu Beginn der Schwungphase, wodurch sich auch die Einschränkung der Kniebeugung während der gesamten Schwungphase erkennen läßt. Die Kinetik des oberen Sprunggelenkes ließ ein zweiphasiges Plantarflexionsmoment erkennen, mit 2 entsprechenden Kraftspitzen, die typisch für den Klonus des M. gastrocnemius sind (Abb. 3).

Die Untersuchung der Muskelaktivität mit Oberflächenelektroden lieferte hier keine wesentliche Zusatzinformation mit Ausnahme der Daueraktivität des M. quadriceps während der Schwungphase. Ohne die Verwendung von Feinnadelelektroden läßt sich der M. rectus femoris nicht sicher identifizieren.

Durch die Zusatzinformation über das Oberflächen-EMG in Verbindung mit kinematischen und kinetischen Befunden läßt sich der M. rectus als wahrscheinlichste Ursache der eingeschränkten Kniebeugung während der Schwungphase identifizieren.

Durch Messungen des O_2-Verbrauchs konnte festgestellt werden, daß der Patient bei einer Gehgeschwindigkeit von etwa 38 m/min einen Sauerstoffverbrauch von 17,5 ml/kg/min aufwies, was etwa 90 % oberhalb der Norm liegt.

In der Zusammenschau von klinischen Untersuchungen und Ganganalyse findet sich bei diesen Patienten eine rechtsseitige Typ-IV-Hemiparese mit vermehrter Schenkelhalsantetorsion entsprechend der Klassifikation von Winters. Aus diesem Grund wurde die Indikation für folgende rechtsseitig durchgeführte operative Eingriffe gestellt:

1. intertrochantäre derotierende Femurosteotomie,
2. intramuskuläre Psoasrezession,
3. Verlängerung der medialen Kniebeuger,
4. distale Gastroknemiusrezession nach Strayer,
5. Transfer der distalen Rectus-femoris-Sehne nach medial auf die Sehne des M. gracilis.

Resultate

Der Patient wurde 9 Monate postoperativ erneut im Ganglabor untersucht. Sowohl er als auch seine Eltern waren der Meinung, daß sich das Gangbild deutlich gebessert habe. Bestätigt werden konnte diese subjektive Annahme durch den Vergleich der prä- und postoperativen Kinematik in der Sagittalebene (Abb. 5). Hier hatten sich alle vorher pathologischen Parameter weitgehend normalisiert, lediglich die Rotation des rechten Hüftgelenkes war etwas überkorrigiert. Die postoperative kinetische Untersuchung zeigte, daß die Dauer des Hüftstreckmomentes deutlich kürzer geworden war und jetzt während der Einleitung zur Schwungphase aufhörte. Gleichzeitig kam es zu einer deutlich verbesserten Streckung des rechten Hüftgelenkes, was wiederum die Frage aufwirft, ob die Hüftbeuger zu ausgiebig geschwächt worden waren. Die kinetische Untersuchung des Kniegelenkes zeigte keine wesentliche Veränderung. Beim Sprunggelenk war es dagegen zu einer deutlichen Verbesserung der Gangeffizienz gekommen mit einer ökonomischeren Kraftentwicklung ohne die Kraftspitze durch den Gastroknemiustonus während des Beginns der Standphase (Abb. 6). Im Energieverbrauch war auffällig, daß sich die

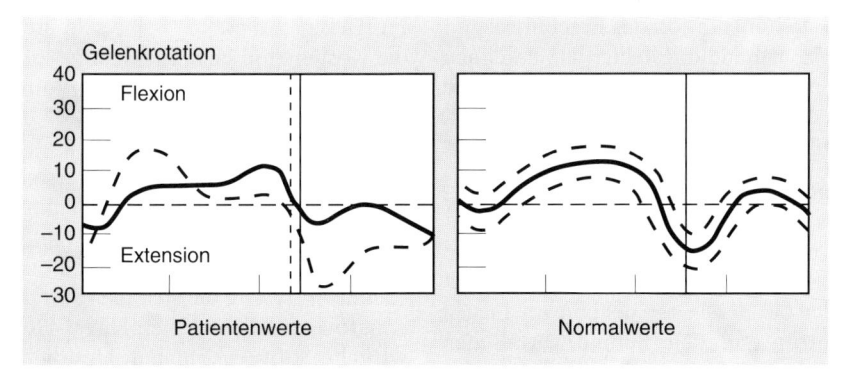

Abb. 5 Darstellung der prä- und postoperativen Kinematik des oberen Sprunggelenkes links (gestrichelt: präoperativ, durchgezogen: postoperativ), verglichen mit einer Normalkurve. Man erkennt eine deutliche Annäherung an den normalen Bewegungsablauf

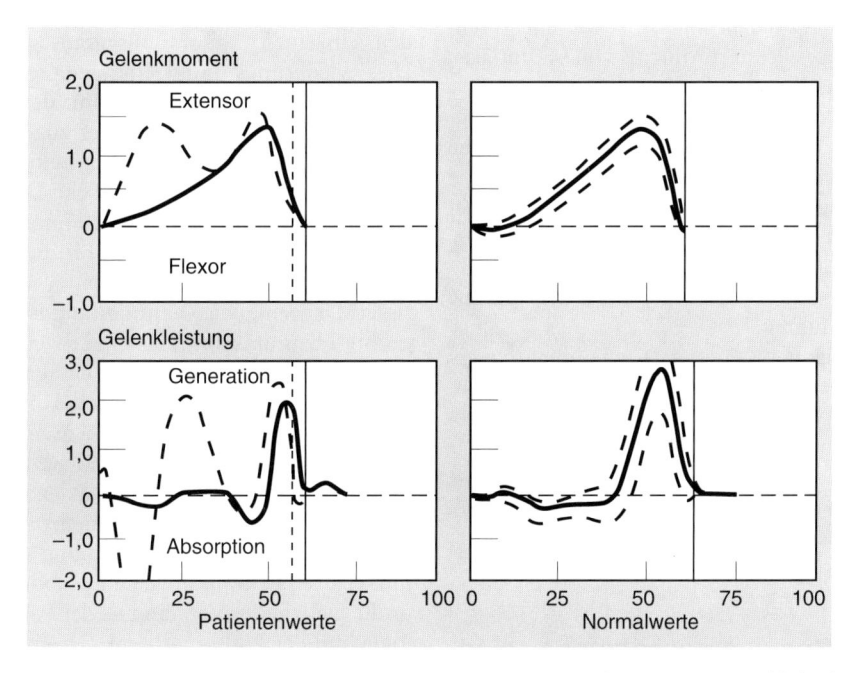

Abb. 6 Darstellung der prä- und postoperativen Kinetik des oberen Sprunggelenkes (Gelenkarbeit und -leistung), verglichen mit Normaldaten (rechts). Der erste Gipfel der Kraftentwicklung konnte beseitigt werden, während der zweite Gipfel, der für eine ökonomische Fortbewegung essentiell ist, erhalten blieb. Dies wurde durch eine selektive Verlängerung der Gastroknemiusmuskulatur ohne Schwächung des Soleus erreicht

Gehgeschwindigkeit auf 60 m/min, was etwa im Normbereich liegt, verbessert hatte. Dies war allerdings mit einer Erhöhung des Sauerstoffverbrauchs verbunden, der immer noch 70 % oberhalb der Norm lag.

Vorteile der Ganganalyse

Das klinische Beispiel zeigt, daß die Ganganalyse eine exakte und objektive prä- und postoperative Analyse gestattet. Die präoperative Ganganalyse erlaubt eine individuelle Planung der Eingriffe und führt so zu besseren Resultaten. Die postoperative Untersuchung ermöglicht eine saubere Dokumentation des Ergebnisses mit dem Vorteil, Behandlungsfehler zu erkennen und nicht zu wiederholen. Zusammenfassend lassen sich die Vorteile der Ganganalyse in folgenden Punkten aufzeichnen:

1. Sie gestattet eine dynamische Messung des Befundes vor der Behandlung, wobei das Kind in physiologischer aufrechter Position untersucht wird. Eine Änderung des Muskeltonus, der bei der Untersuchung im Liegen stets auftritt und den Befund verfälschen kann, wird auf diese Weise vermieden.
2. Die Bewegungsanalyse gestattet eine exakte Untersuchung des pathologischen Gangmusters, das durch die Zerebralparese verursacht ist (Primärproblem), sowie eine Trennung dieses Primärproblems von sekundären Kompensationsmechanismen.
3. Durch exakte Bestimmung der Gangpathologie ist es möglich, die Behandlung individuell auf die primäre Pathologie abzustimmen und iatrogene Schäden durch Behandlung der Kompensationsmechanismen zu vermeiden. Es ist so auch möglich, mit entsprechender Sicherheit alle Operationen in einer Sitzung durchzuführen.
4. Die Ganganalyse gestattet eine objektive genaue Aufzeichnung vor und nach der Behandlung als Grundlage für eine Beurteilung des Operationsergebnisses.
5. Durch Beurteilung der Operationsergebnisse lernen wir Bewegungsmuster besser kennen, was wiederum zu einer Verfeinerung in der Indikationsstellung führt.

Welche Grundvoraussetzungen sind für eine wirkungsvolle Ganganalyse notwendig?

Eine effiziente Bewegungsanalyse beruht auf 3 Säulen: 1. Hardware (Meßeinrichtungen und Computer), 2. Software (Programme zur Bewegungsanalyse) und 3. Wissensstand des Benutzerteams.

Die Hardware konnte durch Einführung mehrerer genauer und benutzerfreundlicher Ganganalysensysteme erheblich verbessert werden. Die Entwicklung dieser Systeme schreitet fort, und die Kosten sind eher rückläufig, so daß dieses Problem zum jetzigen Zeitpunkt durchaus lösbar ist.

Bis vor kurzem waren die Software-Programme größtenteils durch die Benutzer erstellt, was natürlich die Verbreitung einschränkte. Die meisten der derzeit angebotenen Gang- und Bewegungsanalysensysteme verkaufen eine entsprechende Software, die sich meist an die von Newington und dem Helen-Hayes-Hospital entwickelte Software anlehnt. Um die im Bereich des Ganglabors erhobenen Daten allerdings auf nationaler und internationaler Ebene vergleichen zu können, muß mehr standardisiert werden. So können Patientendaten auch zwischen den einzelnen Labors ausgetauscht werden. Dies wiederum erlaubt eine genauere Einordnung der spastischen Muster mit der Möglichkeit, spezielle, auf jedes Muster zugeschnittene Behandlungsrichtlinien zu erarbeiten. Hierzu sind allerdings für eine spastische Diplegie die Daten von wenigstens 400–500 unbehandelten Patienten notwendig, eine Zahl, die die Möglichkeit eines einzelnen Ganglabors weit übersteigt. Der fehlende Kenntnisstand ist heute der größte Hemmfaktor einer effektiven und weitverbreiteten Anwendung der Ganganalyse. Es gibt nur wenige Einrichtungen, die die Grundlagen des normalen und pathologischen Ganges unterrichten. Die Kollegen sind weiterhin sehr konservativ in ihrer Behandlung der spastischen Diparese und auch anderer neuromuskulärer Erkrankungen. In der Behandlung der neuromuskulären Erkrankungen haben wir sicherlich große Defizite im Verständnis der Pathophysiologie und der Pathomechanik. Deshalb müssen wir uns bemühen, bei der Behandlung von Patienten mit komplexen Störungen des Bewegungsapparates mehr über die Ursache der Störung und auch über die Technologie, die diese Störung mißt, zu erfahren. Konzepte der Bioingenieurwissenschaft fließen mehr und mehr in die Orthopädie ein, und die Orthopäden von morgen sollten sich mit grundlegenden Fragen der Statik und der Dynamik auseinandersetzen, wenn sie ihre Patienten optimal versorgen wollen.

Ergebnisse der knöchernen Korrektur von Hüftgelenkfehlstellungen beim Patienten mit infantiler Zerebralparese

C. Carstens

Einleitung

Auf der Grundlage eines spastisch bedingten Muskelungleichgewichtes kommt es am Hüftgelenk des Patienten mit infantiler Zerebralparese zu charakteristischen Veränderungen. Neben der Adduktions-Beuge-Innenrotations-Kontraktur sind in diesem Zusammenhang insbesondere die Coxa valga et antetorta und die sekundäre Pfannendysplasie zu nennen. Daher sind Hüftluxationen im Rahmen dieses Krankheitsbildes eine außerordentlich häufige Komplikation. Man muß damit rechnen, daß zwischen 2,6 % und 33 % aller Patienten betroffen sind (Matthews u. Mitarb. 1953, Tachdjian u. Minear 1956, Samilson u. Mitarb. 1972, Dippe u. Parsch 1980).

Diese pauschale Häufigkeitsangabe kann insoweit näher differenziert werden, als das Risiko der Entwicklung einer Hüftluxation mit dem Schweregrad der zerebralen Schädigung steigt. So berichten Howard u. Mitarb. (1985) über eine Inzidenz von 59 % bei tetraplegisch gelähmten Patienten, während von den Diplegikern nur 6,5 % betroffen waren. Ähnliche Erfahrungen werden von Lonstein u. Beck (1986) sowie Cooke u. Mitarb. (1989) mitgeteilt.

Die Frage, ob und inwieweit eine solche Hüftluxation – insbesondere bei den schwerer geschädigten Patienten – operativ therapiert werden sollte, kann sinnvollerweise nur unter Berücksichtigung des Langzeitspontanverlaufes beantwortet werden. Interessanterweise liegen jedoch gerade in dieser Hinsicht nur vereinzelte Mitteilungen vor. So ist Pritchett (1983) der Ansicht, daß eine Hüftluxation im höheren Alter keine Schmerzen, Druckstellen oder hygienische Probleme verursacht. Feldkamp u. Treppenhauer (1985) sowie Heimkes u. Mitarb. (1986) sind von ihren Resultaten mit knöchernen Operationen bei dieser Klientel enttäuscht und empfehlen ein abwartendes Verhalten bis zum Eintritt von Beschwerden. Cooperman u. Mitarb. (1987) konnten dagegen nach einem mittleren Beobachtungszeitraum von 18 Jahren bei 50 % ihrer Patienten feststellen, daß Schmerzen als Folge einer spastisch bedingten hohen Hüftluxation vorhanden sind. Dies entspricht auch unserer eigenen klinischen Erfahrung. Ist aber ein solches Stadium erst einmal eingetreten, bestehen aus heutiger Sicht – abgesehen von Palliativeingriffen mit vagen Erfolgsaussichten (Rang 1990) – allerdings nur geringe therapeutische Möglichkeiten.

Zusätzlich werden über die Schmerzen hinaus Sitzbalance und Skolioseentwicklung negativ beeinflußt. Aber auch schon bei Kindern kann eine sich entwickelnde Hüftluxation schmerzhaft sein. Diese Schmerzen bewirken dann eine Tonuserhöhung der Muskulatur und führen auf diesem Wege zu einer weiteren Verschlechterung des Ausgangsbefundes. Aus diesen Erfahrungen ziehen wir mit Sharrard u. Mitarb. (1975), Baumann u. Feinstein (1979) sowie Cooperman u. Mitarb. (1987) daher die Schlußfolgerung, daß eine Hüftluxation bei Patienten mit infantiler Zerebralparese unabhängig vom Schweregrad der Behinderung frühzeitig operativ therapiert werden sollte.

Die Wahl des geeigneten Operationsverfahrens wird unter anderem vom Alter des Patienten beeinflußt. Reine Weichteileingriffe, die ausschließlich versuchen, den pathologischen Muskelzug auszuschalten, scheinen – wenn überhaupt – nur vor dem 5. Lebensjahr erfolgversprechend (Kalen u. Bleck 1985). Danach muß bereits eine Korrektur von sekundären knöchernen Deformitäten angestrebt werden. Zapfe u. Gaudin (1980), Hoffer u. Mitarb. (1985) sowie Bos u. Mitarb. (1987) befürworten deshalb eine Derotations-Varisations-Osteotomie. Eilert u. MacEwen (1977) sowie Tylkowski u. Mitarb. (1980) berichten jedoch, daß gute Ergebnisse mit einer alleinigen intertrochantären Korrektur nur vor dem 8. Lebensjahr zu erwarten sind, weil sich danach eine möglicherweise bestehende Pfannendysplasie nicht mehr erholt. Darüber hinaus ist bei dieser Verfahrensweise die Gefahr einer Revalgisierung des Schenkelhalses relativ groß (Jani u. Warner 1969, Steeger u. Wunderlich 1982). Es erscheint daher empfehlenswert, in Kombination mit dem Weichteileingriff und der intertrochantären Osteotomie eine operative Verbesserung der sekundären Pfannendysplasie durchzuführen (Bleck 1980, 1990, Sherk u. Mitarb. 1983).

Auch unser Konzept der Behandlung von spastisch bedingten sekundären Hüftluxationen hat sich in den letzten 10 Jahren an diesen Überlegungen orientiert. Über die dabei gewonnenen Erfahrungen soll im folgenden berichtet werden.

Operationsmethodik und Patientengut

Anzahl und Art der durchgeführten Operationen

Zwischen 1978 und 1988 wurden bei 52 Patienten mit infantiler Zerebralparese 63 Hüftluxationen operativ korrigiert. Lediglich in einem Fall wurde eine Saltersche Beckenosteotomie in Kombination mit einer offenen Reposition vorgenommen. Bei allen anderen Patienten waren sowohl ein Weichteileingriff als auch eine Saltersche Beckenosteotomie als auch eine intertrochantäre Derotations-Variations-Osteotomie erforderlich. Die genaue Aufschlüsselung der durchgeführten Eingriffe zeigt die Tab. 1.

Operationsindikation

Unabhängig vom Schweregrad der vorliegenden zerebralen Schädigung haben wir die Hüftgelenkeinstellung dann vorgenommen, wenn bereits eine Luxation vorlag oder wenn aufgrund des röntgenologischen Verlaufes mit der Entwicklung einer Luxation gerechnet werden mußte.

Operationszeitpunkt

Da das Kind in seiner körperlichen Entwicklung als Folge des Eingriffes zunächst stagniert, ist die Indikation nicht vor Abschluß der Vertikalisierungsphase gestellt worden. Dementsprechend ist der jüngste Patient zum Zeitpunkt der Operation 2 Jahre, der älteste Patient 16 Jahre, 9 Monate alt. Das Durchschnittsalter zum Zeitpunkt der Operation beträgt 7 Jahre, 2 Monate.

Nachbehandlung

Alle Patienten sind postoperativ für 6 Wochen in einem Becken-Bein-Fuß-Gips ruhiggestellt worden. Lediglich in den Fällen, in denen eine offene Reposition vorgenommen werden mußte, wurde schon nach 1 Woche mit dem passiven Durchbewegen begonnen, um intraartikuläre Verklebungen zu vermeiden. Ab der 7. postoperativen Woche wurden die Patienten im Rahmen eines intensiven krankengymnastischen Übungsprogramms unter stationären Bedingungen mobilisiert.

Alle Patienten, bei denen eine Adduktorentenotomie notwendig war, wurden zur Rezidivprophylaxe für 1 Jahr mit einer Becken-Bein-Fuß-Nachtliegeschale aus Hostalen versorgt. Zusätzlich wurde bei einem vorhandenen Rollstuhl an seiner Sitzschale ein Abspreizkeil angebracht.

Voroperationen

20 Hüftgelenke sind bereits voroperiert worden, davon 6 mehrmals. Im einzelnen handelt es sich um:

– 19 Adduktorentenotomien,
– 5 Derotations-Variations-Osteotomien,

Tabelle 1 Anzahl und Art der Weichteileingriffe, die in Kombination mit Salterscher Beckenosteotomie und intertrochantärer Derotations-Variations-Osteotomie durchgeführt wurden. Bei 25 Patienten war kein weiterer Weichteileingriff erforderlich. In einem Fall, der nicht mit aufgeführt ist, war eine Saltersche Beckenosteotomie in Kombination mit einer offenen Reposition ausreichend. Alle Eingriffe sind jeweils in einer Sitzung vorgenommen worden

Anzahl (n = 62)	Weichteileingriff
25	–
19	Adduktorentenotomie
9	offene Reposition
5	Adduktorentonotomie + offene Reposition
2	Spinamuskelablösung
1	Psoastenotomie + offene Reposition
1	Adduktorentenotomie + Psoastenotomie + Spinamuskelablösung

- 1 offene Reposition mit transartikulärer Kirschner-Draht-Fixation,
- 1 Pfannendachplastik,
- 1 Obturatorneurotomie,
- 1 M.-gracilis-Durchtrennung sowie
- 1 M.-gracilis- und M.-semitendinosus-Transposition auf den M. biceps femoris.

Schweregrad der zerebralen Schädigung

Die 63 Hüftgelenkoperationen setzen sich wie folgt zusammen:

- 42 Eingriffe bei 34 tetraplegischen Patienten,
- 19 Eingriffe bei 16 diplegischen Patienten und
- 2 Eingriffe bei 2 hemiplegischen Patienten.

Nachuntersuchungszeitraum

In diese Studie sind nur Patienten aufgenommen worden, deren Operation mindestens 1 Jahr zurückliegt. Der längste Verlauf kann über 7 Jahre, 6 Monate verfolgt werden, der kürzeste Verlauf liegt 1 Jahr, 6 Monate zurück. Für das Gesamtkollektiv ergibt dies einen durchschnittlichen Nachuntersuchungszeitraum von 3 Jahren, 4 Monaten. Die im Ergebnisteil dargestellten prä- und postoperativen Daten beziehen sich jeweils auf den letzten prä- und postoperativen Befund.

Ergebnisse

Klinische Nachuntersuchung

Motorische Entwicklung

Im Gesamtkollektiv sind präoperativ 7 Patienten ohne Hilfsmittel frei gehfähig; mit Unterstützung können 15 Patienten stehen; frei sitzfähig sind 3 Patienten und bei 17 Kindern ist bei fehlender Stehfähigkeit ein stabiles Sitzen lediglich mit äußerer Unterstützung möglich. Postoperativ sind bei 3 Tetraplegikern und 6 Diplegikern Verbesserungen im motorischen Entwicklungszustand zu verzeichnen (Tab. 2).

Radiologische Nachuntersuchung

AT- und CCD-Winkel

Präoperativ sind bei 56 Hüftgelenken Röntgenaufnahmen angefertigt worden, die eine Bestimmung des reellen Antetorsions-(AT-)Winkels und des reellen Zentrum-Kollum-Diaphysen-

Tabelle 2 Prä- und postoperativer motorischer Entwicklungszustand bei 51 Patienten mit infantiler Zerebralparese. Es wird deutlich, daß insgesamt eine Verschiebung zu besseren Funktionszuständen zu verzeichnen ist, wobei insbesondere die diplegischen Patienten profitieren

Prä-/post operativ	Freies Laufen	Laufen mit Unterstützung	Stehen mit Unterstützung	Freies Sitzen	Sitzen mit Unterstützung
Diplegie	1/2	6/10	7/2	0/1	2/1
Tetraplegie	5/5	3/5	8/9	3/2	15/13
Hemiplegie	1/1	0/0	0/0	0/0	0/0
Gesamt	7/8	9/15	15/11	3/3	17/14

(CCD-)Winkels erlauben. Demnach liegt der präoperative CCD-Winkel im Durchschnitt bei 138 Grad, während der AT-Winkel 54 Grad beträgt. Der Vergleich mit den altersabhängigen Normalwerten läßt erkennen, daß die meisten Patienten weniger mit ihrer Schenkelhalsvalgität als vielmehr mit ihrer Antetorsion im pathologischen Bereich liegen (Abb. 1a u. b). Postoperativ ist bei normalem Verlauf in der Regel keine Röntgenuntersuchung der Antetorsion vorgenommen worden. Demzufolge ist die Zahl der auswertbaren Bilder zu gering, um hieraus klinische Schlußfolgerungen ziehen zu können.

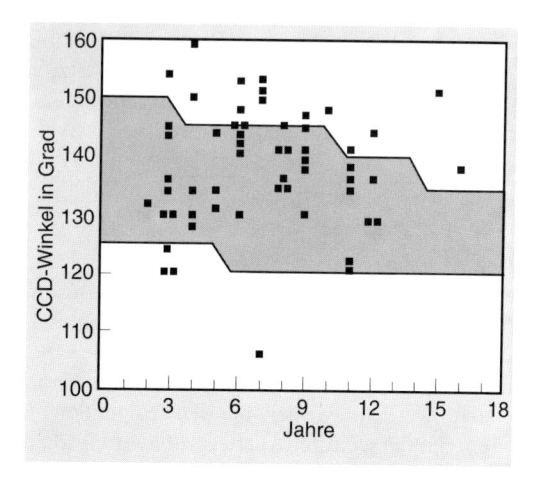

Abb. 1a Altersabhängige Verteilung der präoperativ gemessenen reellen CCD-Winkel bei 56 Hüftgelenken. Das schraffierte Feld gibt die Grenzen der normalen Streuungsbreite wieder (nach Tönnis 1984). Ein Großteil der Werte bewegt sich im Normalbereich

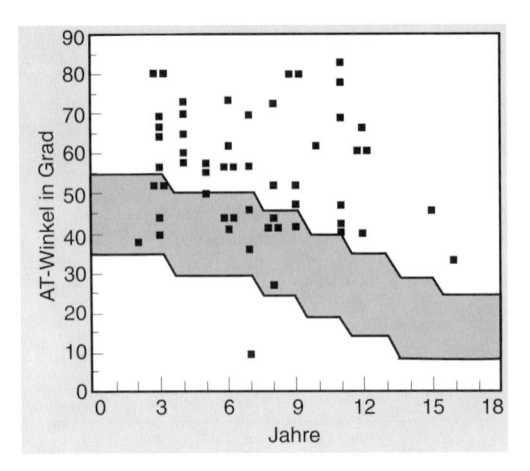

Abb. 1b Altersabhängige Verteilung der präoperativ gemessenen reellen AT-Winkel bei 56 Hüftgelenken. Das schraffierte Feld gibt die Grenzen der normalen Streuungsbreite wieder (nach Tönnis 1984). Der größte Teil der Werte liegt oberhalb des Normalbereiches

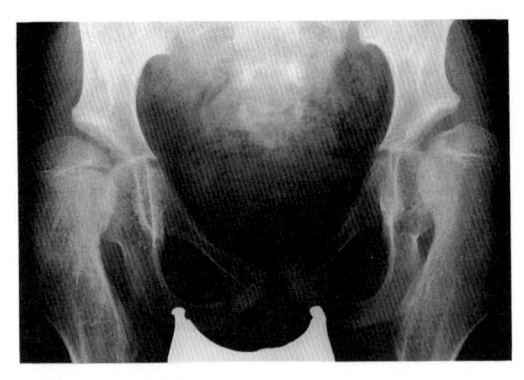

Abb. 2a Beidseitige Hüftdysplasie bei einem 10jährigen Mädchen mit spastischer Tetraparese

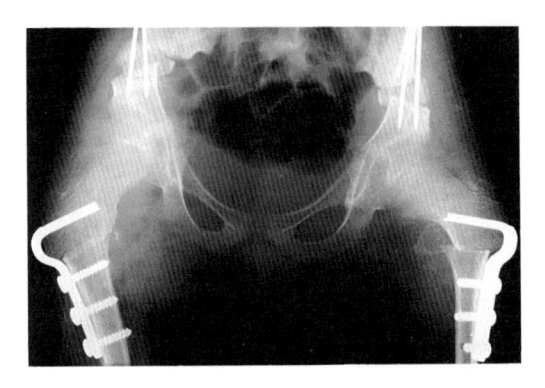

Abb. 2b Die operative Korrektur erfolgte beidseits durch Adduktorentenotomien, intertrochantäre Derotations-Varisations-Osteotomie und Saltersche Beckenosteotomie

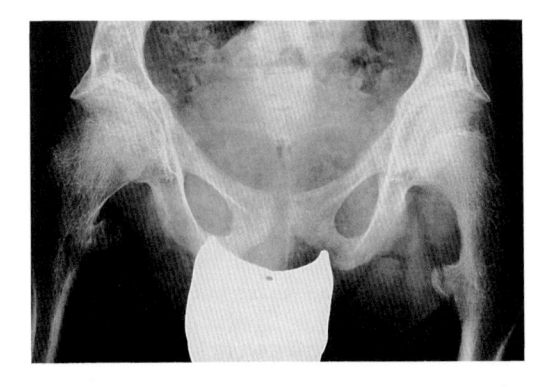

Abb. 2c 6 Jahre postoperativ stehen beide Hüftköpfe zentriert in der Hüftpfanne ohne Luxationstendenz. Der Vergleich mit den präoperativen Aufnahmen zeigt, daß selbst in diesem Alter die Pfanne im Erkerbereich ihr Ossifikationsdefizit aufgeholt hat

Luxationsgrad

Unter Zugrundelegung der Einteilung des Arbeitskreises für Hüftdysplasie (Tönnis 1984) besteht präoperativ 6mal ein Luxationsgrad 1, 43mal ein Luxationsgrad 2, 10mal ein Luxationsgrad 3 und 4mal ein Luxationsgrad 4. Postoperativ kann bei 54 Hüften eine vollständige Reposition bis zum Luxationsgrad 1 festgestellt werden. In 9 Fällen ist die Reposition nur bis zum Luxationsgrad 2 erfolgt. Bei der letzten Kontrolle war in 57 Fällen ein röntgenologisch stabiles Hüftgelenk zu verzeichnen (Abb. 2a–c).

CE-Winkel

Der CE-Winkel als Maß für die Überdachung des Hüftkopfes liegt präoperativ im Durchschnitt bei –14 Grad, wobei die Spanne zwischen –70 und +16 Grad liegt. Durch die Operation kann eine Besserung auf +11 Grad erzielt werden, wobei in den folgenden 6 Monaten ein weiterer Anstieg auf +16 Grad zu verzeichnen ist. Dieser Wert bleibt bei der 1-Jahres-Kontrolle konstant und steigt dann bei der letzten Untersuchung nochmals um 2 Grad an (Abb. 3).

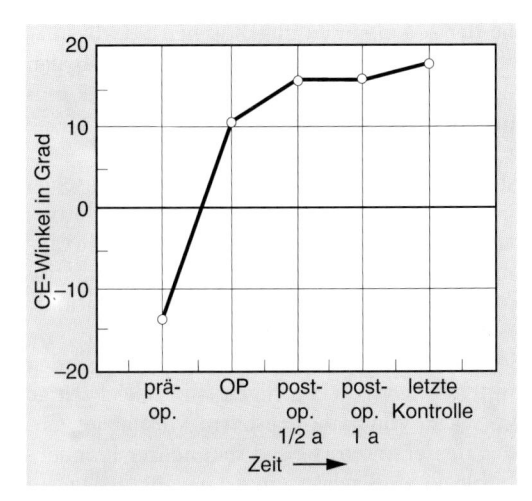

Abb. 3 Entwicklung des CE-Winkels im Beobachtungszeitraum. Durch die Operation wird er zunächst von −4 auf +11 Grad angehoben. Im Verlauf der ersten 6 postoperativen Monate steigt er noch kontinuierlich um 5 Grad an, um dann ein gewisses Plateau zu erreichen

Abb. 4 Entwicklung des AC-Winkels im Beobachtungszeitraum. Durch die Operation nimmt der Winkel zunächst um 5 Grad ab. Im weiteren Verlauf ist ein weiteres Absinken dieses Wertes zu beobachten

ACM-Winkel

Der ACM-Winkel als Maß für die Entwicklung der Pfannentiefe ändert sich im Beobachtungszeitraum nur gering. Präoperativ besteht ein durchschnittlicher Ausgangswert von 52 Grad (minimal 40, maximal 70 Grad). Dieser verändert sich durch die Operation nur minimal auf 51 Grad, um dann bis zur letzten Kontrolle weiter auf 48 Grad abzufallen.

AC-Winkel

Der AC-Winkel als Maß für die Steilheit des Pfannendaches liegt präoperativ mit 30 Grad bei einer Spanne von 22−45 Grad deutlich im pathologischen Bereich. Er nimmt postoperativ kontinuierlich ab und liegt bei der letzten Kontrolle bei einem Durchschnittswert von 18 Grad (minimal 4, maximal 35 Grad) (Abb. 4).

Komplikationen

Bei 5 Patienten kommt es durch Sinterung des in die Beckenosteotomie eingebrachten Keiles zu einer Kirschner-Draht-Dislokation in das Hüftgelenk, so daß eine vorzeitige Drahtentfernung notwendig wurde.
3mal ist der Keil disloziert. In einem Fall war der verwendete Fremdkeil zerbrochen, so daß er ersetzt werden mußte. In einem weiteren Fall führte die Dislokation zu einem solchen Korrekturverlust, daß eine Re-Salter-Osteotomie erforderlich war. Der dritte Patient hatte trotz Dislokation keinen wesentlichen Korrekturverlust zu verzeichnen.
Bei 5 weiteren Patienten mußte aufgrund von Reluxationen eine erneute Operation erfolgen. Die retrospektive Röntgenbildanalyse zeigt, daß in 3 Fällen das distale Beckenfragment medialisiert statt lateralisiert wurde. Bei einem Eingriff wurde es versäumt, eine intertrochantäre Korrektur durchzuführen, und bei dem 5. Patienten war ein Repositionshindernis in der Hüftpfanne verblieben, so daß der Hüftkopf nur ungenügend tief eingestellt werden konnte.
Bei den 2 Tetraplegikern traten als weitere Komplikation suprakondyläre Femurfrakturen auf, wobei ein Patient beidseits betroffen war. Die Frakturen ereigneten sich im Zeitraum zwischen dem 3. und 5. postoperativen Monat.
Eine Hüftkopfnekrose wurde in keinem Fall beobachtet.

Diskussion

Bei der operativen Korrektur der spastisch bedingten Hüftluxation muß nicht nur der pathologische Muskelzug ausgeschaltet werden, sondern es sind vor allem auch die sekundären ossären Veränderungen zu berücksichtigen. Dabei handelt es sich im Bereich des Schenkelhalses nach den vorliegenden Untersuchungsergebnissen weniger um eine Coxa valga als vielmehr um eine Coxa antetorta. Dies steht in Übereinstimmung mit den Befunden von Thom (1961), Baumann u. Feinstein (1979) sowie Sauser u. Mitarb. (1986). Folgerichtig muß die intertrochantäre Korrektur vor allem in einer Derotation bestehen. Dies Vorgehen bietet insbesondere für den gehfähigen diplegischen Patienten auch den Vorteil, daß die zumeist bestehende Glutäalinsuffizienz durch eine Varisierung nicht noch verstärkt wird. Bedauerlicherweise ist keine Aussage darüber möglich, wie sich die Antetorsion nach erfolgter Korrektur entwickelt, weil unsere diesbezügliche postoperative Dokumentation unzureichend ist. Es tröstet nur wenig, daß wir mit diesem Problem nicht allein stehen; in der uns zugänglichen Literatur finden sich hierzu auch keine Hinweise.

Die sekundäre Pfannendysplasie wird durch den präoperativen CE- und AC-Winkel belegt. Hoffer (1986) ist der Ansicht, daß aus einer solchen Pfanne der Hüftkopf nach dorsolateral luxiert. Da durch die Saltersche Beckenosteotomie die Pfanne nach ventrolateral geschwenkt wird, hält er dieses Verfahren daher bei Patienten mit Zerebralparese für ungeeignet.

Gugenheim u. Mitarb. (1982) konnten jedoch durch computertomographische Untersuchungen nachweisen, daß der Pfannendefekt vor allem ventral liegt. Möglicherweise übt der Femurkopf mit der verstärkten Antetorsion hier auch einen erhöhten Druck aus. Durch die Saltersche Beckenosteotomie in Kombination mit einer intertrochantären Korrektur kann dieser Bereich entlastet werden (Silberstein 1971).

Der Verlauf des CE- und des AC-Winkels zeigt, daß über die unmittelbar postoperative Verbesserung hinaus die Pfanne nach einem solchen Eingriff ihr Ossifikationsdefizit weiter aufholen und damit ein stabiles Widerlager gegen eine mögliche Revalgisationstendenz des Schenkelhalses bilden kann. Lediglich die Pfannentiefe, angezeigt durch den ACM-Winkel, ändert sich erwartungsgemäß postoperativ und im weiteren Verlauf kaum. Allerdings weiß man aus der Erfahrung mit Salter-Osteotomien bei der Therapie der sogenannten angeborenen Hüftdysplasie, daß sich der ACM-Winkel auch über den hier vorliegenden Beobachtungszeitraum hinaus noch verbessern kann (Eulert 1974, Heine u. Felske-Adler 1985).

Entsprechend dem Verlauf der radiologischen Parameter war bei 57 der 63 operierten Hüftgelenke bei der letzten Kontrolle keine Reluxationstendenz festzustellen. Für die 6 Reluxationen lassen sich indikatorische oder operationstechnische Fehler verantwortlich machen.

Somit scheint nach den bis jetzt vorliegenden mittelfristigen Erfahrungen die gleichzeitige Korrektur von pathologischem Muskelzug, Coxa valga et antetorta und sekundärer Pfannendysplasie eine relativ gute Gewähr gegen ein mögliches Luxationsrezidiv zu bieten. Berücksichtigt man, daß diesem Eingriff zum Teil mehrfache Operationen vorausgegangen sind, so ist dieser Gesichtspunkt besonders bedeutungsvoll. Insofern sind wir zunehmend dazu übergegangen, bei Vorliegen der entsprechenden Voraussetzungen dieses kombinierte Operationsverfahren auch schon vor dem 8. Lebensjahr anzuwenden.

Wesentlich wichtiger als die postoperativen radiologischen Befunde sind jedoch die funktionellen Ergebnisse und klinischen Konsequenzen, die sich für den betroffenen Patienten aus einem solch schwerwiegenden operativen Eingriff ergeben. Howard u. Mitarb. (1985) finden eine enge Korrelation zwischen Stabilität der Hüfte und der Fähigkeit des Patienten zu laufen oder Gewicht zu übernehmen. Auch Sharrard u. Mitarb. (1975) berichten, daß die funktionelle Leistungsfähigkeit des Patienten vom Zustand der Hüftgelenke beeinflußt wird. Dies wird durch unsere Befunde bestätigt. Bei 6 von 16 diplegisch gelähmten Patienten war im Beobachtungszeitraum eine verbesserte Aufrichtung und Fortbewegung zu bemerken; eine Verschlechterung ist in keinem Fall eingetreten.

Bei den Tetraplegikern waren motorische Fortschritte aufgrund des Ausmaßes der neurologischen Schädigung nicht zu erwarten. Für diese Klientel müssen die Untersuchungsergebnisse vielmehr unter dem Aspekt einer Verbesserung der Sitzfähigkeit und Rumpfbalance sowie unter dem Aspekt der Prophylaxe einer schmerzhaften, bewegungseingeschränkten Hüftluxation im höheren Lebensalter mit all ihren Folgeproblemen betrachtet werden. Bei der Bewertung dieser Ergebnisse ist allerdings zu berücksichtigen, daß der durchschnittliche Nachuntersuchungszeitraum mit 3 Jahren, 4 Monaten nur als mittelfristig zu werten ist. Weitere Langzeitbeobachtungen, die das eingeschlagene Behandlungskonzept überprüfen, stehen daher noch aus.

Als wesentliche Komplikation bei den Tetraplegikern sind die suprakondylären Femurfrakturen zu nennen. Man darf annehmen, daß bei dieser Patientengruppe die schon vorhandene Inaktivitätsosteoporose durch die notwendige Gipsimmobilisation noch verstärkt wird. Über ähnliche Erfahrungen berichten Eilert u. MacEwen (1977) sowie Steeger u. Wunderlich (1982). Eine Lösung dieses Problems erscheint nur denkbar durch konsequent frühzeitige Mobilisierung und – nach Maßgabe der neurologischen Schädigung – Belastung der betroffenen Extremität.

Literatur

Baumann, J. U., R. Feinstein: Die Hüfte bei cerebraler Bewegungsstörung – 10-Jahres-Resultate der Derotations-Varisations-Osteotomie bei cerebralen Bewegungsstörungen. Orthopäde 8 (1979) 91–92

Bleck, E. E.: The hip in cerebral palsy. Orthop. Clin. N. Amer. 11 (1980) 79–104

Bleck, E. E.: Current concepts review: management of the lower extremities in children who have cerebral palsy. J. Bone Jt Surg. A 72 (1990) 140–144

Bos, C. F. A., P. M. Rozing, A. J. Verbout: Surgery for hip dislocation in cerebral palsy. Acta orthop. scand. 58 (1987) 638–640

Cooke, P. H., W. G. Cole, R. P. L. Carey: Dislocation of the hip in cerebral palsy. J. Bone Jt Surg. B 71 (1989) 441–446

Cooperman, D. R., E. Bartucci, E. Dietrick, E. A. Millar: Hip dislocation in spastic cerebral palsy: long-term consequences. J. pediat. Orthop. 7 (1987) 268–276

Dippe, K., K. Parsch: Prophylaxe und Therapie der Hüftgelenkluxation bei zerebraler Bewegungsstörung. Orthop. Prax. (1980) 289–290

Eilert, R. E., G. D. MacEwen: Varus derotational osteotomy of the femur in cerebral palsy. Clin. Orthop. 125 (1977) 168–172

Eulert, J.: Erfahrungen mit der Salterschen Beckenosteotomie. Z. Orthop. 112 (1974) 1119–1125

Feldkamp, M., M. Treppenhauer: Erfolgsaussichten operativer Hüfteingriffe bei schwerbehinderten Kindern mit Zerebralparese. Z. Orthop. 123 (1985) 189–192

Gugenheim, J. J., L. P. Gerson, C. Sadler, H. S. Tullos: Pathologic morphology of the acetabulum in paralytic and congenital hip instability. J. pediat. Orthop. 2 (1982) 397–400

Heimkes, B., N. Hien, S. Stotz: Die spastische Hüftluxation – Prophylaxe und Therapie. Orthop. Prax. (1986) 505–510

Heine, J., C. Felske-Adler: Ergebnisse der Behandlung der kongenitalen Hüftluxation durch offene Reposition und Beckenosteotomie nach Salter. Z. Orthop. 123 (1985) 273–277

Hoffer, M. M.: Current concepts review: management of the hip in cerebral palsy. J. Bone Jt Surg. A 68 (1986) 629–631

Hoffer, M. M., G. A. Stein, M. Koffman, M. Prietto: Femoral varus-derotation osteotomy in spastic cerebral palsy. J. Bone Jt Surg. A 67 (1985) 1229–1235

Howard, C. B., B. McKibbin, L. A. Williams, I. Mackie: Factors affecting the incidence of hip dislocation in cerebral palsy. J. Bone Jt Surg. B 67 (1985) 530–532

Jani, L., H. Warner: Die Wiederaufrichtung des Schenkelhalses nach der Drehvarisierungsosteotomie. Arch. orthop. Unfall-Chir. 66 (1969) 49–56

Kalen, V., E. E. Bleck: Prevention of spastic paralytic dislocation of the hip. Develop. Med. Child Neurol. 27 (1985) 17–24

Lonstein, J. E., K. Beck: Hip dislocation and subluxation in cerebral palsy. J. pediat. Orthop. 6 (1986) 521–526

Mäder, G., Ch. Brunner, R.. Ganz: 10-Jahres-Resultate der Beckenosteotomie nach Salter. Orthopäde 8 (1979) 30–35

Mathews, S. C., M. H. Jones, S. C. Sperlings: Hip derangements in cerebral palsied children. In: Proceedings of the Annual Meeting of the American Academy for Cerebral Palsy. Baltimore, The Williams and Wilkins Co., 1953

Pritchett, J. W.: The untreated unstable hip in severe cerebral palsy. Clin. Orthop. 173 (1983) 169–172

Rang, M.: Cerebral palsy. In Morissy, R. T.: Lovell and Winters' Pediatric Orthopaedics. Lippincott, Philadelphia 1990

Salter, R. B.: Innominate osteotomy in the treatment of congenital dislocation and subluxation of the hip. J. Bone Jt Surg. B 43 (1961) 518–539

Samilson, R. L., P. Tsou, W. M. Green: Dislocation and subluxation of the hip in cerebral palsy. J. Bone Jt Surg. A 54 (1972) 863–873

Sauser, D. D., R. C. Hewes, L. Root: Hip changes in spastic cerebral palsy. Amer. J. Roentgenol. 146 (1986) 1219–1222

Sharrard, W. J. W., J. M. H. Allen, S. H. Heaney, G. R. G. Prendiville: Surgical prophylaxis of subluxation and dislocation of the hip in cerebral palsy. J. Bone Jt Surg. B 57 (1975) 160–166

Sherk, H. H., P. D. Pasquariello, J. Doherty: Hip dislocation in cerebral palsy: selection for treatment. Develop. Med. Child Neurol. 25 (1983) 738–746

Silberstein, C. E.: The place of innominate osteotomy (Salter) in the management of hip problems in cerebral palsy. Develop. Med. Child Neurol. 13 (1971) 247–248

Steeger, D., Th. Wunderlich: Zur Problematik der Korrekturosteotomie am Hüftgelenk spastisch behinderter Kinder. Z. Orthop. 120 (1982) 221–225

Tachdjian, M. O., W. L. Minear: Hip dislocation in cerebral palsy. J. Bone Jt Surg. A 38 (1956) 1358–1364

Thom, H.: Die Antetorsion des koxalen Femurendes bei der infantilen Zerebralparese. Verh. dtsch. orthop. Ges. 49 (1961) 166–177

Tönnis, D.: Die angeborene Hüftdysplasie und Hüftluxation im Kindes- und Erwachsenenalter. Springer, Berlin 1984

Tylkowski, C. M., R. K. Rosenthal, S. R. Simon: Proximal femoral osteotomy in cerebral palsy. Clin. Orthop. 151 (1980) 183–192

Zapfe, E., B. P. Gaudin: Indikation und Komplikation der Dreh-Varisations-Osteotomie bei Zerebralparesen. Orthop. Prax. 118 (1980) 291–293

Zur Indikationsstellung von Weichteileingriffen bei der infantilen Zerebralparese

J. Reimers
(Übersetzung L. Döderlein)

Im letzten Jahrzehnt beschäftigten sich zahlreiche Fachartikel und Bücher mit den Erfahrungen in der orthopädischen Behandlung der Zerebralparese. Durch die Beschäftigung mit Extremfällen können wir auch die Alltagsprobleme der Zerebralparetiker besser in den Griff bekommen. Bei der Indikationsstellung zu orthopädischen Maßnahmen ist stets das Hauptziel im Auge zu behalten: dem behinderten Kind eine möglichst ungestörte Entwicklung in einer intakten Familie zu ermöglichen. Hierfür ist es erforderlich, daß das Kind ohne Schmerzen sitzen kann, wenn auch häufig nur in einer Sitzschale. Es ist notwendig, daß das Kind auch mit der Außenwelt Kontakt erhält, es ist aber nicht unbedingt notwendig, daß es laufen kann.

Aus diesem Grund kommt es auch manchmal zu Diskussionen, ob es sinnvoll ist, durch aufwendige Maßnahmen eine Gehfähigkeit zu erreichen.

Es wird oft vergessen, daß zu einem Längenwachstum auch ein harmonisches Mitwachsen von Muskeln und Sehnen beiträgt, da sich sonst eine Verkürzung der Weichteilstrukturen mit entsprechender Bewegungseinschränkung der Gelenke ergibt. So sollten Agonisten und Antagonisten in funktioneller Harmonie stehen und entsprechend dem Längenwachstum des Knochens mitwachsen. Im Falle der Spastik kommt es zu einem Überwiegen der Agonisten mit entsprechender Verkürzung des spastischen Muskels durch den ausbleibenden Dehnungsreiz.

Vorbedingung für die normale Funktion einer Muskelgruppe ist eine ausreichende Dehnbarkeit der Antagonisten, die gleichzeitig möglichst auch nicht von der Spastik betroffen sein sollten. Nach einer Schwächung des spastisch überwertigen Agonisten kann es zu einem Umschlagen der Spastik auf den ursprünglich geschwächten Antagonisten kommen. Dies ist besonders eindrucksvoll nach einer überdosierten Achillessehnenverlängerung mit konsekutivem Hackenfuß zu sehen.

Die Korrektur spastischer Deformitäten kann entweder durch eine Verlagerung der deformierenden Kraft auf die Gegenseite erfolgen oder aber auch durch eine alleinige Sehnenverlängerung erreicht werden.

Ein weiterer Aspekt ist der formative Reiz der umgebenden Muskulatur auf die Gelenke. Ein Beispiel hierfür stellt die Kalkaneovalgusstellung des Knöchelgelenkes bei Lähmung des M. soleus oder die Subluxation des Hüftgelenkes bei Lähmung der Abduktorenmuskulatur dar. Wir können in der Kindheit knöcherne Deformitäten korrigieren, wenn wir die Funktion der umgebenden Muskulatur früh genug harmonisieren.

Die Diagnostik spastischer Funktionseinschränkung ist aufwendig, da der Patient während verschiedener Situationen im Sitzen, Krabbeln und Gehen mit und ohne Gehhilfe bzw. mit und ohne Schuhe sowie in spielerischem Laufen gesehen werden muß. Hilfreich ist hierbei eine Videoaufzeichnung.

Zusätzlich zur klinischen Untersuchung ist eine Beckenübersicht zur Beurteilung der Stabilität der Hüftgelenke empfehlenswert.

Wie bereits oben ausgeführt, ist eine ausreichende Länge von Agonisten- und Antagonistenmuskulatur Voraussetzung für eine normale motorische Funktion. Während die absolute Länge in erster Linie für die statischen Funktionen wie Sitzen und Stehen notwendig ist, spielt die dynamische Länge der Muskeln die Hauptrolle bei der Bewegung der Gelenke, da sich die antagonistische Muskulatur jeweils ausreichend dehnen muß, um die entsprechende Bewegung zuzulassen. So hat sich die Untersuchung der dynamischen Verkürzung der Muskulatur mittels einer raschen Muskeldehnung bewährt. Diese Untersuchung, die auch als „EMG des kleinen Mannes" zu bezeichnen ist,

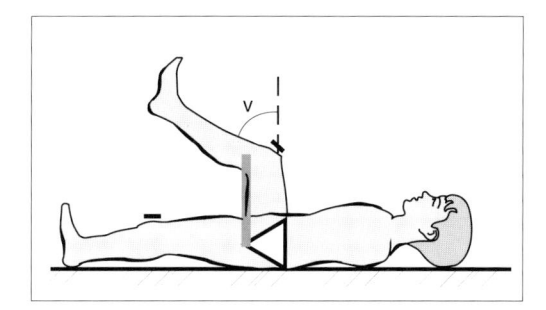

Abb. 1 Durch rasches Beugen und Strecken des Kniegelenkes läßt sich das Ausmaß der Kniebeugerspastik gut abschätzen (dynamisches „EMG des kleinen Mannes")

wird mit etwa der gleichen Kraft durchgeführt, die beim aktiven Gebrauch der Muskulatur erforderlich ist (Abb. 1).
Die Untersuchungsergebnisse werden am günstigsten auf einem Untersuchungsbogen festgehalten, der auch die Unterschiede im zeitlichen Verlauf erfassen sollte (Abb. 2).
Der röntgenologische Migrationsindex der Hüftgelenke ist ein Hinweis auf die Stabilität der Hüften. Ein anderer ist die Untersuchung der Abduktion der Hüftgelenke in Hüft- und Kniebeugung. Hierbei ist es wichtig, die Kraft der Hüftabduktoren abzuschätzen. Eine Hüftsubluxation trotz guter Abduktionsfähigkeit zeigt, daß eine Adduktorentenotomie wohl keinen wesentlichen Effekt auf die Zentrierung der Hüfte haben wird. Eine eingeschränkte Abduktion von weniger als 40 Grad und eine beginnende Hüftsubluxation (Migrationsindex > 33 %) geben uns einen Hinweis darauf, daß die Hüftabduktoren nach einer Adduktorentenotomie an Stärke gewinnen können und so die Hüfte zentrieren werden.
Bei der Verkürzung des Triceps surae mit entsprechendem Spitzfußgang kann es durch fehlerhafte Redressionsübungen zu einer Scheinkorrektur des Fußes in Knickfußstellung kommen. Eine weitere Auswirkung des Spitzfußes ist ein Rekurvationseffekt auf das Knie. Der Vorfuß wird breiter, und es besteht jetzt die Tendenz zur Entwicklung eines Hallux valgus sowie zu Distorsionstraumata aufgrund der verminderten Auftrittsfläche.
Eine Verkürzung der Kniebeuger mit einem Streckdefizit von mehr als 30 Grad bei 90-Grad-Hüftbeugung führt zu einer Sitzkyphose im Langsitz, einer verkürzten Schrittlänge, einer vermehrten Abnützung der Schuhe, da die Füße nicht ausreichend in der Schwungphase vom Boden abgehoben werden können. Langfristig kommt es auch zu einem Patellahochstand mit entsprechendem vermehrtem Anpreßdruck retropatellar und zu Wachstumsstörungen im Bereich der Tuberositas tibiae und der Patellaspitze, die einem Morbus Osgood-Schlatter bzw. einem Morbus Sinding-Larsen ähneln. Übersteigt das Streckdefizit in Hüftbeugung 60 Grad, so kommt es zu einem sogenannten Kauergang.
Der M. rectus femoris zeigt in Einzelfällen nach einer Verlängerung der Kniebeuger eine erhebliche Spastizitätsentwicklung, die eine sekundäre Verlängerung dieses Muskels notwendig macht. Hierbei ist der Ort der Hauptwirkung dieses Muskels (Hüft- oder Kniegelenk) für die Durchführung der Verlängerung entscheidend.
Eine funktionelle Verkürzung des M. iliopsoas liegt vor, wenn das Streckdefizit bei rascher Testung mehr als 30 Grad beträgt. Es kommt zu einer vermehrten Beckenkippung mit entsprechender Lordose. Kompensiert wird diese Stellung durch eine Hyperextension oder Beugestellung der Kniegelenke (Abb. 3).
In Kopenhagen konnte kein entscheidender Beitrag des M. iliopsoas an der Hüftluxation und an der Verstärkung der Femurantetorsion festgestellt werden. Trotz einer Verkürzung der Hüftbeuger wurden stabile Hüftgelenke beobachtet und in anderen Fällen auch ausgesprochene Subluxationsstellungen ohne eine Verkürzung der Hüftbeuger. Eine isolierte Verlängerung der Hüftbeuger ohne Adduktorentenotomie hatte keinen Einfluß auf die Hüftgelenkzentrierung bei 22 Fällen.
Durch Verlängerung oder Schwächung des Iliopsoas besteht darüber hinaus das Risiko eines Umschlagens des Beugemusters in ein Streckmuster mit der Gefahr einer vorderen Luxation der Hüftgelenke.
Die Zentrierung des Hüftgelenkes hängt von einer Harmonie der Adduktoren und Abduktoren ab. Eine Insuffizienz der Abduktoren führt zur Hüftlateralisierung und zur Vermehrung der Hüftantetorsion auch ohne Verkürzung der Adduktoren. Zur Überprüfung der Operationsindikation ist auch die Tendenz zur Verschlechterung des Migrationsindex entscheidend. Bei ei-

Zur Indikationsstellung von Weichteileingriffen bei der infantilen Zerebralparese

MUSCLE STATUS
range of passive movement
Rigshospitalet

NAME Mercer Leon Green PERS.NUMBER 06 08 87

		DATE	15/11-92											
		SIDE	R	L	R	L	R	L	R	L	R	L	R	L
	MIGRATION PERCENTAGE		40	17										
	extension deficit	slowly	0	0										
		rapidly												
	abduction hip and knee flexed 90°	slowly	40	60										
H		rapidly	25	40										
I	abduction extended hip and knee	slowly	20	50										
P		rapidly	10	35										
	internal rotation prone	slowly	90	75										
		rapidly												
	external rotation prone	slowly	40	60										
		rapidly												
K	flexion prone	slowly												
N		rapidly												
E	extension deficit hip flexed 90°	slowly	50	60										
E		rapidly	90	70										
	fixed contracture		0	5										
A	dorsi-flexion extended knee	slowly	0	5										
N		rapidly	-30	-10										
K L	dorsi-flexion flexed knee	slowly	10	20										
E		rapidly	0	5										
E	extension deficit													
L B	supination 90°flexed													
O W	pronation 90°flexed													
	EXAMINER		JR											

Abb. 2 Untersuchungsbogen zur Dokumentation der Gelenkbeweglichkeit bei langsamer und bei rascher Dehnung der Muskulatur. Hiermit läßt sich der Anteil der Spastik an der Funktionseinschränkung besser dokumentieren

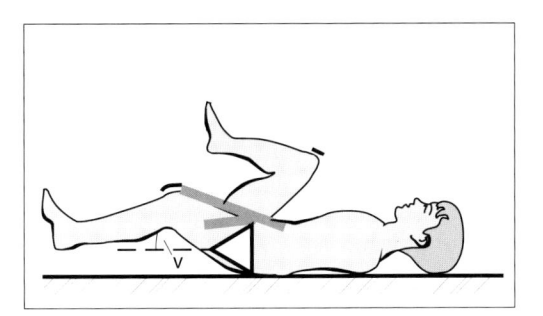

Abb. 3 Die Spastik der Hüftbeugemuskulatur kann gegen das Ausmaß der strukturellen Muskelverkürzung abgeschätzt werden (vgl. Abb. 1)

ner Asymmetrie wurde häufig beobachtet, daß es bei einer einseitigen Adduktorentenotomie zu einem Umschlagen der Asymmetrie auf die Gegenseite kam. Entsprechend war dann eine Abduktorentenotomie der Gegenseite in zweiter Sitzung notwendig. Wenn aber bei einer Asymmetrie von vornherein beide Adduktoren zu gleicher Zeit operiert werden, zeigt sich vielfach ein Weiterbestehen der Asymmetrie ohne Beeinflussung der Hüftzentrierung. In unseren Untersuchungen konnte gezeigt werden, daß die aufwendige Adduktorenverlagerung auf das Sitzbein keinen günstigeren Effekt auf die Stabilität des Hüftgelenkes hatte als eine einfache Tenomyotomie der Adduktoren.

Unter 634 spastischen Kindern, die 1990 in unserer Ambulanz untersucht worden waren, zeigten nur 4 % der Diplegiker Hüftsubluxationen. Es ist allgemein bekannt, daß das Risiko für Hüftprobleme besonders hoch bei den schwerer behinderten Kindern ist, die nicht selbständig gehen können. Eine Prävention der spastischen Muskelverkürzung ist durch ein regelmäßiges langsames Dehnen des entspannten Muskels 2mal täglich für mehrere Minuten zu erreichen. Langfristig ist aber in vielen Fällen eine operative Intervention zur Reduktion der Spastik und Verlängerung der verkürzten Strukturen notwendig.

Hierbei hat sich eine Verlängerung aller verkürzten Sehnen in einer Sitzung durchgesetzt (Adduktoren, Kniebeuger, Rectus femoris, Triceps surae, Zehenbeuger und Peronäalsehnen). Hierdurch wird die postoperative Spastik der Beinkette reduziert. Beim Vorliegen einer freien Gehfähigkeit kann man auch eine zeitliche Staffelung der Operationen vornehmen, wobei in jedem Fall mit den proximalen Muskelgruppen begonnen werden soll. In Einzelfällen wird auch eine gleichzeitige Korrektur knöcherner Deformitäten notwendig werden (Derotation und Varisierung). Eine Korrektur der Hüftpfanne ist nur selten notwendig, da sich das Pfannendach nach kombinierter Weichteiloperation und Varisierung meist wieder erholt. Am Fuß hat sich die Arthrodese zum Ende des Wachstumsabschlusses als zuverlässige Operation zur Korrektur von Deformitäten bewährt.

Um einen Überblick über die Häufigkeit der einzelnen Operationen bei der Zerebralparese zu geben, werden nachfolgend die Zahlen der im Jahre 1991 bei uns durchgeführten Operationen vorgestellt:

536 Operationen, davon 87 Adduktorentenotomien mit 7 Resektionen des vorderen Obturatoriusastes; 13 Verlängerungen des M. iliopsoas, 83 Verlängerungen der Achillessehne und 48 Vulpius-Operationen; 66 Verlängerungen der Zehenbeuger, 48 Verlängerungen der Peronäalsehnen, 126 distale und 14 proximale Verlängerungen der Kniebeuger und 33 Verlängerungen des Rectus femoris. Im Kontrast hierzu stehen nur 9 Femurosteotomien und 9 Fußarthrodesen.

In der Operationstechnik haben sich kleine Inzisionen und intrakutane Nähte bewährt. Der Krankenhausaufenthalt soll so kurz als möglich sein, und der Patient sollte so früh als möglich in Gehgipsen mobilisiert werden. Dies ist auch aus psychologischen Gründen günstig, wenn in späterer Sitzung noch eine operative Korrektur notwendig werden sollte. In der Zeitplanung der Operation sollte die Indikation stets dann gestellt werden, wenn das Kind funktionell keine weiteren Fortschritte macht. Neben einer Korrektur von Deformitäten sollte die Operation an spastischen Muskeln auch präventiven Charakter haben, um sekundäre knöcherne Deformierungen zu vermeiden. Die betreuenden Therapeuten sollten über Möglichkeiten der operativen Behandlung informiert sein.

Zusammenfassung

Die Prinzipien der Indikationsstellung bei der spastischen Diparese sind schwierig, da die Spastik ein bestehendes Ungleichgewicht zwischen

Agonisten und Antagonisten zusätzlich verstärkt. Auch nach einer Operation wird das Kind spastisch sein, wobei die Spastik der Antischwerkraftmuskeln deutlich zur Stabilität beiträgt. Zur Beurteilung der Operationsschritte hat sich die Untersuchung der dynamischen Muskelverkürzung mit dem sogenannten EMG des kleinen Mannes durch rasche Dehnung der zur spastischen Muskelverkürzung neigenden Muskeln bewährt.

Durch rechtzeitige Weichteiloperationen können knöcherne Deformitäten verhütet werden, da eine Harmonie der Muskelfunktionen die Entwicklung der knöchernen Strukturen günstig beeinflußt. Der Aufwand der Weichteiloperationen ist gering, so daß sich das Hauptziel einer Verbesserung der Lebensqualität ohne extremen Aufwand verwirklichen läßt.

Die Schlüsselrolle des Kniegelenkes bei der funktionellen Behandlung der unteren Extremität des Zerebralparetikers

J. R. Gage
(Übersetzung L. Döderlein)

Funktion des Kniegelenkes beim normalen Gang

Voraussetzung für das Verständnis der Pathologie des Kniegelenkes bei der Zerebralparese ist die Kenntnis seiner Funktion beim normalen Gang. Der normale Gang ist am einfachsten mit dem Gangzyklus zu erklären. Dieser beginnt und endet jeweils mit dem Erstkontakt des Fußes. Er besteht aus zwei Hauptanteilen, der Standphase (60%) und der Schwungphase (40%). Die Standphase setzt sich aus 5 Teilkomponenten zusammen (Erstkontakt, Gewichtsübernahme, mittlere Standphase, terminale Standphase, Vorbereitung zur Schwungphase). Die Schwungphase besteht aus 3 Komponenten (initiale Schwungphase, mittlere Schwungphase und terminale Schwungphase) (Abb. 1).

Während der Standphase erfüllt das Knie 3 Hauptaufgaben:

1. Es vermittelt die Kraftaufnahme während des ersten Teils der Standphase, wenn die Körpermasse abgebremst werden muß. Dieser Vorgang beginnt während des Erstkontaktes und umfaßt auch den Gangabschnitt der Gewichtsübernahme. Während dieses Abschnittes wird die Kombination des Körpergewichtes und der Trägheitskräfte, die zusammen etwa 140% des Körpergewichtes ausmachen, abgebremst, und dies in erster Linie durch eine exzentrische Muskelkontraktion von Knie, Sprunggelenk und Fuß.

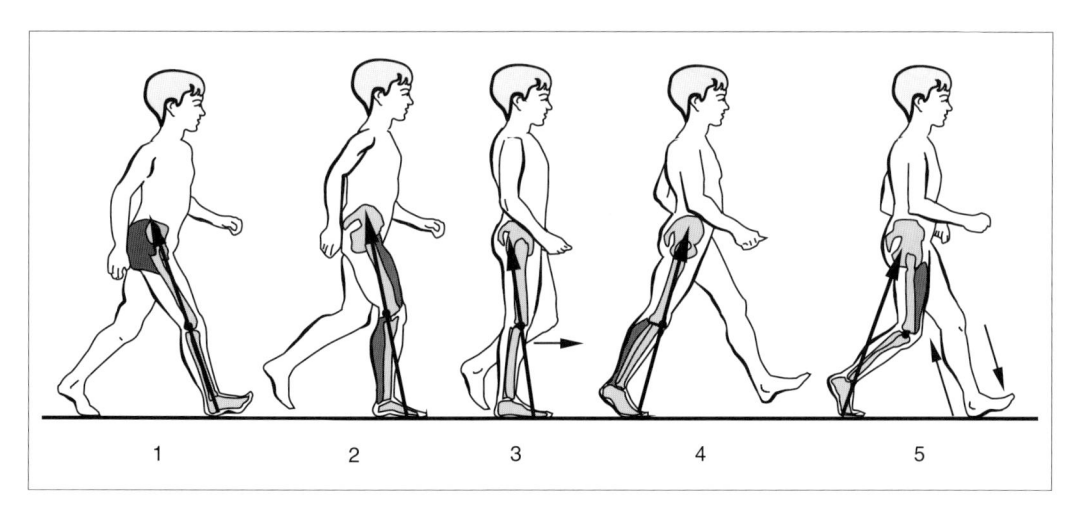

Abb. 1 Die Standphase des Gangzyklus ist während des normalen Gehens in 5 Unterabschnitte gliedert:
1. Erstkontakt, der zufällig auftritt, 2. Gewichtsübernahme, während der der Körperschwerpunkt abgebremst wird. Dieser entspricht auch dem ersten Abschnitt des beidseitigen Standes. 3. Standphasenmitte, die dann beginnt, wenn der Fuß plan auf der Unterlage aufliegt und die Bodenreaktionskräfte vor der Knieachse verlaufen. 4. Standphasenende, das dann beginnt, wenn die Ferse abhebt und wenn die Plantarflexoren den Gang beschleunigen. 5. Vorbereitung zur Schwungphase, die mit dem gegenseitigen Fußkontakt beginnt und den zweiten Abschnitt der Doppelstandphase umfaßt

Abb. 2a u. b Die normale Kniegelenkkinematik (**a**) und -kinetik (**b**). Die durchgezogene Linie entspricht dem Mittelwert und die punktierten Linien der einfachen Standardabweichung. Während der gesamten Kniebeugephase, die während der Gewichtsübernahme stattfindet, tritt ein Streckmoment auf, wodurch die Kniebeugung durch die Kniestrecker kontrolliert wird. Vom Ende der Gewichtsübernahme bis zum Fersenabhub findet sich ein Beugemoment, das anzeigt, daß der Kniestreckmuskel während der überwiegenden Standphase nicht aktiv ist. Die Kniegelenkstabilität wird während dieser Zeit durch den Triceps surae über eine Plantarflexions- und Kniestreckungskoppelung ermöglicht. Die Gelenkkraft zeigt an, daß während des normalen Gangablaufes recht wenig Kraft auf das Kniegelenk wirkt, stattdessen wird die Kraft über das Knie auf das darüber- oder darunterliegende Segment verlagert. Die Einheit des Gelenkmoments ist Nm/kg, die Gelenkkraft wird in W/kg angegeben

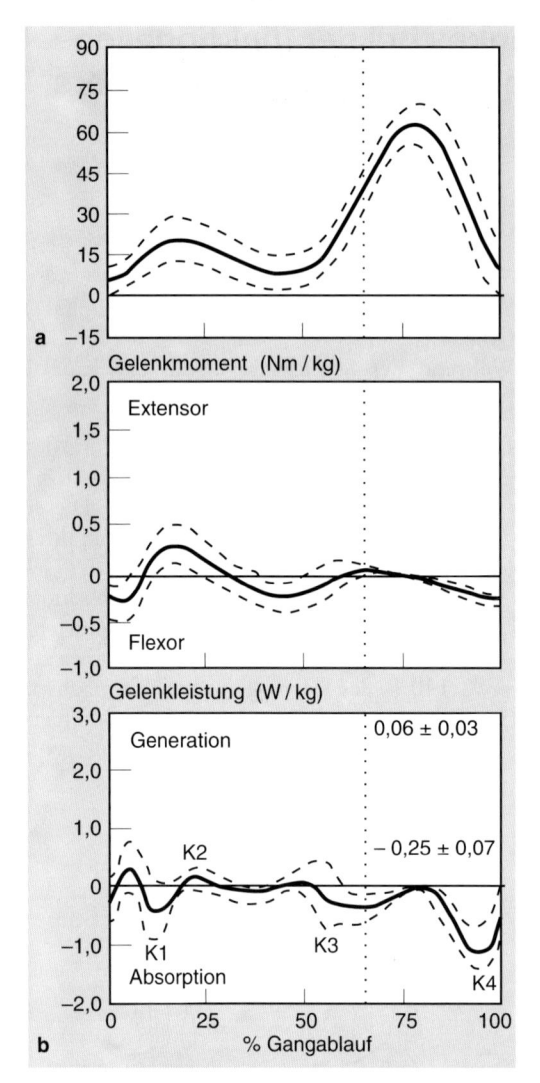

2. Die Kniebeugung während des Erstkontaktes und die zunehmende Kniestreckung während der mittleren und terminalen Standphase ermöglichen eine Energieerhaltung durch Verminderung der vertikalen Verschiebung des Körperschwerpunktes.
3. Da der Fuß während der Standphase auf der Unterlage fixiert ist, müssen Rotationsbewegungen in der Transversalebene am Hüft-, Knie- und unteren Sprunggelenk auftreten.

Während der Schwungphase besteht die Hauptaufgabe des Kniegelenkes in einer ausreichenden Anhebung des Fußes. Dies wird erforderlich, da beim normalen Gang die schwungseitige Beckenhälfte etwa 5 Grad kaudalwärts kippt. Hierdurch wird zwar die Verschiebung des Körperschwerpunktes in der Vertikalrichtung vermindert, was den Gang effizient macht, allerdings wird hierdurch auch eine Verkürzung des Schwungphasenbeines notwendig, um nicht mit dem Fuß am Boden hängen zu bleiben. Um dies zu erreichen, ist eine Kniebeugung von etwa 62 Grad während der Schwungphase notwendig.

Kinematik und Kinetik des Kniegelenkes beim normalen Gang

Kniekinematik

Die Kinematik beschreibt die Bewegung eines Gelenkes. Die Kinetik behandelt die Bewegung von Körpern und die Kräfte, die diese Bewegung hervorrufen. Einen Überblick über die normale Kinematik und Kinetik des Kniegelenkes in der Sagittalebene gibt Abb. 2. Zu beachten ist, daß die kinematische Darstellung doppelgipflig ist, d. h. eine doppelte Beugung während des Gangzyklus auftritt. Die erste Beugung beginnt aus einer annähernd vollen Streckung während des Erstkontaktes des Fußes und erreicht ein Maximum von etwa 15 Grad während der Gewichtsübernahme. Es kommt zu weiterer Streckung des Kniegelenkes bis zum Ende der Standphase. Mit dem Beginn der doppelten Unterstützungsphase (Einleitung zur Schwungphase) beginnt das Kniegelenk sich rasch zu beugen und erreicht etwa 40 Grad Beugestellung beim Fersenabhub. Die Beugung schreitet bis zu einem Maximum von etwas über 60 Grad bei der initialen Schwungphase fort, um eine ausreichende Fußhebung zu ermöglichen. Sodann wird das Kniegelenk wieder während der zweiten Hälfte der Schwungphase bis zum Beginn des nächsten Gangzyklus gestreckt.

Kinetik des Kniegelenkes

Die Kinetik des Kniegelenkes in der Sagittalebene wird am besten durch 2 graphische Darstellungen illustriert, die die Gelenkmomente und die Gelenkkräfte während eines normalen Gangzyklus beschreiben (Abb. 2b). Die Methode, mit der diese Graphiken bestimmt werden, wurde bereits in einer anderen Arbeit beschrieben. Das Konzept, mit dem diese Berechnungen durchgeführt werden, ist relativ einfach. Gelenkmomente werden durch eine Interaktion zwischen den Muskelkräften und den Bodenreaktionskräften an jedem einzelnen Gelenk hervorgerufen. Die Muskeln schaffen innere Gelenkmomente, die den äußeren Bodenreaktionskräften bzw. Trägheitskräften widerstehen müssen. In jedem Fall ist der Hebelarm, an dem die Muskulatur wirkt, die Knochenlänge und die Achse, um die die Muskulatur wirkt, der Gelenkdrehpunkt. Wenn der Muskel senkrecht zur Rotationsachse einwirkt, ist das Kraftmoment, das hierdurch verursacht wird, stets gleich der Muskelkraft mal ihrer Distanz von der Gelenkdrehachse. Die physikalische Einheit ist Nm/kg. Als einfaches Beispiel von Kraftmomenten sollte man sich 2 Kinder auf einer Schaukel vorstellen. Jedes Kind bewirkt ein Moment um die Drehachse der Schaukel. Da die Momente in verschiedenen Richtungen liegen, versuchen sie, sich gegenseitig auszugleichen. Die Situation während des normalen Gangablaufes ist diesem Beispiel recht ähnlich. Ein kleineres Kind kann ein größeres dann ausbalancieren, wenn es weiter vom Drehpunkt der Schaukel entfernt sitzt, da es einen mechanischen Vorteil hat. In ähnlicher Weise entspricht die Länge des Hebelarmes, auf den der Muskel wirkt, einem mechanischen Vorteil. Die Gelenkkraft wird definiert als Gelenkmoment mal Winkelgeschwindigkeit ($P = M \cdot \alpha$). Sie entspricht einer Nettomuskelkraft, die an einem Gelenk wirkt, und ihre Einheit ist W/kg.

Nach dieser kurzen Beschreibung soll auf die Kniegelenkmomente und Kraftkurven während des normalen Ganges näher eingegangen werden:
Beim Erstkontakt des Fußes verläuft die Bodenreaktionskraft von der Ferse bis zum Kniegelenkdrehpunkt. Sowohl Kniebeuger als auch Kniestrecker sind zu diesem Zeitpunkt aktiv. Bei der anschließenden Phase der Gewichtsübernahme wird die Körpermasse abgebremst, und es kommt zu einer kontrollierten Kniebeugung. Die Bodenreaktionskraft verläuft nun hinter der Kniegelenkdrehachse und führt so zu einem Beugemoment auf das Kniegelenk. Diesem muß der M. quadriceps durch exzentrische Kontraktion entgegenwirken. Gleichzeitig sind auch die Kniebeuger aktiv. Während der Kniestrecker das Kniegelenk stabilisiert, wirken die Kniebeuger auf das Hüftgelenk und helfen dem Glutaeus maximus bei der Streckung des Hüftgelenkes, die gleichzeitig die Vorwärtsbewegung unterstützt und das Hüftgelenk gegen ein Einknicken sichert. Während der mittleren Standphase verläuft die Bodenreaktionskraft vor der Kniegelenkachse und hinter der Hüftgelenkachse, so daß beide Gelenke passiv über ligamentäre Strukturen stabilisiert sind. In dieser Phase werden die 3 Hauptgelenke der unteren Extremität (oberes Sprunggelenk, Hüft- und Kniegelenk) durch eine exzentrische Kontraktion des Triceps surae ohne weitere Muskelwirkung an Hüft- und Kniegelenk stabilisiert. In der terminalen Standphase wirken Gastroknemius- und Soleusmuskeln zusammen, und die exzentrische Kontraktion kehrt sich während der mittleren Standphase in eine konzentrische Kontraktion (Akzelerationsbewegung) um. Das Kniegelenk ist weiterhin stabil, da Bodenreaktionskraft und Trägheitsmomente eine Streckwirkung haben. Die Vorbereitung zur Schwungphase beginnt mit der Phase des Doppelstandes über den Bodenkontakt des gegenseitigen Beines. Nun beginnen die Hüftbeuger mit ihrer konzentrischen Kontraktion, die den Oberschenkel in Beugung nach vorn bringt. Der Körperschwerpunkt ist inzwischen ebenfalls weiter nach vorn gekommen, so daß die Bodenreaktionskraft nun hinter dem Kniegelenk verläuft, was zu einem stärkeren Beugemoment auf dieses Gelenk führt. Während das Gewicht auf das gegenseitige Bein verlagert wird, führt die Kombi-

nation von Hüftbeugung und Kniebeugung zu einem raschen Einknicken, so daß zum Ende der Abwicklungsphase das Kniegelenk etwa 40 Grad Beugestellung erreicht hat.

Bei normaler Schrittfrequenz finden Kniebeugung und Kniestreckung während der Schwungphase rein passiv statt, und der Unterschenkel wirkt wie ein Pendel, dessen Achse im Kniegelenk lokalisiert ist. Gäbe es keine knieübergreifenden Muskeln, wäre die Frequenz des Pendels allein von der Schwerkraft und dem Trägheitsmoment des Unterschenkels abhängig. Aus diesem Grund könnte sich die Schrittfrequenz nur durch Änderung der Masse des Unterschenkels, beispielsweise über einen schweren Schuh, ändern. Da wir aber imstande sind, unsere Schrittfrequenz zu ändern, müssen Muskeln für diese Tätigkeit verantwortlich sein. Dieser Vorgang kann mit einer Standuhr verglichen werden. Um das Pendel schneller zu machen, muß man ihm einen Anstoß geben und es gleichzeitig abfangen, bevor es gegen das Gehäuse schlägt. Während des Gangablaufes dient der M. rectus femoris in idealer Weise dazu, das Pendel anzustoßen, die Kniebeuger wirken im Gegensatz dazu als Bremser. Da – wie oben erwähnt – die Kniebeugung in der Schwungphase rein passiv ist, wird die Gehgeschwindigkeit durch einen vermehrten Energieaufwand der Hüftbeuger und Plantarflexoren erreicht. In diesem Fall würde es allerdings zu einer extremen Kniebeugung kommen, ebenso wie ein Oberschenkelamputierter mit einer ungedämpften Prothese läuft. Der Verlauf des Rectus femoris von der Spina iliaca anterior inferior zur Kniescheibe müßte bei konzentrischer Kontraktion zu ener Beugung der Hüfte und zu einer Streckung des Kniegelenkes führen. Beim raschen Gang kommt es jedoch zu einer konzentrischen Kontraktion an der Hüfte, um die Vorwärtsbewegung des Beines zu unterstützen, und zu einer exzentrischen Kontraktion am Knie, um eine extreme Beugung zum Beginn der Schwungphase zu hemmen. Die Gesamtkontraktion ist damit relativ isometrisch und der M. rectus femoris wirkt wie eine Türfeder, die eine Trägheitsenergie vom Unterschenkel bis zur Hüfte überträgt. Die Hauptaktivität des M. rectus femoris findet während der Vorbereitung zur Schwungphase und während der beginnenden Schwungphase statt. Während der mittleren Schwungphase kommt es zu keiner nennenswerten Aktivität der kniegelenkübergreifenden Muskeln. Am Ende der Schwungphase müssen die Kniebeuger durch exzentrische Kontraktion den pendelartig nach vorn schwingenden Unterschenkel abbremsen. Ist die Schrittfrequenz langsamer als normal, so wird die Kniebeugung zum Beginn der Schwungphase unvollständig sein. Hier müssen die Kniebeuger (Grazilis, Sartorius und kurzer Bizepskopf) unterstützen. Am Ende der Schwungphase wird die Kniestreckung entsprechend durch den Quadrizeps unterstützt. Da die Zeitdauer der Rectus-femoris-Aktivität nur etwa 20 % des Gangzyklus umfaßt, wird dieser Muskel bei einer Schrittfrequenz von 120 Schritten/min nur während 1/10 s aktiv sein, ähnlich die Kniebeuger. So muß die Kontrolle dieser Muskeln äußerst genau sein, um ein weitgehend normales Gangbild zu ermöglichen (Abb. 3).

Pathologischer Gang

Die infantile Zerebralparese hat als typische Kennzeichen einen abnormen Muskeltonus, ein Muskelungleichgewicht zwischen Agonisten und Antagonisten, einen Verlust der selektiven Muskelkontrolle und die Abhängigkeit von Primitivreflexen bei der Fortbewegung. Wegen dieser Fehlfunktionen kommt es zu einer Kospastik von Agonisten und Antagonisten während des Gangablaufes. Bei diesem Tauziehen zwischen Kniebeugern und Quadrizeps kommt es zu einer Begünstigung der Kniebeugestellung während des Schlafens und des Sitzens. Auch die Schwerkraft begünstigt die Kniebeuger, so daß eine Kniebeugekontraktur auch beim Stehen häufig ist. Die Kniebeugekontraktur kann jedoch noch deutlicher erscheinen, als sie in Wirklichkeit ist, wenn sie mit einer Hüftbeugekontraktur und vermehrter Lordose kombiniert ist. Es kommt nämlich durch die Verkippung des Beckens nach vorn zu einer weiteren relativen Verkürzung der Kniebeuger.

Der hohe Muskeltonus von Agonisten und Antagonisten wirkt ähnlich wie eine Oberschenkelprothese mit starkem Widerstand im Kniegelenk. Das Resultat ist eine eingeschränkte Amplitude der Schwungphase und eine verminderte Beugung und Streckung. Dies führt zu Problemen in der Schwungphase, da der Fuß am

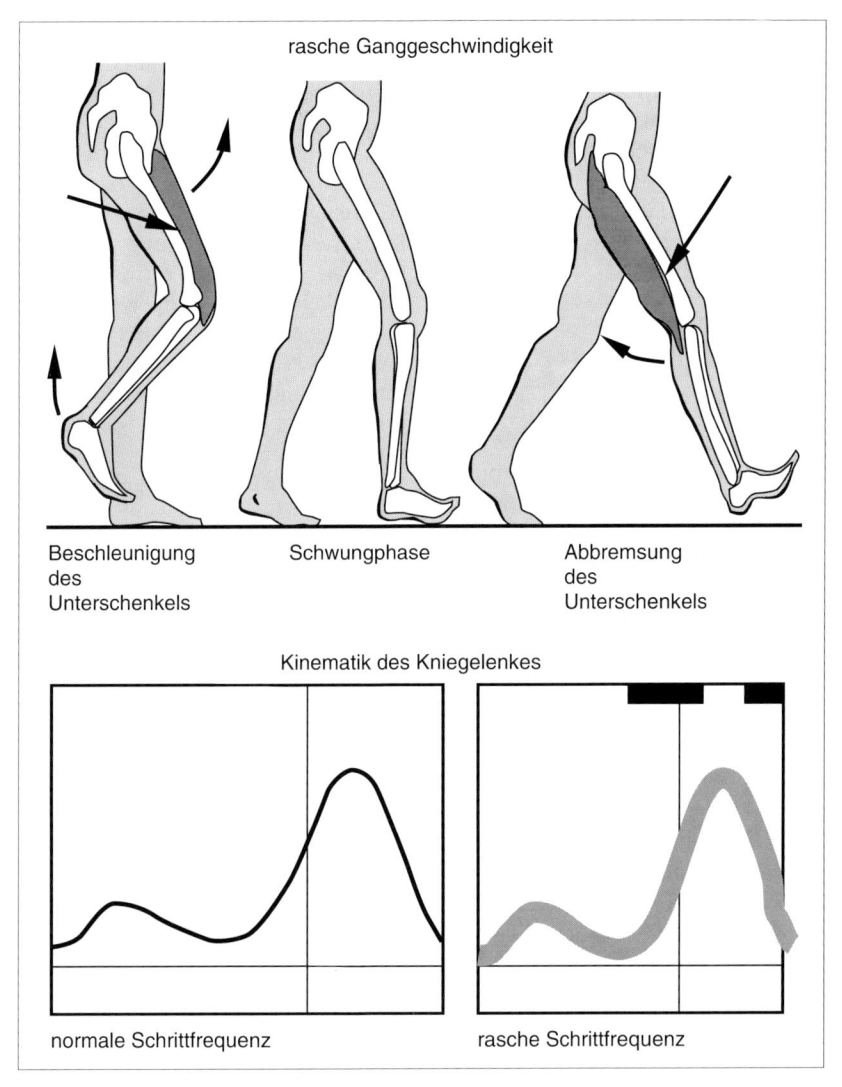

Abb. 3 Die Schwungphase besteht aus 3 Abschnitten, die als Schwungphasenbeginn, Schwungphasenmitte und Schwungphasenende bezeichnet werden. Bei normaler Ganggeschwindigkeit werden Kniebeugung und Kniestreckung passiv erreicht. Bei schnellem Gehen wird die Kraft durch eine Verstärkung der Hüftstrecker während des ersten Teils der Standphase, des Triceps surae und der zusätzlichen Wadenmuskeln während der mittleren und terminalen Standphase und der Hüftbeuger während der Schwungphase ermöglicht. Bei schnellem Gehen muß die resultierende vermehrte passive Kniebeugung durch den Rectus femoris abgebremst werden, die Kniestreckung während des Schwungphasenendes muß durch die Kniebeuger abgebremst werden

Boden hängen bleibt. Zusätzlich ist die Kontrolle von Muskeln, die mehr als ein Gelenk überspannen, wahrscheinlich weitaus problematischer als die nur eingelenkiger Muskeln. Die Kniebeuger, der Gastroknemius und der Rectus femoris sind mehrgelenkige Muskeln, die das Kniegelenk überschreiten, und ihre exakte Funktion ist für einen normalen Gangablauf entscheidend.

Beim zerebralparetischen Gang kommt es zu einer vermehrten Kniebeugung im Stand sowie zu einer verminderten Kniebeugung in der Schwungphase und gleichzeitig zur Unfähigkeit, die Schrittfrequenz während des Ganges in effizienter Weise zu ändern. So muß das optimale Vorgehen eine Verminderung der Kniebeugekräfte während der Standphase und eine Verbesserung der Beweglichkeit während der Schwungphase berücksichtigen.

Der Kauergang

Eine Kniebeugung während der Standphase hat verschiedene Ursachen:
1. eine Verkürzung der Kniebeuger mit entsprechender Kniebeugekontraktur,
2. eine Kontraktur der Hüftbeuger, die das Femur in Beugestellung zieht und durch eine entsprechende Kniebeugung kompensiert werden muß, um den Körperschwerpunkt über der Unterstützungsfläche zu balancieren,
3. eine unzureichende Kraft des Wadenmuskels, um die Vorwärtsbewegung der Tibia während der Standphase ausreichend abzubremsen, im Gegensatz zu den relativ kräftigen Hüft- und Kniebeugemuskeln,
4. Probleme des Gleichgewichtes bzw. der Gleichgewichtskontrolle.

In der bisherigen operativen Behandlung der infantilen Zerebralparese war es üblich, eine Muskelgruppe zu verlängern und das Ergebnis abzuwarten, ehe man eine weitere Muskelgruppe verlängerte. Da die Kinder mit spastischer Diparese häufig auf den Zehenspitzen gehen, war die Achillessehnenverlängerung die häufigste operative Maßnahme. Wenn der Triceps surae jetzt noch bei gleichzeitiger Kontraktur der Hüftbeuger oder der Kniebeuger verlängert wird, schafft man hierdurch ein zusätzliches Muskelungleichgewicht, das mit weiterem Wachstum zu einer Zunahme der Hüft- und Kniebeugekontrakturen führt. Früher sprach man immer von zuviel verlängerten Achillessehnen. Dies ist falsch, da der Trizeps durchaus in ausreichendem Maße verlängert worden sein kann, bei einer Nichtbeachtung der Knie- und Hüftbeugekontrakturen führt dies dennoch zu einer Verschlechterung des Muskelungleichgewichts mit einem erheblichen Beugemoment auf das Knie. Da der Wadenmuskel während der gesamten Standphase einer erheblichen Dehnungskraft unterworfen ist, führt dies zu einem Längenwachstum mit einer weiteren Schwächung dieses Muskels, was eine Zunahme des Kauerganges bewirkt.

Die Bedeutung des Muskelgleichgewichts bei der operativen Therapie der Zerebralparese wurde bereits früher betont. Eine alleinige Achillessehnenverlängerung wird beispielsweise fast unweigerlich zu einem Kauergang führen, eine alleinige Verlängerung der Kniebeuger zu einem steifen Gangbild mit vermehrter LWS-Lordose und Vorneigung des Rumpfes, wodurch der Patient Unterarmstützen benötigt, um ausreichend sein Gleichgewicht zu halten. In der Sagittalebene hat es sich bewährt, die untere LWS, das Hüft-, Knie- und Sprunggelenk als zusammenhängende Kette zu betrachten. So ist es erforderlich, Hüftbeuger, Kniebeuger, den Rectus femoris und den Wadenmuskel während des gleichen operativen Vorgehens zu behandeln, um den Körper in der Sagittalebene ausreichend zu balancieren. Im Gillette-Kinderhospital führen wir üblicherweise präoperativ eine Ganganalyse durch, um das Ausmaß des Muskelungleichgewichtes auf jeder Gelenkebene festzulegen, so daß die operative Therapie exakter durchgeführt werden kann. Diese beinhaltet meist auch einen Transfer des distalen Rektus, um das Kniegelenk in der Schwungphase ausreichend zu lockern.

Distaler Transfer des Musculus rectus femoris

Wie bereits oben erwähnt, hat der Rectus femoris eine zweifache Wirkung während des Gangablaufes. In der Vorbereitung zur Schwungphase unterstützt er die Hüftbeugung, und während des raschen Gangablaufes verhindert er eine zu starke Kniebeugung. Bei Kindern mit Zerebralparese hemmt er allerdings den Gangablauf, da er während des gesamten Gangzyklus aktiv ist. Kinder mit Zerebralparese benötigen eher eine Verbesserung der Kniebeugung während des Ganges als eine Hemmung, da sie ohnehin unzureichende Beschleunigungskräfte an Hüft- und Kniegelenk haben (Abb. 4). Sutherland sah eine Verbesserung des Ganges durch eine proximale Ablösung des Rectus femoris. Jaquelin Perry war es jedoch, die zuerst eine Verlagerung des distalen Rectus femoris nach dorsal auf die Kniebeuger empfahl, um so eine Verbesserung der Kniebeugung während der Schwungphase zu erreichen. Wir führten unseren ersten Rectus-femoris-Transfer bereits 1982 mit hervorragen-

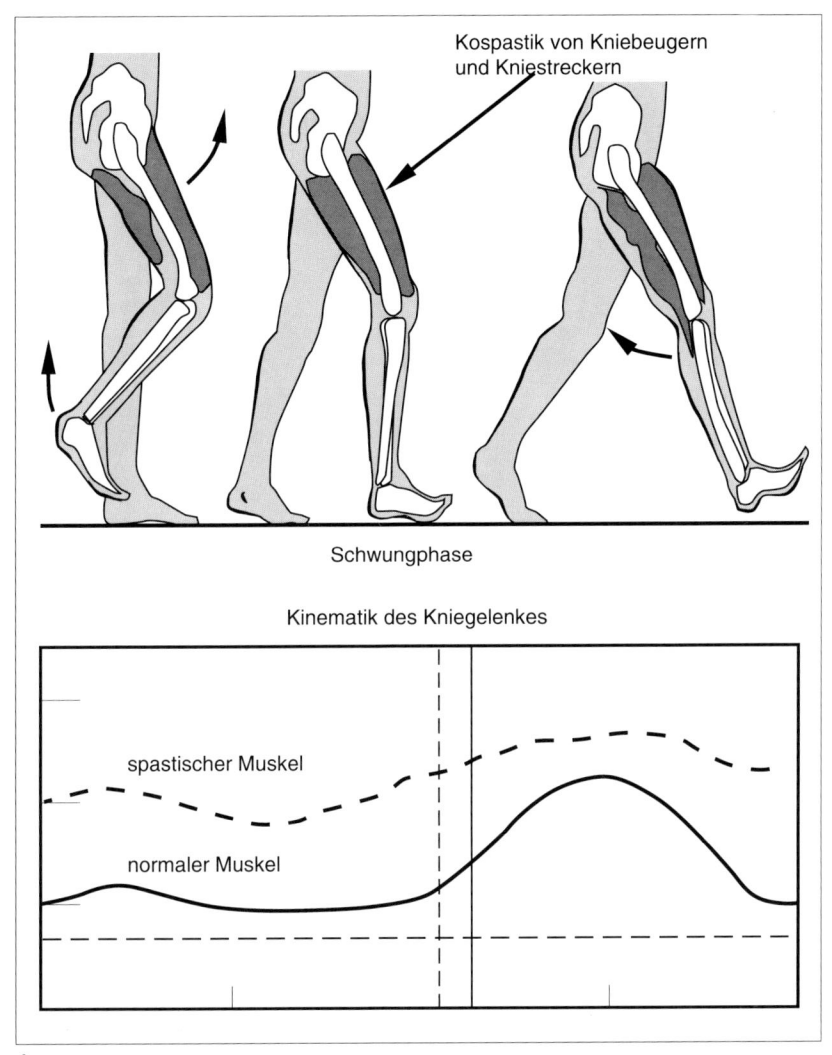

Abb. 4 Das exakte Abstimmen der zweigelenkigen Muskeln wird bei der Zerebralparese vermißt. Im allgemeinen neigen der Rectus femoris und die Kniebeuger zu einer zu frühen und verlängerten Aktivität. Hieraus resultiert die Kospastik dieser Muskeln während der Schwungphasenmitte, bei der normalerweise keine Muskelaktivität vorhanden ist. Dies führt zu einer bedeutenden Einschränkung der Kniebewegung in der Schwungphase, so daß der Fuß hängenbleibt

dem Ergebnis durch. Inzwischen haben wir mehrere hundert Patienten operiert, und wir können feststellen, daß bei entsprechender Indikationsstellung die Ergebnisse in funktioneller Hinsicht durchaus sehr gut sind. Während wir früher annahmen, daß die Verlagerung des Transfers nach medial oder lateral eine Auswirkung auf die Hüftrotation habe, stellten wir in einer kürzlichen Studie von 94 Operationen fest, daß zwar der Rectus-femoris-Transfer weitaus effektiver als die alleinige Ablösung ist, eine wesentliche Auswirkung auf die Hüftrotation jedoch nicht stattfand. Sutherland bestätigte diese Befunde. Die Wirkung des Rectus-femoris-Transfers liegt in einer Verbesserung der Kniebeugung in der Schwungphase, die auch früher stattfindet als bei den Patienten ohne diese Operation (Abb. 5).

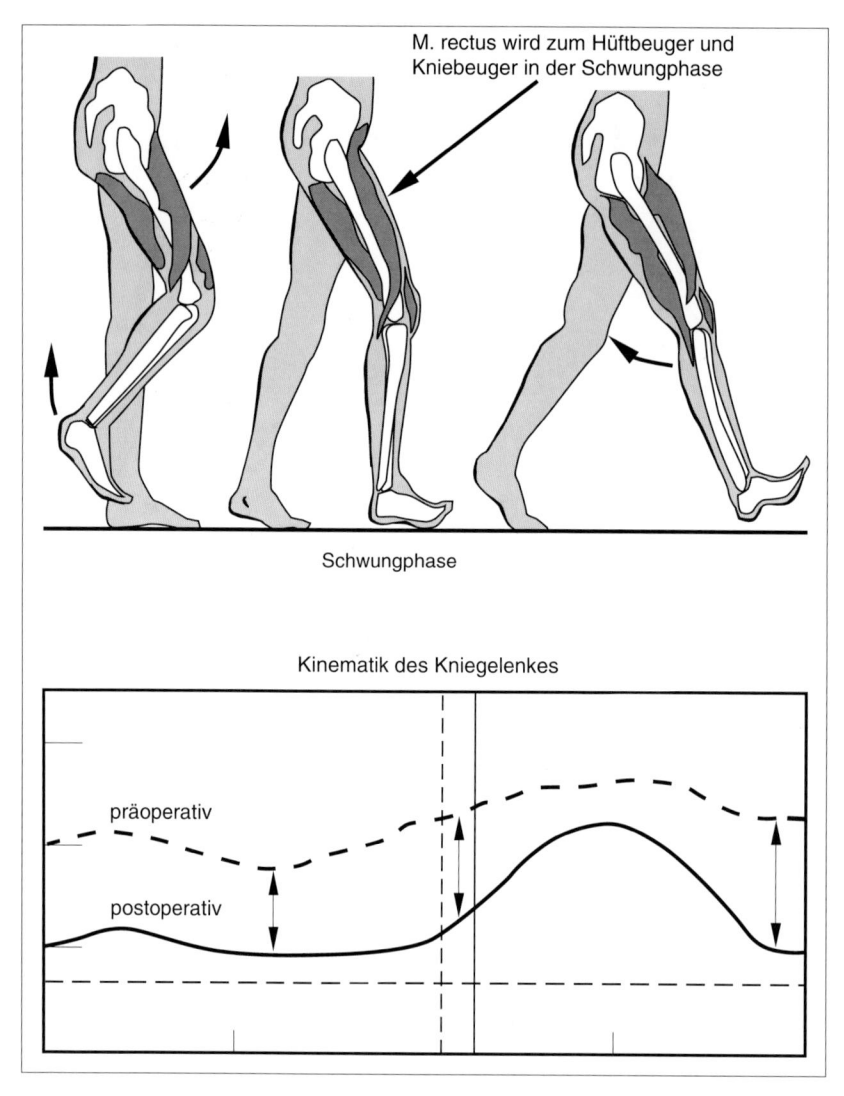

Abb. 5 Der Gang des Zerebralparetikers ist durch eine Kospastik und eine schlechte Abstimmung der Muskelaktivität gekennzeichnet. Dies führt zu unzureichenden Kräften der Vorwärtsbewegung. Entsprechend wird der Rectus femoris nicht benötigt, um die Kniebeugung während der Schwungphase abzuschwächen. Der Rectus femoris ist selbst überaktiv, so daß der Transfer seines distalen Endes nach dorsal zum Grazilis oder Sartorius diesen Muskel zum Hüftbeuger und Kniebeuger macht, mit einer entsprechenden Verbesserung der Kniebeugung in der Schwungphase

Die Auswirkung der distalen Rectus-femoris-Verlagerung hat die Aufgabe, diesen Muskel von einem Hüftbeuger und Kniestrecker zu einem Hüftbeuger und Kniebeuger zu machen (Tab. 1). Auf diese Weise wirkt dieser Muskel als Hüftbeuger während der späten Standphase und während der Schwungphase und gleichzeitig als Kniebeuger, um die Abhebung des Fußes in der Schwungphase zu verbessern. So behindert dieser Muskel den Gangablauf nicht mehr. Im allgemeinen besteht die Indikation zum distalen Transfer des Rectus femoris bei gehfähigen Patienten immer dann, wenn der Duncan-Ely-Test positiv ist, wenn ein dynamisches EMG eine kontinuierliche Aktivität des Rectus femoris während der Schwungphase zeigt und wenn

Tabelle 1 Auswirkung der Kniebeugesehnenverlängerung mit und ohne distalen Rectus-femoris-Transfer oder Ablösung des Muskels

Operationstechnik	Anzahl	Durchschnittliche Verbesserung der Beweglichkeit	Signifikanzniveau
Alleinige Kniebeugesehnenverlängerung	20	9°	$p < 0{,}01$
Kniebeugesehnenverlängerung und Ablösung des Rectus femoris	31	6°	unbedeutend
Kniebeugesehnenverlängerung und distale Rectus-femoris-Verlagerung	94	16°	$p < 0{,}01$

die Beweglichkeit des Kniegelenkes während der Schwungphase weniger als 15 Grad beträgt. Nach Untersuchung unserer Ergebnisse halten wir folgende Voraussetzungen für notwendig.

1. Eine Kniebeugekontraktur muß korrigiert werden, so daß das Kniegelenk während der Standphasenmitte voll gestreckt werden kann.
2. Der Fuß muß plantigrad und stabil während der Standphase sein. Valgus- oder Varusdeformitäten müssen operativ oder orthetisch korrigiert sein.
3. Der Fuß muß im Verlauf der Gangrichtung stehen, so daß ein ausreichendes Streckmoment während der Standphasenmitte und des Standphasenendes auf das Kniegelenk ausgeübt werden kann (Plantarflexions-Knieextensions-Koppelung). Stärkere Rotationsfehler von Femur und Tibia müssen chirurgisch korrigiert werden, um den Fuß in die Richtung der Vorwärtsbewegung zu bringen.
4. Es muß eine ausreichende Kraft zur Vorwärtsbewegung vorhanden sein, um das Hüftgelenk zu beugen und so das Bein während der Schwungphase nach vorn zu bringen.

Die Operationsmethode des distalen Rectus-femoris-Transfers wurde bereits an anderer Stelle beschrieben. Wenn der M. gracilis nicht in vorausgegangener Operation verlängert worden ist, wird jetzt der Muskel als Verankerungsstelle für den distalen Rectus femoris benutzt. Meist wird der Rectus-femoris-Transfer zusammen mit den Kniebeugesehnenverlängerungen durchgeführt. Es ist darauf hinzuweisen, daß die Kniebeuger eine wichtige Funktion als Kniebeuger und Hüftstrecker erfüllen. Da bei den spastischen Lähmungen häufig ein vermehrtes Hüftbeugemoment besteht, benötigen diese Kinder normalerweise die Kraft der Kniebeuger, um die Hüftstreckung zu verbessern. So ist gleichzeitig auch eine Stabilisierung des Kniegelenks mit dem Quadrizepsmuskel notwendig. Wenn dieser Muskel das Kniegelenk ausreichend stabilisieren kann, können die Kniebeuger als Hüftstrecker während der ersten Hälfte der Standphase wirken. Zwar ermöglicht die operative Kniebeugesehnenverlängerung eine verbesserte Kniestreckung, führt jedoch gleichzeitig zu einer Schwächung der Hüftstreckung, so daß eine vermehrte Hüftbeugung mit vermehrter Lendenlordose resultiert. Die Methode von Eggers, die Kniebeuger auf das distale Femur zu verlagern, versuchte diesen negativen Effekt zu vermeiden. Häufig war diese Operation jedoch durch die resultierende Kniestreckspastik kompliziert. Wir kombinierten in letzter Zeit häufig die Verlängerung der distalen Kniebeuger mit einer modifizierten Eggers-Operation, wobei wir das distale Ende des Semitendinosus auf die Adductor-magnus-Sehne verlagerten, um eine ausreichende Hüftstreckkraft zu erhalten.

Wir führen die Operation in Bauchlage durch, wobei wir durch eine mediale Längsinzision eingehen. Die Kniebeuger werden dargestellt, der M. gracilis ist ebenfalls freigelegt und seine Sehne wird so weit nach proximal als möglich dargestellt. Diese Sehne dient später zur Anastomose mit der distalen Rektussehne. Wir eröffnen das Septum intermusculare mediale auf kurzer Strecke und führen die Sehne des M. gracilis nach ventral. Nach Verlängerung der übrigen Beugesehnen wird die Wunde verschlossen und der Patient umgelagert. Jetzt wird der distale Rectus femoris dargestellt und mit der nach ventral geführten Grazilissehne verbunden. Es sei darauf hingewiesen, daß nach einer Verlängerung der medialen und lateralen Kniebeuger normalerweise auch eine intramuskuläre Psoassehnenverlängerung durchzuführen ist, um eine ausreichende Hüftstreckung zu ermöglichen. Bei langbestehenden Kniebeugekontrakturen kann es schwierig sein, das Kniegelenk in einer Sitzung zu strecken. Normalerweise gelingt dies nach der Operation durch entsprechendes Umgipsen, allerdings empfiehlt Eugene Bleck eine Kapsulotomie des Kniegelenkes und gegebenenfalls auch eine Extensionsosteotomie des distalen Femurs. In jedem Fall muß eine volle Kniestreckung erreicht werden, wenn man die Gehfähigkeit anstrebt. Bei schwerer behinderten Kindern ist eine volle Kniestreckung ebenfalls für entsprechende Transferfähigkeit sinnvoll. Bei diesen Kindern führen wir normalerweise nur eine Ablösung des distalen Rectus femoris zusammen mit der Kniebeugesehnenverlängerung durch, um eine Streckkontraktur zu vermeiden.

Postoperative Behandlung

Wenn der Patient nur eine Sehnenverlängerung und einen Rektustransfer am Kniegelenk hatte, sind normale Kniegelenkhülsen ausreichend. Bei einer zusätzlichen Achillessehnenverlängerung werden diese Kniehülsen über Unterschenkelgehgipse angelegt, um die Kniebeugesehnenoperationen zu schützen.
Ab dem 3. postoperativen Tag wird eine Mobilisierungsbehandlung begonnen. Das Kniegelenk darf in den Rollstuhl mit hochgeklappten Beinen. Wenn eine ausreichende Schmerzfreiheit besteht, ist auch eine Stehbehandlung im Stehbrett erlaubt. Der Beginn von Gehübungen mit den Kniegelenkhülsen wird normalerweise am 4. oder 5. postoperativen Tag erfolgen. Zur Entlassung am 8. bis 10. postoperativen Tag läuft das Kind normalerweise bereits ohne die Kniehülsen nur mit den Unterschenkelgipsen. 3 Wochen postoperativ werden diese Gipse entfernt, und wenn das Kind vor der Operation im Kauergang lief, werden Unterschenkelorthesen angepaßt. Wurde keine Verlängerung der Achillessehne durchgeführt, erhält das Kind ebenfalls Unterschenkelorthesen. Eine Versorgung mit Oberschenkelorthesen ist im allgemeinen nicht sinnvoll, da diese die Gehfähigkeit erheblich stören. Die Unterschenkelorthesen werden zumindest für 3–6 Monate getragen, wenn die Kinder im Kauergang liefen. Normalerweise hat sich bis zu dieser Zeit dann der Wadenmuskel ausreichend gekräftigt, daß einfachere Unterschenkelorthesen oder sogar allein eine Schuhversorgung ausreicht.
Nach 4 Wochen postoperativ sind die Muskeln im allgemeinen ausreichend gefestigt, so daß die Krankengymnastik neben der Geh- und passiven Bewegungsbehandlung eine aktive Kräftigung und ein Gehtraining beinhalten sollte. Fahrradfahren und Schwimmen sind zusätzliche unterstützende Maßnahmen. Normalerweise ist eine ausreichende Wiederherstellung der Kraft erst nach 3 Monaten postoperativ erreicht, das Gangbild benötigt aber noch etwa 1 Jahr, um ausreichend stabil zu werden. Eine postoperative Ganganalyse wird dann durchgeführt, um die Ergebnisse der operativen Behandlung und eventuell noch notwendige weitere Behandlungen festzulegen.

Literatur

Baumann, J. U., H. Ruetsch, K. Schürmann: Distal hamstring lengthening in cerebral palsy: an evaluation by gait analysis. Int. Orthop. 3 (1980) 305–309
Bleck, E. E.: Orthopaedic Management in Cerebral Palsy. Mac-Keith, Lippincott, Philadelphia 1987 (pp. 351–354)
Davis, R. B. III, D. J. Tyburski, S. Ounpuu, J. R. Gage: The determination of joint moments: methodology verification. Proceedings of the Fifth Biennial Conference of the Canadian Society for Biomechanics 1988 (pp. 52–53)
Eggers, G. W. N.: Transplantation of hamstring tendons to femoral condyles in order to improve hip extension and to decrease knee flexion in cerebral spastic paralysis. J. Bone Jt Surg. A 34 (1952) 827–830
Gage, J. R.: „Normal Gait", Gait Analysis in Cerebral Palsy. Clinics in Develop. Medicine N° 121 McKeith Press 1991
Gage, J. R., J. Perry, R. R. Hicks, S. Koop, J. R. Werntz: Rectus femoris transfer to improve knee function in cerebral palsy. Develop. Med. Child Neurol. 29 (1987) 159–166
Green, W. T., L. J. McDermott: Operative treatment of cerebral palsy of the spastic type. J. Amer. med. Ass. 118 (1942) 434–440
Hicks, R., S. Tashman, J. M. Cary, R. F. Altman, J. R. Gage: Swing phase control with knee friction in juvenile amputees. J. orthop. Res. 3 (1985) 198–201
Ōunpuu, S., E. Muik, R. B. Davis, J. R. Gage, P. A. DeLuca: The effect of rectus femoris transfer location on knee motion in children with cerebral palsy (Part I). A comparison of the distal rectus femoris transfer and release on knee motion in children with cerebral palsy (Part II). J. pediat. Orthop. 13 (1993) 331–335
Rang, M., R. Silver, J. de la Garza: Cerebral palsy. In Lovell, W. W., R. B. Winter: Pediatric Orthopaedics, 2nd ed. Lippincott, Philadelphia 1986 (p. 365)
Salter, R. B.: Role of innominate osteotomy in the treatment of congenital dislocation and subluxation of the hip in the older child. J. Bone Jt Surg. A 48 (1966) 1432
Sutherland, D. H., L. J. Larsen, R. Mann: Rectus femoris release in selected patients with cerebral palsy: a preliminary report. Develop. Med. Child Neurol. 17 (1975) 26–34

Sutherland, D. H., M. Santi, M. F. Abel: Treatment of stiff-knee gait in cerebral palsy: a comparison by gait analysis of distal rectus femoris transfer versus proximal rectus release. J. pediat. Orthop. 10 (1990) 433–442

Ziv, I., N. Blackburn, M. Rang, J. Koreska: Muscle growth in normal and spastic mice. Develop. Med. Child Neurol. 15 (1984) 94

Zur kausalen Therapie von Fußdeformitäten bei der infantilen Zerebralparese

L. Döderlein

Einleitung

Probleme des Bewegungsapparates sind beim Zerebralparetiker in den meisten Fällen erworben (4, 6). Die Kinder kommen mit anatomisch normalen Füßen zur Welt. Da sich Fußdeformitäten sowohl bei gehfähigen als auch bei nicht gehfähigen Kindern entwickeln, müssen unterschiedliche Mechanismen an ihrer Entstehung beteiligt sein. Die Abb. 1 a–c zeigen jeweils spastische Knick-Platt-Füße unterschiedlicher Ätiologie. Aus diesen Beispielen wird deutlich, daß unterschiedliche Ursachen gleichartige Deformitäten bewirken können. Zur Planung des therapeutischen Vorgehens ist deshalb die Kenntnis der Pathomechanik wichtig.

Deformierungsmechanismen

Grundsätzlich kann man zwischen 4 Mechanismen unterscheiden, die zur Deformierung des spastischen Fußes führen können:
- neurologische Mechanismen,
- biomechanische Faktoren,
- Wachstumseinfluß,
- iatrogene Faktoren.

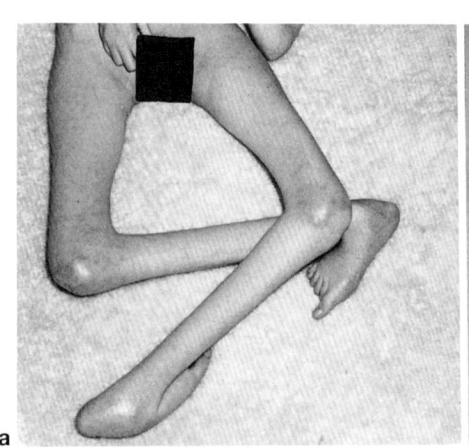

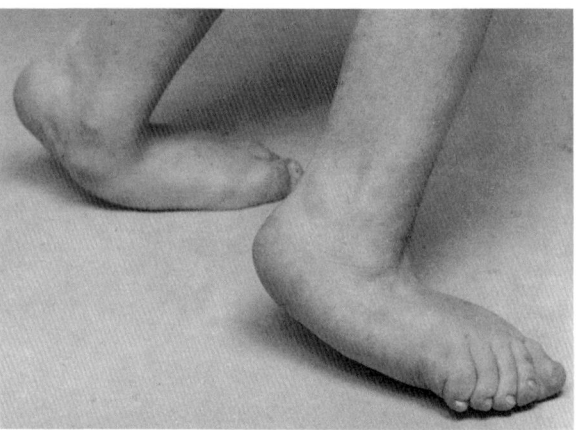

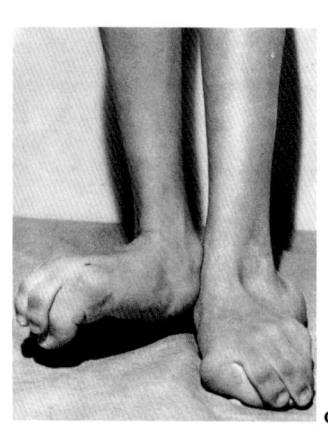

Abb. 1 a–c Spastische Knick-Platt-Füße unterschiedlicher Ätiologie:
a Knick-Platt-Füße bei lange bestehender unveränderter Lagerung,
b Knick-Platt-Füße unter dem Einfluß der Bodenreaktionskräfte.
c Knick-Platt-Füße durch Einwirken tonischer Primitivreflexe

Jeder dieser Mechanismen kann wiederum in intrinsische, d. h. im Fuß selbst gelegene, und in extrinischen Komponenten unterteilt werden, die durch übergeordnete Gelenke verursacht werden (25). Bedenkt man weiterhin, daß der Einfluß der verschiedenen Komponenten je nach Typ der infantilen Zerebralparese unterschiedlich ist und daß oft mehrere Faktoren zusammenwirken, so wird deutlich, daß die Festlegung der Therapie durchaus Probleme bereiten kann (Abb. 2).

Neurologische Mechanismen

In diese Kategorie gehören (5, 6, 9, 10, 25):

a) persistierende Primitivreflexe,
b) fehlende phasische Muskelaktivität,
c) fehlerhafte Willkürinnervation,
d) frühkindliche Automatismen/Massenreflexe,
e) emotionelle Einflüsse (assoziierte Reaktionen).

Die Punkte a–c gehören zu den intrinsischen Mechanismen, d und e zu den extrinsischen.

Der Einfluß der neurologischen Mechanismen ist naturgemäß bei den schwerer behinderten Tetraplegikern besonders groß (10, 25). Zu den Primitivreflexen gehören die Pronatorenspastik und der Zehengreifreflex. Weitere Beispiele sind der Babinski-Reflex und die Überaktivität des Tibialis anterior, die zum typischen Hallux flexus führt (Abb. 3).

Die fehlende phasische Muskelaktivität hat ebenso wie die fehlerhafte Willkürinnervation ein Muskelungleichgewicht zur Folge, sei es

Abb. 3 Schwerer Hallux flexus durch Überaktivität des Tibialis anterior

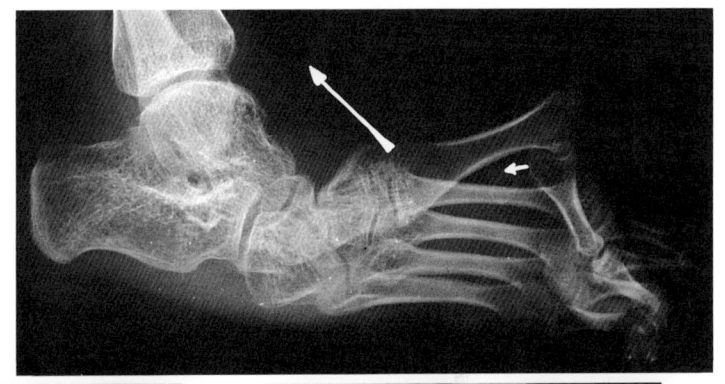

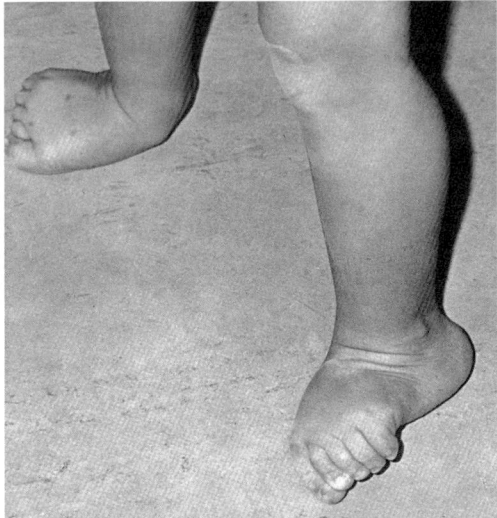

Abb. 2 Schwere Knickfüße, durch ein Zusammenwirken von tonischen Primitivreflexen (Zehengreifreflex und Pronatorenspastik) und Bodenreaktionskräften entstanden

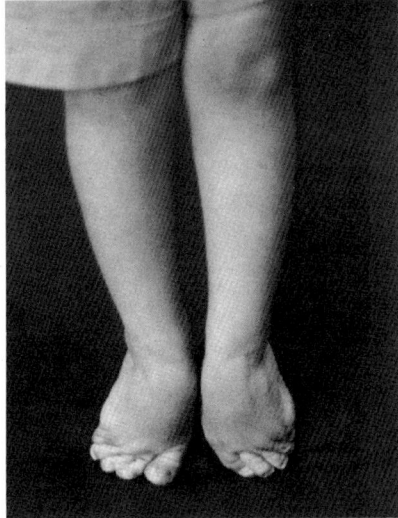

Abb. 4 Der übersteigerte tonische Streckreflex führt in der aufrechten Position zu Spitzfüßen

steigerung des Tibialis anterior oder posterior (4, 16, 21, 23). Unter den extrinsischen Faktoren spielen die frühkindlichen Automatismen die Hauptrolle (10, 20, 25). Der übersteigerte Streckreflex bei vertikaler Körperposition führt zum tonischen Spitzfuß (Abb. 4). Beuge- und Strecksynergismen sind schablonenartig ablaufende Bewegungen der Beingelenkkette mit entsprechender synchroner Aktivierung aller Beuger bzw. aller Strecker (20). Diese Muster werden zur Fortbewegung eingesetzt. Der Einfluß emotionaler Faktoren wird besonders bei den sogenannten assoziierten Reaktionen deutlich. Eine Tätigkeit kann nicht isoliert, sondern nur unter Aktivierung der gesamten Körpermotorik ausgeführt werden (Abb. 5).

Zusammenfassend läßt sich feststellen, daß der Einfluß der neurologischen Mechanismen mit dem Ausmaß der Zerebralparese korreliert.

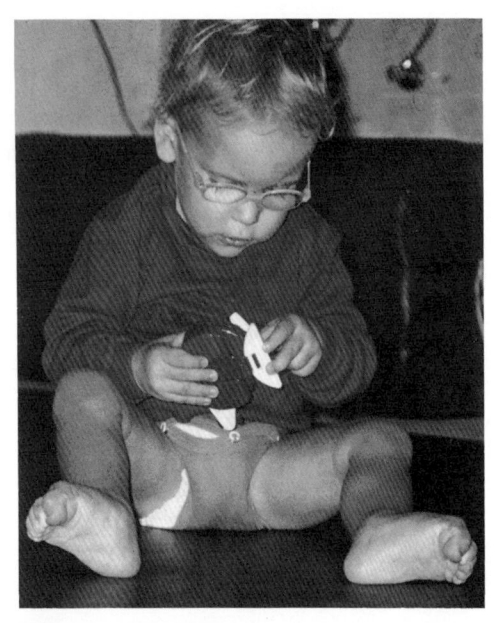

Abb. 5 Typische assoziierte Reaktionen aller vier Extremitäten

durch fehlende oder durch überaktive Antagonistenmuskulatur (4, 21). Der stärkere Muskel entscheidet über die Art der Deformität. Bei der Diparese kommt es typischerweise zum Knickfuß durch die Schwäche des Tibialis posterior, bei der Hemiparese überwiegt dagegen die Klumpfußdeformität infolge einer Aktivitäts-

Biomechanische Faktoren

Hier handelt es sich überwiegend um extrinsische Mechanismen, die zur Deformität führen (25):

a) die funktionelle Stellung der Beingelenkkette in der Sagittal-, Frontal- und Transversalebene,
b) die Einwirkung der Bodenreaktionskräfte,
c) die Einwirkung der Schwerkraft (positionelle Deformitäten) (5).

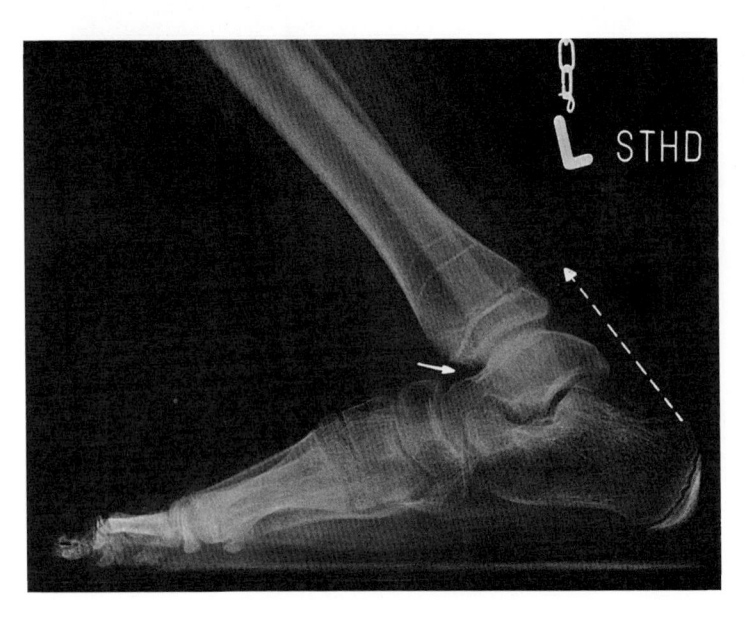

Abb. 6 Hackenfuß nach Achillessehnenverlängerung bei einer Patientin mit spastischer Diparese. Die Knöchelgabel schlägt am Talushals an

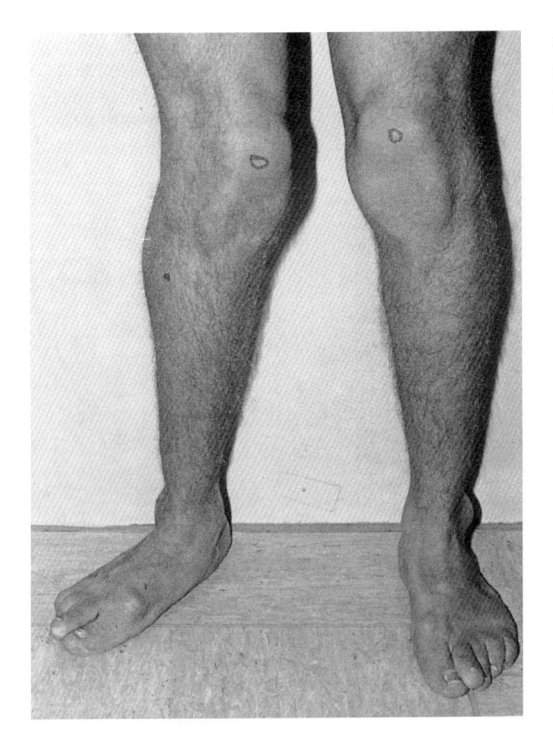

Abb. 7 Typische Kombination einer Innenrotationsfehlstellung des Femurs mit einer Außenrotation des Unterschenkels. Es resultiert eine Valguskomponente auf den Fuß

Der einzige intrinsische Mechanismus ist die veränderte Muskelfunktion infolge einer geänderten Gelenkstellung im Subtalargelenk.
Die Stellung der übergeordneten Knie- und Hüftgelenke bestimmt stets auch die Stellung des Fußes (11). So wird bei einer typischen Beugestellung von Knie- und Hüftgelenk keine physiologische Einstellung des Fußes möglich sein. Bei ausreichender Aktivierung der Plantarflexoren kommt es zur Vorfußbelastung, bei Wadenmuskelinsuffizienz dagegen zur Hackenfußstellung mit ventralem Anschlag im oberen Sprunggelenk (Abb. 6). Anomalien der Beinachse in der Frontalebene sind selten. Eine Valgusstellung der Knieachse wird von einer Supinationswirkung auf das Fußskelett, eine Varusstellung von einer Pronationswirkung begleitet. Besonders wichtig ist der Einfluß der Rotationsdeformitäten von Hüft- und Kniegelenk auf die Fußmechanik (11, 17, 25). Die häufige Kombination von verstärkter Antetorsion des Femurs mit kompensatorisch vermehrter Außenrotation der Malleolengabel führt zur Valgusbelastung des Fußes in der Standphase (6) (Abb. 7).
Die Bodenreaktionskräfte müssen an einem nicht in physiologisch plantigrader Einstellung stehenden Fuß zwangsläufig zu einer Verformung führen. Die Fußstellung zu Beginn der Standphase entscheidet über die Einwirkung der Bodenreaktionskräfte auf das Fußskelett (25). So wird eine Belastung des Fußes in Außenrotation eine valgisierende Wirkung haben (6, 11), eine Belastung in Innenrotationsstellung dagegen eine varisierende. Kommt zur Außenrotationsstellung noch eine Spitzfußkomponente hinzu, so entwickelt sich der für spastische Diplegien typische Pes equino-valgus (10, 16). Ein weiterer besonders wichtiger Formfaktor ist die Kospastizität des M. rectus femoris in der Schwungphase des Ganges (11). Sie führt infolge der unzureichenden Kniebeugung zum Hängenbleiben bzw. Schleifen des Fußes mit entsprechender valgisierender oder varisierender Wirkung auf das Fußskelett.
Der Einfluß der Schwerkraft als Formfaktor des spastischen Fußes begegnet uns nur bei schwerbehinderten Patienten, die die Stellung ihrer Beine nicht willkürlich ändern können. Die Füße orientieren sich abhängig von der Stellung der Hüft- und Kniegelenke (symmetrisch oder asymmetrisch) plantigrad zur Unterlage, so daß es zu grotesken Verformungen kommt, wenn keine Lagerungsbehandlung erfolgt war (5) (Abb. 1).
Besonders wichtig erscheint schließlich der Hinweis auf die veränderte Muskelfunktion, die sich aus der Stellung des unteren Sprunggelenkes bei den Varus- bzw. Valgusdeformitäten ergibt. Die Insertion der talusüberschreitenden Muskulatur ändert ihre Orientierung zur Achse des unteren Sprunggelenkes, so daß sich ihre physiologische Wirkung umkehren kann, was die Deformität weiter unterstützt (Abb. 8).

Wachstumseinfluß

Das Wachstum spastischer Muskeln bleibt gegenüber dem Skelettwachstum zurück. Da der Wachstumsreiz eines Muskels die Dehnung ist, kommt es zur Verkürzung spastisch aktivierter Muskeln, da sie unter normalen Bedingungen nicht gedehnt werden (33, 34). Diese Kontrakturneigung betrifft besonders die Antischwerkraftmuskeln des Triceps surae. Je nachdem, ob

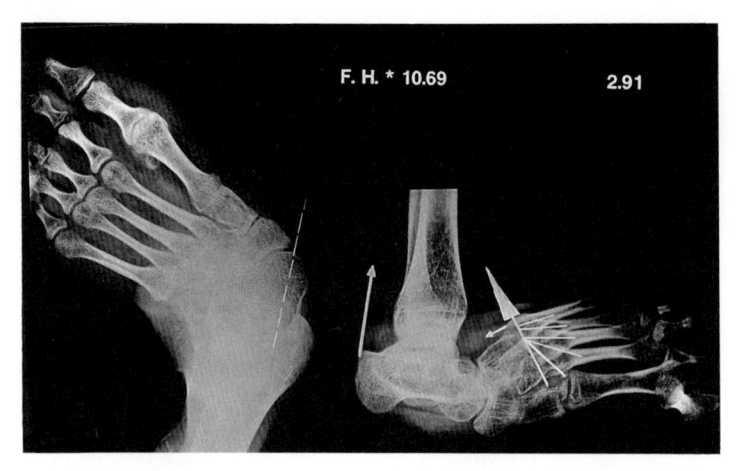

Abb. 8 Bei schwerer Valgusdeformität werden alle talusüberschreitenden Muskeln zu Pronatoren, da sie lateral der unteren Sprunggelenkachse liegen

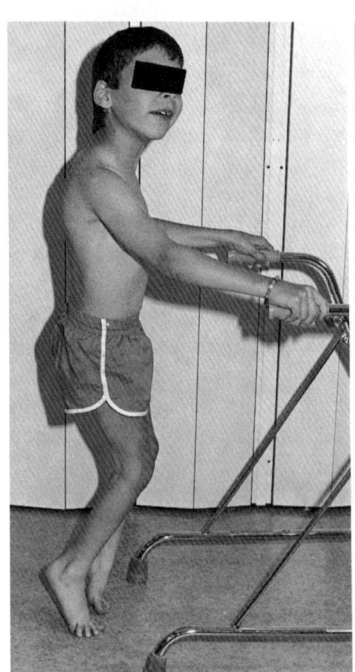

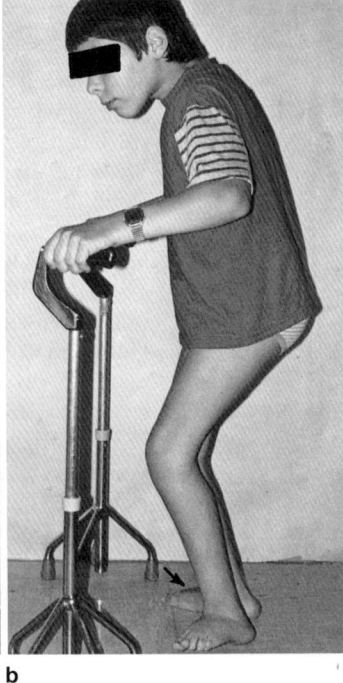

Abb. 9 Schwere Hackenfußdeformität 3 Jahre nach Achillessehnenverlängerung. Man beachte die Aktivierung der Fußheber auf dem rechten Bild

a b

zusätzliche pathologische Reflexaktivität vorliegt, können sich auch die Pronatoren oder die Supinatoren verkürzen (21).

Iatrogene Faktoren

Einen nicht unerheblichen Anteil an der Entstehung spastischer Fußdeformitäten haben vorausgegangene Operationen (4, 16, 27). Bei einer Kospastizität antagonistisch wirkender Muskeln mit Überwiegen der einen Seite kommt es nahezu gesetzmäßig zu einem Umschlagen ins gegenteilige Muster, wenn man eine Muskelgruppe schwächt (6, 21). Das häufigste und in seinen funktionellen Auswirkungen schwerwiegendste Beispiel ist die Entstehung eines Hackenfußes nach fehlindizierter Achillessehnenverlängerung (7, 27) (Abb. 9).

Funktionelle Folgen der Fußdeformitäten

Die Funktion des Fußes beim normalen Gang umfaßt eine stabile Unterstützungsfläche während der Standphase sowie ein ausreichendes Abheben während der Schwungphase mit Vorbereitung zum Fersenkontakt am Ende der Schwungphase (6, 11). Besonders wichtig ist die funktionelle Koppelung von Fuß und Kniegelenk. Die normalerweise über 3 Abrollmechanismen ablaufende Standphase (Fersenabrollung, Sprunggelenkabrollung, Vorfußabwickelung) ist bei der infantilen Zerebralparese aufgrund der spastischen Wadenmuskulatur und häufig begleitender Varus- oder Valgusstellung gestört (6).

In der Schwungphase behindern eine unzureichende Aktivierung der Fußheber und die Rektusspastizität das Anheben des Fußes vom Boden (11). Bei der Varus- und Valgusdeformität und ganz besonders beim Hackenfuß ist die funktionelle Koppelung von Plantarflexion und Kniegelenkextension in der Standphase behindert. Die funktionellen Auswirkungen der Fußdeformitäten bei der infantilen Zerebralparese lassen sich folgendermaßen zusammenfassen:

- pathologische Fußstellung während des Gangablaufes,
- eingeschränkte Gelenkbeweglichkeit,
- erhöhter Energieaufwand beim Gehen,
- Probleme bei der Schuhversorgung.

Therapeutische Maßnahmen

Die Wahl des therapeutischen Vorgehens ist von mehreren Faktoren abhängig:

- Ursache und Art der Deformität,
- funktionelle Auswirkungen,
- Alter des Patienten,
- therapeutische Möglichkeiten (konservativ/operativ).

Konservative und operative Maßnahmen dürfen nicht in Konkurrenz zueinander gesehen werden, sondern ergänzen sich gegenseitig (30). Die Ziele konservativer Therapie sind die Normalisierung/Verbesserung des Muskeltonus und die Prophylaxe von strukturellen Deformitäten (16, 31). Die operative Therapie hat demgegenüber die Aufgabe, fixierte Deformitäten zu korrigieren und ein Muskelgleichgewicht zu schaffen.

Möglichkeiten konservativer Behandlung sind neben der Krankengymnastik auf neurophysiologischer Grundlage (26) der Einsatz von Orthesen- bzw. Schuhtechnik und die reflexinhibierende Therapie-Gipsbehandlung mit Unterschenkelgehgipsen über 4 Wochen (8, 9, 29, 31). Diese Methode hat sich als vorbereitende Maßnahme zur Anpassung von Funktions- und Lagerungsorthesen vielfach bewährt (6).

Es sei angemerkt, daß die Bauweise der Schuhe bzw. Orthesen stabil sein muß, um die Dehnungsreize auf die spastische Muskulatur zu hemmen (10).

Weitere konservative Methoden einer Tonusreduktion sind Nervenblockaden mit Lokalanästhetika, Alkohol oder Phenol an den motorischen Eintrittspunkten der Muskulatur (6). Eine neue Technik stellt die Injektion von Botulinum-A-Toxin an die motorischen Punkte dar. Die hierdurch erreichbare Tonusreduktion soll 3–6 Monate andauern (19). Die Grenzen konservativer Behandlung sind dann erreicht, wenn strukturelle Deformitäten vorliegen oder wenn der Muskeltonus auf konservativem Wege nicht beeinflußbar ist. Ein während des Wachstums fortbestehendes Muskelungleichgewicht führt in vielen Fällen zur strukturellen Deformität (4, 6). Das Spektrum operativer Möglichkeiten bei spastischen Fußdeformitäten umfaßt Muskel- und Sehnenverlängerungen, Sehnentransfers, Tenodesen, knöcherne Umstellungen und Versteifungsoperationen (30). Bei Indikationsstellung und Durchführung operativer Maßnahmen sind folgende Punkte wichtig (4, 6, 16):

- konservative Therapiemöglichkeiten erschöpft,
- im Zweifelsfalle lieber unter- als überkorrigieren,
- ein Sehnentransfer ist erst nach Korrektur fixierter Fehlstellungen und Stabilisierung instabiler Gelenke sinnvoll,
- Vorsicht mit Sehnentransfers bei Dystonie/Athetose.

Der spastische Spitzfuß stellt die häufigste Fußdeformität bei der infantilen Zerebralparese dar (1, 6). An seiner Pathogenese sind neurologische Mechanismen und der Wachstumseinfluß beteiligt. In seinen funktionellen Auswirkungen führt er bei der Hemiparese zur relativen Beinverlängerung, die durch eine Beugestellung in Knie- und Hüftgelenk oder über eine Rekurvation des Kniegelenkes kompensiert werden muß. Bei der Diparese verschlechtert sich das

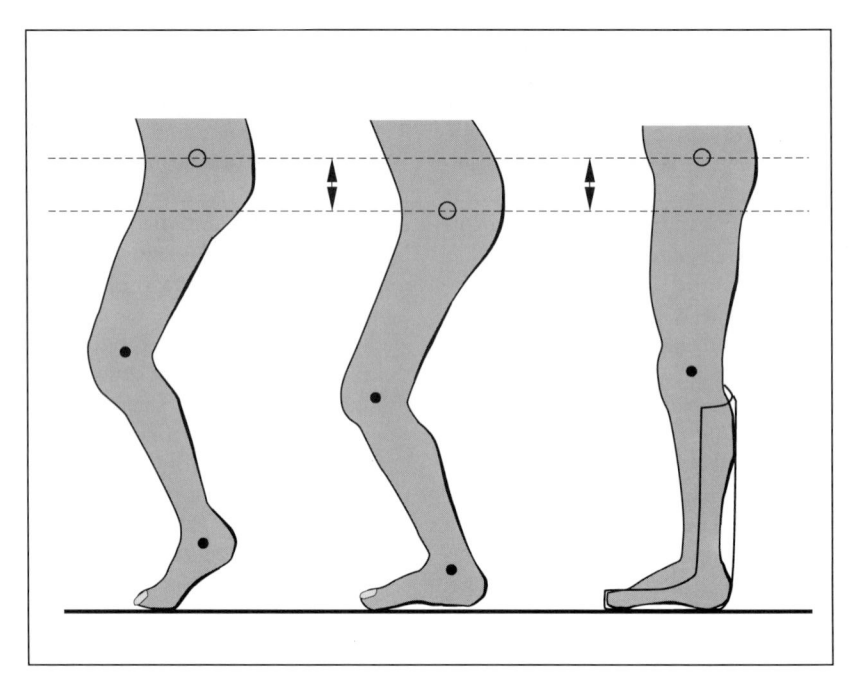

Abb. 10   Ein postoperativer Hackenfuß kann durch orthetische Stabilisierung des oberen Sprunggelenkes kompensiert werden

ohnehin gestörte Gleichgewicht. Der Gangablauf wird in Stand- und Schwungphase behindert, was den Energieaufwand vermehrt (6, 11). Ein funktioneller/dynamischer Spitzfuß sollte stets zunächst konservativ angegangen werden. In etwa 20–25 % aller Patienten wird eine operative Korrektur notwendig (1, 4, 6, 28).
Wichtig ist dabei die Berücksichtigung der Gastroknemius- und Soleusanteile an der Entstehung des Spitzfußes.
Bei der Di- und Tetraparese sollte primär nur der Gastroknemius operiert werden, um ein Umschlagen in die gefürchtete Hackenfußdeformität zu vermeiden (6, 11). Intramuskuläre Verlängerungen, die die Muskelfaserlänge weitgehend erhalten, sind Sehnenverlängerungen, die zu einer Schrumpfung der Muskulatur führen, vorzuziehen, wenn auch die Rezidivrate höher liegt (3, 6, 28). Postoperativ sollte – wenn immer möglich – früh bzw. sofort im Gehgips mobilisiert werden (11). Im Wachstumsalter ist eine Nachtschienenbehandlung empfehlenswert, um die wachstumsbedingte Rezidivgefahr zu minimieren (6, 33).
An der **Hackenfußdeformität** sind neurologische, biomechanische und iatrogene Faktoren beteiligt (27). Vielfach wird bei der Spitzfußbehandlung eine Kospastik des Tibialis anterior übersehen und voreilig eine Achillessehnenverlängerung vorgenommen. Das Muskelgleichgewicht schlägt ins Gegenteil um, so daß neben dem Einfluß des Körpergewichts auch der Tibialis anterior über die Beugespastik den Hackenfuß verstärkt. Der konstante Dehnungsreiz auf die Wadenmuskulatur führt zu einem Wachstumsreiz, der den Hackenfuß weiter unterstützt (4). Funktionell kommt es zu einem extremen Kauergang mit enormer Steigerung des Energieaufwandes beim Gehen (6, 11).
Therapeutisch muß das insuffiziente obere Sprunggelenk schuhtechnisch oder orthetisch stabilisiert werden (Abb. 10). Da der Hackenfuß aber oft von strukturellen Kniebeugekontrakturen und einer Rectus-femoris-Kospastik begleitet wird, ist in vielen Fällen eine operative Korrektur sinnvoll, um eine ausreichende Schrittlänge zu erreichen.
Eine seltenere Ursache der Hackenfußdeformität stellt die totale Instabilität im unteren Sprunggelenk mit Abkippen in die Valgusstel-

lung dar. Hier kann der Hebelarm des Vorfußes auch bei intaktem Triceps surae nicht wirksam werden.

Die **Knickfußdeformität** entsteht durch neurologische und biomechanische Faktoren (16). Hier sind extrinsische von intrinsischen Ursachen zu trennen. Oft wird die Beseitigung der Fehlstellungen von Hüft- und Kniegelenk in der Sagittal- und Transversalebene und die Verbesserung der Kniebeugung in der Schwungphase durch einen distalen Rektussehnentransfer ausreichen, um einen Knickfuß orthopädietechnisch zu stabilisieren (11). Eine fortbestehende starke Außenrotationsstellung der Malleolengabel sollte allerdings korrigiert werden (6, 11). Operative Knickfußkorrekturen sind vornehmlich stabilisierende Eingriffe, wobei je nach Alter der Grice-Arthrodese (bis zum 10. Lebensjahr) oder der Tripelarthrodese der Vorzug zu geben ist (4, 6, 15, 23). Eine gleichzeitige Verlängerung verkürzter Strukturen (Triceps surae und Pronatoren) wird empfohlen (4, 16).

Für die Entstehung des spastischen **Klumpfußes** sind primär neurologische Faktoren verantwortlich (6, 16, 32). Die funktionellen Auswirkungen entsprechen denen einer Spitzfußdeformität, kompliziert durch eine zusätzliche Innenrotationswirkung auf das Bein. Die Therapie wird meist operativ sein – auch bei dynamischer Fehlstellung –, da die Klumpfußspastik auch in der Orthese fortbesteht und zu Druckstellen führt. Bei der Auswahl operativer Verfahren sollte man sich Klarheit über den Anteil des Tibialis anterior und posterior an der Fehlstellung verschaffen. Wenn die Möglichkeiten eines Feinnadelelektromyogramms gegeben sind, werden folgende differenzierte Indikationsstellungen empfohlen (6, 12, 21, 32):

Tibialis posterior aktiv in Stand- und Schwungphase: *Verlängerung*,
Tibialis posterior aktiv in Schwungphase: *Transfer*,
Tibialis posterior aktiv in Standphase: *Hälftiger Tibialis-posterior-Transfer*,
Tibialis anterior aktiv in Schwungphase: *Hälftiger Tibialis-anterior-Transfer*.

Steht diese differenzierte präoperative Diagnostik nicht zur Verfügung, so empfehlen wir die klinische Differenzierung in Stand- und/oder Schwungphasenvarus. Bei alleinigem Schwungphasenvarus hat sich die hälftige Tibialis-anterior-Versetzung bewährt (13, 30). In allen anderen Fällen muß der Tibialis posterior zusätzlich operiert werden, entweder durch Verlängerung oder bei Standphasenaktivität durch hälftigen Transfer (6, 16, 18). Eine Spitzfußkomponente muß zusätzlich berücksichtigt werden.

Ist es bereits zu einer strukturellen Deformität im Rückfuß gekommen, so wird sie gleichzeitig knöchern korrigiert (Kalkaneusosteotomie oder Tripelarthrodese) (3).

Alle Muskeltransferoperationen müssen wohl indiziert sein, da stets die Gefahr einer Überkorrektur besteht. Insbesondere der komplette Transfer des Tibialis posterior auf den Fußrücken birgt das Risiko eines Umkippens in die Knick-Hackenfuß-Deformität in sich, so daß er exakt in Fußrückenmitte verankert werden sollte und erst bei Adoleszenten empfohlen wird (6, 16, 24).

Zusammenfassung

Fußdeformitäten bei der infantilen Zerebralparese sind die Folge des Zusammenwirkens von 4 Hauptmechanismen. Neurologische, biomechanische, wachstumsdynamische und iatrogene Faktoren bestimmen zu unterschiedlichen Anteilen Art und Ausprägung der Deformität (Tab. 1).

Der Einfluß der neurologischen Faktoren spielt hierbei ohne Zweifel die Hauptrolle, so daß die Kenntnis der mustergebundenen neurologischen Mechanismen für die Einleitung einer geeigneten Therapie unabdingbar ist (25).

Der Fuß ist das letzte Glied der Bewegungskette, die funktionell eng gekoppelt ist. Durch seine Fi-

Tabelle 1 Mögliche Ursachen der wichtigsten Fußdeformitäten bei der infantilen Zerebralparese

	Spitzfuß	Spitz-Knick-Fuß	Hackenfuß	Klumpfuß
Neurologische Faktoren	++	+	+	++
Biomechanische Faktoren		++	+	
Wachstumsfaktoren	++	+		+
Iatrogene Faktoren			++	

+ geringer Einfluß ++ starker Einfluß

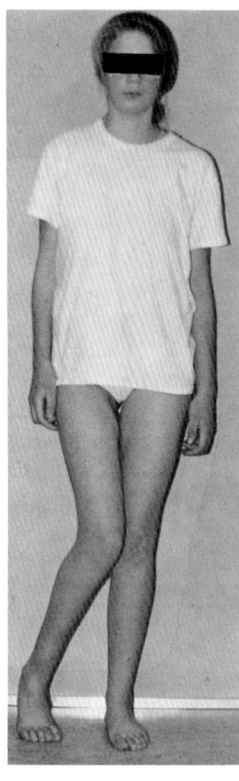

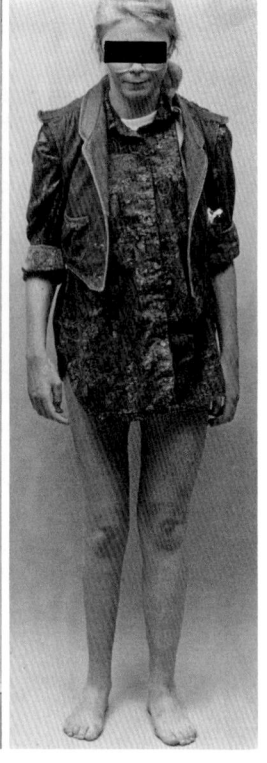

Abb. 11a u. b Bei der Korrektur spastischer Fußdeformitäten muß die gesamte Bewegungskette berücksichtigt werden: komplette Korrektur der Deformitäten an Hüft-, Knie- und Sprunggelenk in einer Sitzung durch Korrektur der Innenrotations-Adduktions-Fehlstellung im Hüftgelenk, Korrektur der Kniebeugefehlstellung und Korrektur des Klumpfußes bei einer 13jährigen Patientin prä- (**a**) und 2 Jahre postoperativ (**b**)

xierung auf der Unterlage kann er dem pathologischen Einfluß der übergeordneten Segmente nicht ausweichen. So müssen Knie- und Hüftgelenke stets in den Behandlungsplan miteinbezogen werden. Die Prävention struktureller Deformitäten und die Normalisierung des Muskeltonus stellen die Aufgaben der konservativen Behandlung dar. Operative Maßnahmen dürfen hierzu keinesfalls in Konkurrenz gesehen werden, sondern bieten ergänzende Therapiemöglichkeiten zur Korrektur fixierter Deformitäten und zur Schaffung eines Muskelgleichgewichts (Abb. **11**).

Der Einsatz der instrumentellen Ganganalyse bedeutet eine wichtige Bereicherung für die präoperative Planung und die postoperative Verlaufskontrolle. Die Frequenz iatrogener Deformitäten läßt sich hiermit sicher vermindern (11).

Literatur

1 Banks, H. H.: Equinus and cerebral palsy: its management. Foot and Ankle 4 (1983) 149
2 Baumann, J. U.: Operative Behandlung der infantilen Zerebralparese. Thieme, Stuttgart 1970
3 Baumann, J. U., H. Koch: Die frontale aponeurotische Gastrocnemius- und Soleusverlängerung. Operat. Orthop. Traumatol. 1 (1989) 254
4 Bleck, E. E.: Orthopaedic management in cerebral palsy. Clin. develop. Med 99/100 (1987)
5 Brown, J. K., R. A. Minns: Mechanisms of deformity in children with cerebral palsy. Semin. Orthop. 4 (1989) 236
6 De Luca, P. A.: Cerebral palsy. In Drennan, J. C.: The Child's Foot and Ankle. Raven, New York 1992
7 Dillin, L., R. L. Samilson: Calcaneus deformity in cerebral palsy. Foot and Ankle 4 (1983) 167
8 Donovan, E. M., D. D. Aronson: Serial casting for equinus contracture in children with cerebral palsy. Develop. Med. Child Neurol. 32 (1990) 4
9 Duncan, W. W. R., D. H. Mott: Foot reflexes and the use of inhibitive cast. Foot and Ankle 4 (1983) 145
10 Feldkamp, M., H.-H. Matthiaß: Diagnose der infantilen Zerebralparese im Säuglings- und Kindesalter, 2. Aufl. Thieme, Stuttgart 1988
11 Gage, J. R.: Gait analysis in cerebral palsy. Clin. develop. Med. 121 (1991)
12 Hoffer, M. M., J. Perry: Pathodynamics of gait alterations in cerebral palsy and the significance of kinetic electromyography. Foot and Ankle 4 (1983) 129
13 Hoffer, M. M., G. Barakat et al.: 10 year follow-up of split anterior tibial tendon transfer in cerebral palsied patients with spastic equinovarus deformity. J. pediat. Orthop. 5 (1985) 432
14 Hoffer, M. M., J. Perry: Postoperative function of tendon transfers in cerebral palsy using a dynamic electromyography. Develop. Med. Child Neurol. 30 (1988) 16
15 Ireland, M. L., M. M. Hoffer: Triple arthrodesis for children with spastic cerebral palsy. Develop. Med. Child Neurol. 27 (1985) 623
16 Johnston, C. E., J. A. Herring: Cerebral palsy. In Helal/Wilson: The Foot. Churchill Livingstone, Edinburgh 1988
17 King, H. A., L. T. Staheli: Torsional problems in cerebral palsy. Foot and Ankle 4 (1983) 180
18 Kling, T. F., H. Kaufer et al.: Split posterior tibial tendon transfers in children with cerebral spastic paralysis and equinovarus deformities. J. Bone Jt Surg. A 67 (1985) 18
19 Koman, L. A., et al.: Management of cerebral palsy with botulinum-A toxin: preliminary investigation. J. pediat. Orthop. 13 (1993) 489
20 Perry, J., P. Giovan et al.: The determinants of muscle action in the hemiparetic lower extremity. Clin. Orthop. 131 (1978) 71
21 Rang, M., R. Silver et al.: Cerebral palsy. In Lovell, W. W., R. B. Winter: Pediatric Orthopaedics, 2nd ed. Lippincott, Philadelphia 1986
22 Root, L.: Tendon surgery on the feet of children with cerebral palsy. Develop. Med. Child Neurol. 18 (1976) 672
23 Root, L.: Varus and valgus foot in cerebral palsy and its management. Foot and Ankle 4 (1983) 174
24 Root, L., S. R. Miller et al.: Posterior tibial tendon transfer in

patients with cerebral palsy. J. Bone Jt Surg. A 69 (1987) 1133
25 Samilson, R. L., L. Dillin: Postural impositions on the foot and ankle from trunk, pelvis, hip and knee in cerebral palsy. Foot and Ankle 4 (1983) 120
26 Scrutton, D.: Management of the Motor Disorders of Children with Cerebral Palsy. Clinics in Developmental Medicine, vol. 90. MacKeith, Oxford 1984
27 Segal, L. S., S. E. Thomas et al.: Calcaneal gait in spastic diplegia after heel cord lengthening. J. pediat. Orthop. 9 (1989) 697
28 Sharrard, W. J. W., S. Bernstein: Equinus deformity in cerebral palsy: a comparison between heel cord lengthening and gastrocnemius recession. J. Bone Jt Surg. B 54 (1972) 272
29 Sussman, M. D.: Casting as an adjunct to neurodevelopmental therapy for cerebral palsy. Develop. Med. Child Neurol. 25 (1983) 801
30 Thom, H.: Die infantilen Zerebralparesen, 2. Aufl. Thieme, Stuttgart 1982
31 Westin, G. W., S. Dye: Conservative management for cerebral palsy in the growing child. Foot and Ankle 4 (1983) 160
32 Winters, T. F., J. R. Gage et al.: Gait patterns in spastic hemiplegia in children and adults. J. Bone Jt Surg. A 69 (1987) 437
33 Tardieu, G., C. Tardieu: Effects of muscle length on an increased stretch reflex in children with CP. J. Neurol. Neurosurg. Psychiat. 45 (1982) 242
34 Ziv, I., N. Blackburn, M. Rang et al.: Muscle growth in normal and in spastic mice. Develop. Med. Child Neurol. 26 (1984) 94

Orthesen bei zerebralen Bewegungsstörungen

J. U. Baumann

Einleitung

Orthesen als äußere Führungshilfen und Stabilisatoren der Stellung und Bewegung in einzelnen oder in Gruppen von Gelenken und Muskeln standen im Behandlungsplan zerebraler Bewegungsstörungen zeitweise hoch im Kurs (Phelps), zeitweise wurden sie völlig verbannt (Bobath, Vojta). Orthesen können heute eine wesentliche Ergänzung im Behandlungsplan bieten. Sie stehen bei richtiger Wahl und Anpassung in keinem Widerspruch zu den Grundsätzen entwicklungsneurologischer funktioneller Therapie. Für die Orthesenversorgung bestehen Indikationen und Kontraindikationen. Sie sind wirksam, führen aber auch zu unerwünschten Nebenwirkungen. Auch die optimale Dosierung der Tragdauer pro Tag ist wichtig.

Bei mangelhafter Paßform, schlechter Ausführung und Fehlen eines regelmäßigen Unterhaltes verursachen sie auch bei guter Indikation ständig Komplikationen. Diese bestehen in der Fehlbelastung von Gelenken innerhalb und außerhalb der Orthesen sowie in Druckstellen.

Moderne Kunststoffe haben noch vor wenigen Jahren unerreichbare Möglichkeiten für den Bau von Orthesen bezüglich leichten Gewichts, hoher mechanischer Belastbarkeit, Elastizität und Nachpaßbarkeit eröffnet.

Korrekte Herstellung von Orthesen ist schwierig und erfordert neben guten handwerklichen auch anatomische und biomechanische Kenntnisse des Orthopädietechnikers.

Die lange Verwendbarkeit dank Nachpassungsmöglichkeit thermoplastischer Kunststoffe macht das Behandlungsmittel zudem kostengünstig.

Zur Indikation von Orthesen

Viele Orthesen sind möglich und beschrieben worden (1), wenige haben sich bei zerebralen Bewegungsstörungen in regelmäßiger Anwendung bewährt. Bei der hohen Variabilität der unter dem Begriff der infantilen Zerebralparese zusammengefaßten Syndrome ist man in Einzelfällen aber immer wieder gezwungen, unkonventionelle Lösungen zu finden.

Optimale Bewegungsfunktion verlangt Mobilität und Stabilisierungsfähigkeit der Gelenke. *Funktionelle Orthesen* können mangelnde Stabilität bei Fehlfunktion der neuromuskulären Führung oder bei Bandschäden an Gelenken ersetzen. Es ist möglich, dabei erstaunlich nahe an die zeitlich und örtlich dauernd den Bedürfnissen angepaßte Stabilisierung durch gesunde Muskeln und Bänder heranzukommen. Im Gegensatz zu Arthrodesen wird die stabilisierende Wirkung unter gleichzeitiger Erhaltung der Gelenke und ihrer Mobilität erreicht.

Lagerungsorthesen sind vorab ein Behandlungsmittel, können aber zusätzlich funktionelle Aufgaben übernehmen. Sie helfen, fortschreitende Verkürzung einzelner Muskeln zu verhüten und dauernde Gelenkfehlstellungen zu vermeiden. Dadurch wird fortschreitender Verformung an Skelett, Muskeln und Kapsel-Band-Apparat der Gelenke entgegengewirkt.

Zu diesem Zweck müssen Orthesen oft über Monate und Jahre benützt werden. Sowohl funktionelle Orthesen wie Lagerungsorthesen sollen täglich während 6 und mehr Stunden zur Anwendung kommen (2). Solch regelmäßige Benützung ist nur bei hohem Tragkomfort dank korrekter Anpassung der Orthesen möglich.

Grundsätze der Anwendung von Orthesen

Funktionelle Orthesen

Invalidisierende Instabilität wird bei zerebralen Bewegungsstörungen am häufigsten im komplexen, kugelgelenkartigen System des oberen und unteren Sprunggelenkes angetroffen. Mangelnde Rumpf-, Hüftgelenk- und Handkontrolle durch die Muskulatur finden sich aber bei vielen Patienten. Oft hat die Instabilität auch Spätschäden an Gelenkflächen zur Folge.

Unterschenkel-Fuß-Orthesen

Die stabilisierende Wirkung von funktionellen Unterschenkel-Fuß-Orthesen läßt sich am besten erreichen, wenn der passive Bewegungsumfang der zu stabilisierenden Gelenke und Muskelgruppen eine neutrale Gelenkstellung erlaubt.

Wenn notwendig, ist die passive Bewegungsfähigkeit im Gelenk zuerst durch das Anlegen eines reflexhemmenden Fixationsverbandes wiederherzustellen.

Funktionelle Unterschenkelorthesen bringen dort den größten Nutzen, wo die Stabilisierung eines oder mehrerer Gelenke es zusammen mit vorhandenen Fähigkeiten erlaubt, eine zuvor verschlossene wichtige Funktion, freie oder gehaltene Steh- und Gehfähigkeit, zu gewinnen.

Rumpforthesen

Starke Instabilität des Rumpfes ist bei den an den Rollstuhl gebundenen Patienten mit spastischer und dystoner Tetraparese häufig. Sitzschalen können weder Hyperlordosen noch Kyphosen und die Rumpftorsion von Skoliosen nennenswert beeinflussen, sie entziehen sie nur dem Blick.

Rumpforthesen, welche ein dreidimensionales Führen und Halten des Rumpfes ermöglichen, sind dazu innerhalb von Grenzen in der Lage. Wesentlich ist, daß sie keine elastischen Teile oder Schnürungen aufweisen, welche zu einer Kompression des Körpers führen können. Der Patient kann solchen elastischen Zügen nicht ausweichen. In einem starren Kunststoffrohr findet er dagegen räumlich angepaßten Halt. *Doppelschalenrumpforthesen* haben sich wegen ihrer praktischen Anwendung bewährt.

Vorderarm-Handgelenk-Orthesen

Handgelenkinstabilität kann die Benützung der Finger stark beeinträchtigen. Ein bewegungsfähiges Handgelenk bringt dem Patienten aber auch mannigfaltige Vorteile. Temporäre und partielle Stabilisierung des Handgelenks durch Orthesen kann oft eine gute Funktion trotz neuromuskulärer Ausfälle erhalten.

Sowohl funktionelle wie Lagerungsorthesen für die Hand sind vor allem bei Hemiparese nützlich.

Funktionelle Handgelenkorthesen eignen sich fast nur für das Handgelenk (Cock-up-splint) und dürfen die Tastfläche nicht wesentlich verkleinern.

Hüftgelenkorthesen

Besonders erwünscht, aber nur schwer in einer für den Patienten annehmbaren Form zu verwirklichen, sind gelenkführende Orthesen für das Hüftgelenk bei marginal gehfähigen Kindern.

Orthesen für Knie, Ellenbogen und Schultern

Diese benützen wir nur ausnahmsweise.

Zur Förderung der Streckfähigkeit der Knie eignen sich Lagerungsorthesen mit Stehsohle und Kniestreckstab. Im Anschluß an die operative Verlängerung der langen Kniebeuger sind Kniestreckorthesen hilfreich zum Erreichen einer vollen Therapiewirkung.

Lagerungsorthesen

Lagerungsorthesen sollen vor allem die Muskellänge während Ruheperioden aufrechterhalten oder helfen, sie zurückzugewinnen.

Für das Längenwachstum der Muskulatur unter Anlagerung von Sarkomeren ist eine Dehnung bei entspanntem Zustand erforderlich (3). Sie erfolgt bei Gesunden regelmäßig, ist aber wegen der verstärkt ansprechenden Dehnungsreflexe spastischer Muskeln bei unseren Patienten durch Krankengymnastik allein nur schwer zu erreichen.

Unterschenkelorthesen

Unterschenkellagerungsorthesen haben sich zur Beeinflussung von Gastroknemius, Soleus, Tibialis anterior und posterior gut bewährt.

Sie haben sich bei uns aus der erfolgreichen Behandlung neurogener Fußverformungen mit reflexhemmenden Gips- oder Kunststoffverbänden entwickelt. Sie erlauben es, zusammen mit wiederholten reflexhemmenden Gehverbänden, fast immer Operationen an der Achillessehne zu vermeiden.

Vorderarm- und Handorthesen

Lagerungsorthesen der Hand bei Hemiparese zeigen gute Wirkung auf die Handgelenkstellung und führen häufig zu einer Entspannung des ganzen Armes, die sich auf den Großteil des Tages auswirken kann. Die Finger sollen dabei in Funktionsstellung gebeugt, der Daumen in Oppositionsstellung eingebettet werden.

Hüftgelenkorthesen

Über Erwarten nützlich haben sich uns einfache Hüftgelenklagerungsorthesen aus Gips mit Fellpolsterung in Abduktion, leichter Innenrotation und Flexion erwiesen. Sie sind eine nützliche Beihilfe zur Verhütung progressiver Hüftinstabilität bei spastischer und dystoner Tetraparese. Auch asymmetrische Verspannungen der Rumpfmuskulatur lassen sich damit günstig beeinflussen. Sie kommen während des ganzen Wachstumsalters, besonders aber bei Kleinkindern, zur Anwendung und werden meistens besser toleriert, als man erwarten könnte. Auch andere Orthesen zum gleichen Zweck können nützliche Anwendung finden.

Der Begriff der „Orthese" wurde hier eng gefaßt. Es bestehen fließende Übergänge zu anderen orthopädischen Hilfsmitteln wie Stehhilfen, Rollstühlen mit Sitzanpassungen, Gehhilfen.

Gut gebaute und angewandte Orthesen helfen, die Wirkung funktioneller Behandlung mit aktiven und passiven Bewegungsübungen, aber auch jene von Skelettoperationen zu erweitern und die funktionellen Möglichkeiten der Patienten im täglichen Leben voll zur Geltung kommen zu lassen.

Literatur

1   AAOS: Atlas or Orthotics. Mosby, St. Louis 1985
2   Tardieu, G., C. Tardieu, P. Colbeau-Justin, A. Lespargot: Muscle hypoextensibility in children with cerebral palsy: II. Therapeutic implications. Arch. phys. Med. 63 (1982) 103
3   Ziv, I., M. Rang, J. Koreska: Muscle growth in normal and spastic mice. Develop. Med. Child Neurol. 26 (1984) 94–99

Die medikamentöse Therapie der infantilen Zerebralparese durch Antispastika

J. Jörg

Spastik ist ein 1.-Motoneuronen-Syndrom, das durch Tonuserhöhung der Muskulatur infolge der Enthemmung der tonischen Streckreflexe, Steigerung der Muskeleigenreflexe, Reflexirradiation, Parese und Verlust der Feinmotorik gekennzeichnet ist (Tab. 1). Die Defizite von Kraft- und Feinmotorik werden ebenso wie die Geschicklichkeitsminderung auch Minussymptome genannt (Jörg 1990).

Tabelle 1 Charakteristika der Spastik

1. Erhöhter Muskeltonus bei passiven Bewegungen
2. Hyperreflexie der Muskeleigenreflexe
3. Spontaner oder induzierter Klonus
4. Verlust der Feinmotorik

Die *Ursache* spastischer Zustände ist ein Ausfall inhibitorischer Einflüsse auf die motorischen Vorderhornzellen; dadurch kommt es zu einer gesteigerten Erregbarkeit der Alphamotoneuronen. Die Spastik ist immer durch eine Schädigung der Bahn des 1. Motoneurons an irgendeiner Stelle zwischen motorischem Kortex und Alphamotoneuron verursacht, zusätzliche Entstehungsfaktoren stellen das „Sprouting" von Kollateralen der somatosensiblen Afferenzen zu den Alphamotoneuronen dar (Tab. 2).

Die Spastik ist für den Patienten oft äußerst lästig und kann bei grundsätzlich allen Aktivitäten des täglichen Lebens stören. Sie kann dabei nicht nur die Selbständigkeit des Patienten beeinträchtigen, sondern auch die körperliche Integrität bedrohen, wenn es zu Druckstellen, Wirbelsäulenverkrümmungen, Nierenschäden oder Atemstörungen kommt. Treten zur Spastik noch Schmerzen hinzu, ist unabhängig von der Ursachenbehandlung immer für eine Reduktion der spastischen Symptome zu sorgen.

Die Therapie erfolgt primär ursachenbezogen, z. B. im Rahmen der multiplen Sklerose beim Jugendlichen immunsuppressiv; in der Mehrzahl der infantilen Zerebralparesen ist die Therapie aber symptomatisch. Als mitursächlich ist immer eine Zystitis zu behandeln oder Angst zu reduzieren, da alle exterozeptiven und enterozeptiven Reize die Spastik verstärken können und daher unbedingt vor Einleitung einer medikamentösen Therapie auszuschalten sind (Critchley u. Eisen 1992) (Tab. 3).

Tabelle 3 Potentielle Auslöser des Spasmus und Verstärker der Spastik

1. Propriozeptive Reize
   – Dehnung der Muskeln und Sehnen
2. Enterozeptive Reize
   – Blase (z. B. Blasenfüllung, Zystitis, Harnwegsstriktur, Steine)
   – Darmfüllung
   – Erkrankung der inneren Organe
   – Durchblutungsstörungen (Thrombose, Embolie)
3. Exterozeptive Reize
   – Wärme, Kälte, Feuchtigkeit
   – Berührung, Narben, Hautverletzung
4. Psychische Belastung
   – Angst, Aggression, Depression

Tabelle 2 Erklärungsmodelle der Spastik

1. Ausfall der hemmenden supraspinalen Einflüsse
2. Ausfall der segmentalen hemmenden Interneurone, d. h.
   der präsynaptischen Hemmung
   der reziproken antagonistischen Hemmung
   der Hemmung über Renshaw-Zellen
3. Sprouting von Kollateralen der somatosensiblen afferenten Bahnen zu den Alphamotoneuronen
4. Veränderte Eigenschaften der Muskelfasern

Die Entscheidung für eine symptomatische, meist auch medikamentöse Therapie ist sorgfältig zu stellen, da sie eine jahrelange Therapie bedeutet.

In der symptomatischen Therapie unterscheidet man eine medikamentöse, physiotherapeutische und operative Therapie (Tab. 4), in den letzten Jahren ist die Therapie mit Botulinustoxin A hinzugekommen.

Tabelle 4 Symptomatische Spastiktherapie

1. Medikamentös:
   a) Antispastika
      - Baclofen
      - Tizanidin
      - Benzodiazepine (Tetrazepam, Diazepam)
      - Dantrolen
      - Memantin
   b) - Botulinustoxin
   c) - Pumpsysteme intrathekal
2. Physiotherapie:
   a) Krankengymnastik
   b) Eis
3. Operativ:
   a) dorsale Rhizotomie
   b) intrathekale Phenolinjektion

Alle Therapiemaßnahmen haben das Ziel, bei leichteren spastischen Syndromen besonders die Verbesserung der Feinmotorik zu erreichen. Bei schweren spastischen Syndromen steht die Vermeidung von Sekundärkomplikationen wie störende Spasmen, Kontrakturen, Dekubitus oder Zystitiden an erster Stelle. Die Reduktion der Tonuserhöhung durch Einsatz der Antispastika ist notwendig, um das physikalische Training sowohl der Feinmotorik als auch des Gangbildes zu ermöglichen und die pflegerische Betreuung zu erleichtern.

Die *Physiotherapie* umfaßt das Lernen von Umwegstrategien, z. B. Schreiben mit der linken Hand, Umgang mit Hilfs- oder Ersatzmitteln (vom Gehstock bis zum Rollstuhl), Dehnungslagerungen und die Vojta-Therapie (Glaesener 1990).

Eispackungen, Eisbäder, Wärmeanwendungen oder aktives Schwimmen werden interindividuell sehr unterschiedlich als spasmuslösend empfunden. Mit dem Biofeedback trainieren die Patienten bestimmte elektromyographisch sichtbar gemachte Muskelaktivierungsmuster, z. B. das Vermeiden gleichzeitiger Kontraktion von Agonist und Antagonist. Glaesener strebt mittels Elektrostimulation eine Dämpfung des erhöhten Muskeltonus durch gezielte Stimulation der entsprechenden Antagonisten an.

Tenotomien, insbesondere an den unteren Extremitäten, Neurotomien oder Sehnenverlängerungen bieten sich ebenso wie *Rhizothomien* erst nach Ausreizen aller konservativen Behandlungsmethoden an.

Die medikamentöse Therapie erfolgt in schweren Fällen von Anfang an, in leichten Fällen erst nach Ausschöpfen der anderen Möglichkeiten. Sie ist sehr differenziert und immer begleitend mit einer differenzierten krankengymnastischen Behandlung durchzuführen, um nicht durch Spastikreduktion eine Paresezunahme und damit insbesondere eine schlechtere Geh- und Stehfähigkeit zu bewirken.

Die Gewichtung der Antispastika in Medikamente 1., 2. und 3. Wahl ist problematisch und kann im Einzelfall immer falsch sein, von der Möglichkeit einer Kombinationsbehandlung ganz abgesehen. Immer sollte eine Monotherapie angestrebt werden. Allen Antispastika ist gemeinsam, daß sie zu einer Zunahme von Paresen, Schwindel und Benommenheit beitragen können.

Therapieziel eines Antispastikums ist:

1. die Reduktion des spastischen Tonus, ohne daß es dadurch zur Parese oder Sedierung kommt,
2. Verminderung der Beuge- und Streckspasmen,
3. Linderung spontaner Kloni bei Beachtung einer „Bedarfsspastik",
4. Verbesserung der Beweglichkeit, insbesondere der Gehfähigkeit und der Feinmotorik.

Unter dieser Prämisse können folgende *Antispastika* eingesetzt werden:

1. **Baclofen** (Lioresal): wirkt auf die GABA (*Gamma-Amino-Butter-Acid*)-B-Rezeptoren und vermindert so die Calciumleitfähigkeit. Dadurch kommt es zu einer Verringerung der Erregbarkeit von Motoneuronen und reduzierter Spastik. Baclofen wirkt aber nicht auf die prä- und postsynaptische Enthemmung (Tab. 5, Abb. 1). Als lipophiles GABA-Derivat penetriert es gut die Blut-Hirn-Schranke und reduziert effektiv auf Rückenmarksebene mono- und polysynaptische Reflexe.

Nebenwirkungen:
- Sedierung, Übelkeit,
- depressive Verstimmung,
- zerebellare Ataxie, Atem- und Kreislaufdepression,
- Verwirrtheit.

Eine relative Kontraindikation besteht bei einer Niereninsuffizienz oder Magen-Darm-Ulzera (Jörg 1985).

Viele Autoren sehen Baclofen als potentestes

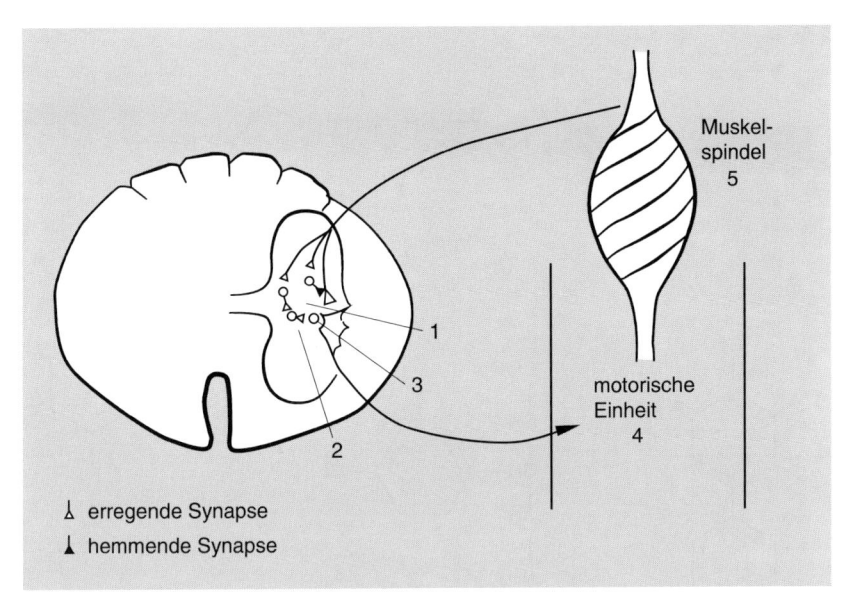

Die medikamentöse Therapie der infantilen Zerebralparese durch Antispastika

Abb. 1 Schema der spinalen Rückenmarkreflexe mit Einzeichnung der Neurotransmitter:
1 Diazepam bahnt GABA-A-vermittelte präsynaptische Hemmung,
2 Tizanidin inhibiert präsynaptisch polysynaptische Reflexaktivität erregender Interneurone,
3 Baclofen reduziert über GABA-B-Rezeptoren die Freisetzung erregender Transmitter,
4 Dantamacrin vermindert die Freisetzung von Ca^{2+} aus dem sarkoplasmatischen Retikulum,
5 Dantamacrin und Phenothiazine reduzieren die Empfindlichkeit peripherer Rezeptoren

Antispastikum auch bei der Reduktion des Flexor- und Extensorspasmus an, insbesondere wenn es mit Diazepam kombiniert wird (Critchley u. Eisen 1992). Kommt es zu unakzeptablen Nebenwirkungen oder trotz Dosen bis 120 mg zu keinem Effekt, ist zunächst auf Tizanidin oder Dantrolen überzuwechseln (Abb. 2).

2. **Tizanidin** (Sirdalud): Es bindet sich an die Alpha-2-Rezeptoren und vermutlich auch an die GABA- und Glycinrezeptoren und bewirkt über eine Stimulation der Alpha-2-Rezeptoren eine verminderte Freisetzung des NA aus der vom Locus coeruleus zum Rückenmark ziehenden Projektion (Schwarz 1992). Als Clonidinderivat hemmt es präsynaptisch polysynaptische Reflexaktivität erregender Interneurone, läßt aber den monosynaptischen Reflex unbeeinflußt. Da es vorwiegend die gesteigerten Fremdreflexe

Tabelle 5 Wirkungsmechanismus von Antispastika

Substanz	Rezeptor	Wirkungsweise	Wirkungsort
Baclofen	GABA-B	Verstärkung der durch GABA vermittelten Hemmung spinal	ZNS
Benzodiazepine	GABA-A supraspinal	Verstärkung der durch GABA vermittelten Hemmung supraspinal	ZNS
Tizanidin	Alpha-2	Drosselung polysynaptischer Reflexe (bes. Reduktion der durch Noradrenalin vermittelten Aktivität)	ZNS
Memantine	NMDA	Blockade der durch exzitatorische Aminosäuren vermittelten Erregung	ZNS
Dantrolen		beeinflußt die elektromechanische Kopplung am Skelettmuskel durch Reduktion des Ca-Ausstroms aus dem endoplasmatischen Retikulum	peripherer Muskel

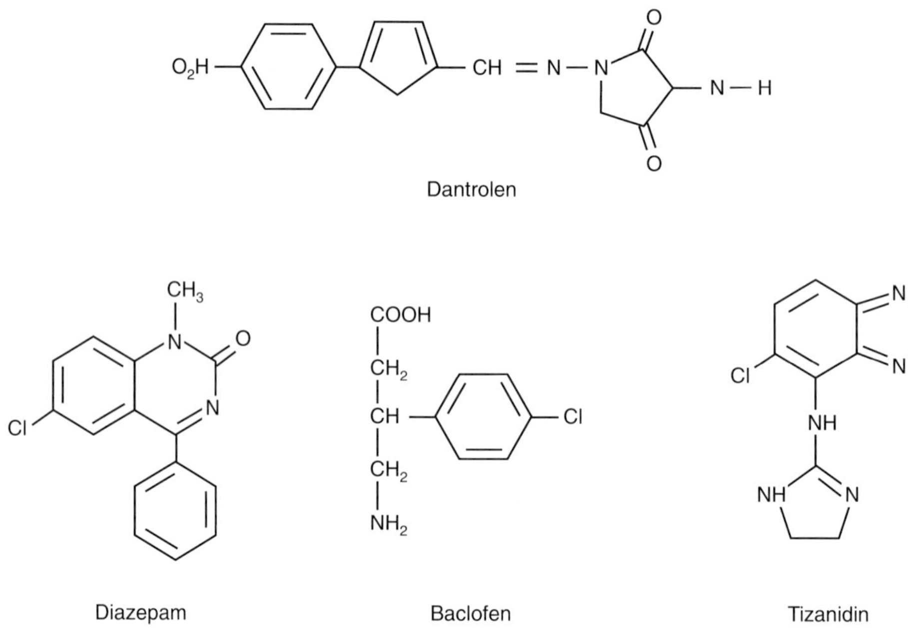

Abb. 2 Chemische Formeln der Antispastika

dämpft, empfiehlt Paulus (1988) es in erster Linie bei solchen Patienten, bei denen spontan oder durch Hautreize ausgelöste Spasmen überwiegen. Auch soll es die Spastizität reduzieren, ohne daß die Muskelkraft vermindert wird. Die optimalen Tagesdosen liegen beim Erwachsenen bei 12–36 mg täglich.

Nebenwirkungen:
- arterielle Hypotonie, da es ein Clonidinderivat ist, mit Schwindel (besonders in Kombination mit anderen Antihypertensiva),
- Sedierung, Müdigkeit,
- Akkomodationsstörung,
- Obstipation.

3. **Dantrolen** (Dantamacrin): Es verringert als peripheres Antispastikum durch seine ausschließliche Wirkung auf Muskelfasern deren Kontraktionsstärke und vermindert so die Spastizität. Die Verminderung der Calciumfreisetzung aus dem sarkoplasmatischen Retikulum ist der eigentliche periphere Ansatzpunkt (Schwarz 1992). Außerdem hemmt es die Erregung primärer Muskelspindelafferenzen.
Dantrolen kann mit Baclofen oder Diazepam auch kombiniert gegeben werden. Es wird ebenso wie alle Antispastika ansteigend dosiert, beginnend mit 25 mg täglich, die Höchstdosen liegen bei 200 mg/die (Tab. 6).

Nebenwirkungen:
- Müdigkeit, Schwindel,
- Diarrhoe,
- Leberwerterhöhungen, toxische Hepatitis.

Besteht bereits eine deutliche Muskelschwäche, kann Dantrolen von allen Antispastika am ungeeignetsten sein, da es die Bedarfsspastik am stärksten reduziert. Andererseits ist es bei zerebraler Spastik besonders geeignet, da es von allen Antispastika am wenigsten sediert. Wegen

Tabelle 6 Dosierung von Antispastika

Wirkstoff	Tabletten (mg)	Initial (mg)	Maximal (mg)
Baclofen	5, 10, 25	2 x 5	4 x 25
Diazepam	2, 5, 10	2 x 2	3 x 20
Tizanidin	2, 4, 6	3 x 2	3 x 12
Memantin	10	1 x 10	3 x 20
Dantrolen	25, 50	2 x 25	4 x 50

der Hepatotoxizität ist der Indikationsbereich aber trotzdem sehr begrenzt.

4. **Memantine** (Akatinol). Es macht als Amantadinderivat seltener müde, statt dessen aber kann es zu Übererregung und besonders bei älteren Patienten auch zu Verwirrtheit führen. Es setzt peripher sowie zentral an, möglicherweise greift es dabei am NMDA-Rezeptor an, indem es ein potenter nichtkompetitiver NMDA-Antagonist ist. Manche Autoren bevorzugen es bei der kortikalen Spastik.

Nebenwirkungen:
- Unruhe, Übererregbarkeit,
- Mundtrockenheit.

Kontraindikationen: Lebererkrankungen, Niereninsuffizienzen, schwere organische Psychosyndrome.

5. **Benzodiazepine:** Tetrazepam, Diazepam. Diazepam verstärkt die reduzierte GABAerge spinale Hemmung, indem es den postsynaptischen Effekt von GABA fazilitiert. Es soll aber auch suprasegmental durch Beeinflussung der kortikospinalen Bahnen und direkt am kontraktilen Mechanismus der Muskeln wirksam sein.

Nebenwirkungen:
- Sedierung,
- Gefahr einer Suchtentwicklung (daher ist Diazepam für eine Langzeittherapie ungeeignet),
- Demaskierung von Paresen bei Überdosierung,
- Schlaflosigkeit, Angstzustände,
- Wirkungssteigerung von Alkohol,
- Ataxie.

Von den bewährten Antispastikamedikamenten sind die **Myotonolytika** wie besondere Diazepam in der Akutbehandlung indiziert. Tetrazepam ist ein Benzodiazepinderivat, das die hemmende Wirkung der Gammaaminobuttersäure (GABA) im zentralen Nervensystem verstärkt und im Gegensatz zu Diazepam auch langfristig eingesetzt werden kann. Es wirkt so hemmend auf kortikale, subkortikale, spinale und wahrscheinlich auch auf periphere neurale Mechanismen und gleicht ein Übermaß an aktivierenden Zuflüssen an den Alphamotoneuronen aus. In der Langzeitbehandlung ist die Hauptnebenwirkung Müdigkeit dosislimitierend.

Bei schweren Spastiksyndromen mit mehr oder weniger Therapieresistenz gegenüber den beschriebenen Antispastika auch in Kombinationsbehandlung ist in den letzten Jahren der Einsatz von **Botulinustoxin A** hinzugekommen (Snow u. Mitarb. 1990). Injektionsorte sind meistens in der Beinadduktorengruppe. Wir setzen es gelegentlich noch vor der **Pumpentherapie** mit Baclofen ein, bei Kindern und Jugendlichen sind die Erfahrungen aber noch sehr begrenzt. Die Injektionsdosen liegen für die Flexoren der Hand oder des Ellenbogens bei 10–35 ng, für die Adduktorengruppe eines Beines bei 15–125 ng; die tiefe intramuskuläre Injektion kann EMG-gesteuert erfolgen, beim Adduktorenspasmus reicht meist schon die Behandlung eines Beines aus (Konstanzer u. Mitarb. 1992).

Die intrathekale Baclofengabe wird als „**Spasmuspumpe**" dann für indiziert angesehen, wenn alle medikamentösen und krankengymnastischen Maßnahmen erfolglos waren. Dies gilt insbesondere für Residualsyndrome, schwer progrediente Verläufe der multiplen Sklerose und traumatische Querschnittssyndrome. Baclofen wird über einen intrathekal gelegten Katheter direkt an seinen eigentlichen Wirkort appliziert, was eine Dosisreduktion des Medikamentes um das ca. 250- bis 500fache der oralen Dosis erlaubt. Nach einer probatorischen Gabe von 50–100 ng Baclofen werden das Ausmaß und die Dauer der Wirkung beobachtet. Werden die Erwartungen nach einer Dosisfindung erfüllt, folgt die Implantation eines intrathekalen Katheters in Verbindung mit einem sogenannten Port, d. h. einem subkutan applizierten Reservoir für Bolusinjektionen, und bei über Wochen erforderlicher Dosisfindung gegebenenfalls die definitive Implantation der Pumpe. Die Tagesdosen liegen beim Erwachsenen zwischen 100 und 1000 ng Baclofen. Mit weniger als 1/100 der oralen Dosis kann eine weit bessere antispastische Wirkung erzielt werden bei gleichzeitiger Vermeidung der häufigen systemischen Nebenwirkung Müdigkeit. Laub u. Mitarb. (1992) haben die Baclofenpumpe auch bei Kindern von 23 Monaten bis 7 Jahren mit Erfolg eingesetzt, wobei in 3 von 16 Fällen wegen Komplikationen (Infektion, Pumprejektion) das Pumpsystem 2mal gelegt werden mußte.

Maßstab bei jeder Entscheidung über die Wahl der verschiedenen antispastischen Maßnahmen muß weniger der neurologische Befund als vielmehr der Leidensdruck des Patienten sein.

Literatur

Byrne, Th. N., St. G. Waxman: Spinal Cord Compression. Davis, Philadelphia 1990

Critchley, E., A. Eisen: Diseases of the Spinal Cord. Springer, Berlin 1992

Glaesener, J. J.: Besondere Maßnahmen bei der Behandlung von Spastik. In Meinecke, F. W.: Querschnittlähmungen. Springer, Berlin 1990 (S. 190–195)

Jörg, J.: Neurologische Allgemein- und Intensivtherapie. Springer, Berlin 1985

Jörg, J.: Spastik – Klinik und Therapie. Psycho 16 (1990) 721–731

Jörg, J.: Rückenmarkerkrankungen: VCH, Weinheim 1992

Konstanzer, A., A. O. Ceballos-Baumann, J. Dressnandt, B. Conrad: Botulinum-toxin A treatment in spasticity of arm and leg. Mov. Disord. 7, Suppl. 1 (1992) 137

Laub, M. C., G. Wohlrab, E. Trinkl: Intrathekal baclofen: special problems in pediatric age group. Mov. Disord. 7, Suppl. 1 (1992) 160

Paulus, W. M.: Spastik. In Brandt, T., J. Dichgans, H. C. Diener: Therapie und Verlauf neurologischer Erkrankungen. Kohlhammer, Stuttgart 1988 (S. 214–220)

Schwarz, M.: Pharmakotherapie der Spastik. Neurol. Psychiat. 6 (1992) 141–146

Snow, B. J., J. K. C. Tsui et al.: Treatment of spasticity with botulinum toxin: a double-blind study. Ann. Neurol. 28 (1990) 512–515

Möglichkeiten und Grenzen der selektiven dorsalen Rhizotomie bei Patienten mit Zerebralparese

W. L. Oppenheim
(Übersetzung C. Carstens)

Einleitung

Die selektive dorsale Rhizotomie ist ein neurochirurgisches Operationsverfahren, bei dem nach intraoperativer Elektromyographie bestimmte dorsale Nervenwurzeln durchtrennt werden, um die Spastik bei Patienten mit Zerebralparese zu vermindern. Im folgenden wird das Operationsverfahren dargestellt, die Indikationen und Kontraindikationen werden erläutert und die Risiken und Möglichkeiten gegeneinander abgewogen.

Historischer Abriß

Die Erstbeschreibung einer Rhizotomie findet sich bei Abbe im Jahre 1889, der dieses Operationsverfahren anwendete, um neuralgische Schmerzen zu lindern, und dabei die gesamte dorsale Nervenwurzel durchtrennte (1). Otfrid Foerster, der 1908 die Nervenwurzeln L2–L4 durchtrennte, berichtete 1913 über 159 behandelte Patienten (10, 11); allerdings vermied er es später, drei aufeinander folgende Etagen zu durchtrennen, indem er die Wurzel L4 ausließ und stattdessen die Wurzel S1 mit einbezog (11). Foersters Erfahrungen, daß die Indikation auf Patienten mit ausschließlicher Spastik zu beschränken ist, daß Fälle mit einer begleitenden Athetose oder Lähmung auszuschließen sind und daß gute Ergebnisse vor allem im Bereich der unteren Extremitäten zu erzielen sind, sind auch noch 80 Jahre später von großer Bedeutung.
Gros hat Mitte der 60er Jahre das Verfahren weiterentwickelt, indem er nur einen Teil der dorsalen Nervenwurzel durchtrennt hat; hierdurch konnte er einen Sensibilitätsverlust vermeiden (13). Das aktuelle Standardverfahren der selektiven dorsalen Rhizotomie wurde 1976 von Fasano u. Mitarb. beschrieben (8, 9). Diese Arbeitsgruppe macht sich zur Identifikation der zu durchtrennenden Anteile der dorsalen Nervenwurzeln deren Fähigkeit zunutze, auf Elektrostimulation zu reagieren. Peacock hat dieses Verfahren um eine Laminektomie vom Conus bis zu Cauda equina (L2–S1) erweitert, um mögliche Störungen in der Blasen- und Mastdarmfunktion zu vermeiden. Er hat insbesondere darauf hingewiesen, daß als positive Nebenwirkungen dieses Operationsverfahrens eine bessere Blasen- und Mastdarmkontrolle, eine Pflegeerleichterung und ein positiver Effekt auf die Funktionsfähigkeit der oberen Extremitäten zu verzeichnen sind (19, 20, 21, 22, 29).

Physiologische Grundlage der Rhizotomie

Die Muskelspannung ist zum Teil – als Antwort auf einen Dehnungsreiz – abhängig vom spinalen Reflexbogen. In diesem Fall ist die Muskelspindel der Drehpunkt. Wenn sie aktiv ist, verkürzt sich der gesamte Muskel, und die Muskelspindel ist relativ entspannt. Wenn jedoch die extrafusalen Muskelfasern passiv gedehnt werden, dann wird die Muskelspindel ebenfalls gedehnt und führt zu einer Zunahme der Aktionspotentialfrequenz des assoziierten Neurons (Typ 1A mit anulospiraler Struktur), und dies wird über die dorsale Nervenwurzel zum Rückenmark übertragen. Dieser Mechanismus wiederum veranlaßt über die Alphamotoneuronen des gedehnten Muskels eine Kontraktion, die die Muskelspindel in ihren ursprünglichen Zustand versetzt. Aufgrund von kollateralen Beziehungen mit dem Rückenmark können afferente Fasern, die mit dem Reflexbogen in Verbindung stehen, auch benachbarte oder entfernte Segmente beeinflussen. Im Ergebnis kommt es zu einer reziproken Innervation, d. h., daß sich einige Muskeln kontrahieren, während sich andere reziprok und unwillkürlich entspannen (26). Ein negativer Einfluß auf diesen Funktionsablauf wird im Gegensatz zur Hemmung der sogenannten reziproken Exzitation zugeschrieben, klinisch kann sich dies in einer Gelenksteife mit Kokontraktion äußern. Im Fall der spastischen Zerebralparese führt der Verlust von höher gelegenen hemmenden (bahnenden) Zentren zu einer Verschiebung des Tonusgleichgewichts zugunsten einer zumindest in Teilen unkontrollierten Förderung der Spindelafferenzen durch die dorsalen Nerven. Es wird ebenfalls diskutiert, daß als Antwort auf eine frühe Schädigung der absteigenden motorischen Bahnen eine Aussprossung der 1-A-Afferenzen auftritt, die auf diese Weise zu einer Erhöhung der Erregbarkeit des Motoneuronenpols führt (16). Die selektive dorsale Rhizotomie versucht, den bahnenden Einfluß dieser afferenten Fasern zu bremsen, um auf diese Weise den Verlust der Inhibition auszugleichen bzw. den Reflexbogen zu verstärken. Es gibt bei diesem Modell keinen Grund anzunehmen, daß die ventralen Vorderhornzellen oder sogar der Reflexbogen selber gestört ist – nur daß die auf sie einwirkenden Einflüsse gestört sind und durch eine Durchtrennung der Nerven wieder ins Gleichgewicht gebracht werden können.

Operation

Die Operation am Medizinischen Zentrum der Universität von Californien Los Angeles wird durch eine enge Laminotomie zwischen L2 und L5 durchgeführt. Die knöchernen Anteile werden en bloc entfernt und nach Abschluß der Operation wieder eingesetzt. Während der Allgemeinnarkose wird der Einsatz von langwirkenden Muskelrelaxantien vermieden. Die Nervenwurzeln werden sowohl aufgrund der anatomischen Verhältnisse (S1 ist die größte) als auch durch Elektrostimulation identifiziert. Elektrostimulation der vorderen Wurzel von S1 verursacht eine Kniebeugung und Plantarflexion im oberen Sprunggelenk, während die Stimulation der vorderen Wurzel von S2 eine Plantarflexion im oberen Sprunggelenk und eine Zehenflexion hervorruft. Die Wurzel L2 wird durch Zählung nach kranial identifiziert. Die vordere Wurzel kann von der hinteren Wurzel durch ihren anatomischen Verlauf, durch ihre Farbe, durch ihre Gefäßversorgung, durch ihre Form und durch den Schwellenwert bei der Elektrostimulation unterschieden werden. Die hintere Wurzel ist breiter, flacher und heller als die vordere Nervenwurzel und tritt im hinteren Anteil in das Rückenmark ein. Der elektrische Schwellenwert für eine motorische Antwort ist viel niedriger als bei den vorderen Wurzeln. Wenn die hinteren Wurzeln identifiziert sind, werden sie in die sie bildenden Wurzelfasern zerlegt und der Reihe nach von L2 bis S2 auf jeder Seite stimuliert unter Verwendung von speziell angepaßten stumpfen mikroneurochirurgischen Hakenelektroden. Sorgfältig ist darauf zu achten, daß die Nervenwurzeln unterhalb S3 nicht beschädigt werden.

Das „Selektive" dieses Verfahrens besteht darin, daß der Operateur in der Lage sein muß, die normalen Nervenwurzelfasern von denjenigen zu unterscheiden, die für den pathologischen Reflexbogen auf Rückenmarksebene verantwortlich sind. Man durchtrennt nur diejenigen Nervenwurzeln, die intraoperativ ein pathologisches Elektromyogramm zeigen. Die Muskulatur wird mittels Mikrosonden stimuliert; über Oberflächen- oder Nadelelektroden, die auf oder in den jeweiligen Muskel der unteren Extremität plaziert werden, werden die stimulierten Muskelaktionspotentiale aufgezeichnet. Als normale Antwort findet man eine abnehmende Größe während aufeinanderfolgender Muskelaktionspotentiale. Im pathologischen Fall kann das Muskelaktionspotential ansteigen und – nach Beendigung eines 1-Sekunden-Stimulus – für eine gewisse Zeit anhalten. Als weitere pathologische Muster finden sich klonische Antworten und die Ausbreitung der Aktivität auf Muskelgruppen, die normalerweise nicht durch die stimulierte Nervenwurzel innerviert werden. Man muß sich allerdings bei dem stärker spastischen Kind, bei dem viele Nervenwurzelfasern eine pathologische Aktivität zeigen, davor hüten, eine zu ausgedehnte Deafferenzierung vorzunehmen. Normalerweise werden bei einem bilateralen Befall 45–50 Nervenwurzelfasern ausgetestet, und ungefähr die Hälfte bis Dreiviertel von ihnen werden nacheinander verschont. Die klinische Beurteilung ist integraler Bestandteil der intraoperativen Entscheidung darüber, wieviele und welche Nervenwurzelfasern in welcher Höhe durchtrennt werden sollen. Eine geringe Dysästhesie kann vorübergehend (7–10 Tage) postoperativ auftreten, aber ein bleibender Sensibilitätsverlust tritt nicht auf, weil ja die Durchtrennung von mehreren aneinandergrenzenden Nervenwurzeln notwendig ist, um einen Gefühlsverlust in einem bestimmten Dermatom hervorzurufen.

Zerebralparese und Spastik

Zerebralparese kann definiert werden als eine Störung der motorischen Steuerung, die verursacht wird durch einen Sauerstoffmangel, den das sich entwickelnde Nervensystem vor, während oder nach der Geburt erleidet. Der Terminus Spastik beinhaltet unterschiedliche Gruppen von Bewegungsstörungen, wie z. B. Spastik, Athetose, Ataxie, Rigidität, Hypotonie, Dystonie, persistierende Primitivreflexe, Sprachstörungen, gestörte Gleichgewichtsreaktionen, Muskelschwäche, Koordinationsstörungen; darüber hinaus finden sich Lernstörungen, Sehstörungen, Hörstörungen und Probleme der zentralen Verarbeitung. In bestimmten Fällen von Zerebralparese ergeben sich orthopädische Probleme, wie z. B. Kontrakturen, knöcherne Deformitäten, Gelenksubluxationen und Skoliosen. Die Rhizotomie ändert ausschließlich etwas an der Spastik; es ist deshalb von außerordentlicher Bedeutung, durch präoperative Untersuchung festzustellen, daß die Spastik das Haupthindernis für eine verbesserte Funktionsfähigkeit ist. Wenn z. B. das Hauptproblem des Patienten eine muskuläre Schwäche ist, die nur durch eine vordergründig bestehende Spastik verdeckt wird, dann kann die Rhizotomie die Situation des Patienten erheblich verschlechtern, weil der gegen die Schwerkraft arbeitende körperaufrichtende Effekt der Spastik fehlt. Auch die Athetose, Ataxie und Rigidität können nicht durch eine Rhizotomie beeinflußt werden. Das Grundproblem ist es daher, die Spastik einigermaßen zu definieren, sie in dem jeweiligen Patienten festzustellen und solche Erscheinungsformen von Zerebralparese auszuschließen, bei denen ein Operationserfolg nicht zu erwarten ist.

Spastik kann aufgefaßt werden als eine geschwindigkeitsabhängige Widerstandserhöhung gegenüber passiven Bewegungen im Verbund mit gesteigerten Sehnenreflexen. Der Muskelwiderstand bei der Spastik ist klappmesserartig im Vergleich zum Bleirohrphänomen, wie man es bei der Rigidität findet. Häufig finden sich auch ein Verlust der Willkürkontrolle über die Feinmotorik, eine Verringerung der normalen assoziierten Mitbewegungen, ein Klonus und ein eingeschränktes Bewegungsausmaß. Zwischen der normalen Willkürkontrolle der Muskulatur und dem Grundmuskeltonus, den man bei einem Patienten mit Zerebralparese in Ruhe findet, ist ein großer Unterschied. Durch eine einfache Reduktion des Grundtonus kann nicht unbedingt die willkürliche motorische Kontrolle wieder hergestellt werden. So haben z. B. Lee u. Mitarb. festgestellt, daß die Steigerung des Dehnungsreflexes nicht zu einer Steifheit der willkürlich kontrollierten Ellenbogenmuskulatur des erwachsenen hemiplegischen Patienten geführt hat (14). Sahrmann u. Norton sind der Ansicht, daß die Bewegungsschwäche des erwachsenen Hemiplegikers primär zurückzuführen ist auf eine schlechte Kontrolle der Agonisten und weniger mit einer Einschränkung der Bewegungen als Folge des antagonistischen Dehnungsreflexes zusammenhängt (25). Nach Burke hängt das, was generell als Hypertonie bezeichnet wird, zumindest in Teilen eher mit mechanischen Veränderungen innerhalb der Muskulatur zusammen als mit pathologischen neuronalen Abläufen (6). Die operative Verringerung des Muskeltonus ist daher nur ein Mosaikstein, und der Erfolg dieser Maßnahme hängt sowohl von dem Ausmaß ab, mit dem die Spastik die funktionelle Fähigkeit des Patienten beeinflußt, als auch von der Wertigkeit der übrigen Einflußfaktoren wie willkürliche (sensitive) Muskelkontrolle, Muskelkraft und Gleichgewichtsgefühl. Muskuläre Schwäche, schlechtes Gleichgewichtsgefühl, bleibende Kontrakturen, subluxierte Hüftgelenke, Skoliosen und weitere orthopädische Probleme können beispielsweise die funktionelle Leistungsfähigkeit auch dann noch beeinflussen, wenn die Spastik beseitigt worden ist. Die Ausschaltung der Spastik kann nicht isoliert gesehen werden, sondern nur im Zusammenhang mit einem umfassenden Rehabilitationsprogramm, bei dem die jeweiligen Etappenziele nach einer ganzheitlichen Beurteilung jedes einzelnen Patienten festgesetzt werden.

Kriterien für die Patientenauswahl

Die besten Kandidaten für die selektive dorsale Rhizotomie sind die ausschließlich spastischen frühgeborenen untergewichtigen Kinder. Solche Kinder fallen normalerweise im 1. Lebensjahr durch ein hypotones Initialstadium auf, welches sich über ein Durchgangsstadium zu dem Vollbild der Spastik weiterentwickelt mit der Persistenz von Primitivreflexen und anderen obenerwähnten Erscheinungsformen der Schädigung des oberen motorischen Neurons. Die reifgeborenen Kinder entwickeln häufiger zusätzlich zur Spastik eine Rigidität und sind deshalb weniger geeignet für eine selektive dorsale Rhizotomie. Der ideale Patient ist der intelligente spastische Diplegiker ohne Kontrakturen, der schon gehfähig ist, aber sein Gangbild und seine Ausdauer verbessern will. Eine Dystonie sollte nicht vorhanden sein. Aber auch die tetraspastischen Patienten werden in die indikatorischen Überlegungen miteinbezogen, wenn die Spastik die Sitzfähigkeit, die Körperhygiene und die sozialen Aktivitäten usw. negativ beeinflußt. Bei diesen Patienten ist es das primäre Ziel, durch die Reduktion der Spastik die Sitz- und Lagerungsfähigkeit, die Pflegefähigkeit und die tägliche Körperhygiene zu verbessern.

Bei Patienten mit ausgedehnten Kontrakturen sind gegenüber einer Rhizotomie eher orthopädische Operationen, wie z. B. Sehnenverlängerungen, zu bevorzugen. Aber auch Kinder, bei denen zu einem früheren Zeitpunkt orthopädische Operationen durchgeführt worden sind und die ein freies aktives und passives Bewegungsausmaß haben, sind eher ungeeignete Kandidaten. Dagegen sind solche Kinder, die eine Spastik zeigen und bei denen orthopädische Eingriffe erfolglos waren, geeignete Kandidaten.

Ein schwieriges Problem bei dem spastischen Kind ist die Bestimmung der vorhandenen Muskelkraft und motorischen Willkürkontrolle. Die Beurteilung der Rumpfmuskulatur, der Hüftabduktoren und Extensoren, des M. quadriceps und der Unterschenkelmuskulatur ist in diesem Zusammenhang besonders wichtig. Im Sitzen wird die Kopf- und Rumpfkontrolle beurteilt; danach werden langsame und schnelle Richtungsänderungen durch Anstoßen des Patienten provoziert, um die Stellreflexe, die Schutzreflexe und die Gleichgewichtsreflexe beurteilen zu können.

In stehender Position wird überprüft, bis zu welchem Ausmaß der Patient in der Lage ist, vermittels Willkürkontrolle der unteren Extremitäten sich gegen die Schwerkraft aufzurichten. Wichtig ist eine Aktivität der Hüft-, Knie- und Sprunggelenkflexoren für die Schwungphase und eine Hüft-, Knie- und Sprunggelenkstabilität für den Einbeinstand. In diesem Zusammenhang hat sich der „Rancho-Los-Amigos-Hospital-Test" als hilfreich erwiesen, um die Funktion der Willkürmotorik gegenüber synergetischen Bewegungsmustern abschätzen zu können (17). Eine Möglichkeit, die willkürliche Muskelkontrolle von der Reflexaktivität, wie z. B. dem Stützreflex, zu unterscheiden, besteht darin, daß man das Kind auffordert, bestimmte Bewegungsabläufe, wie z. B. das Hinhocken und Aufstehen oder das langsame Hochheben der Ferse, durchzuführen. Die Kinder sollten in unterschiedlichen Stellungen, die der körperlichen Entwicklung entsprechen, in den entsprechenden Bewegungsübergängen und während des Gangablaufes beobachtet werden, um ihre Kraft und funktionelle Leistungsstufe beurteilen zu können. Abschließend muß die selektive motorische Kontrolle, also beispielsweise die Fähigkeit zur Durchführung von isolierten Bewegungen wie Dorsalextension im oberen Sprunggelenk mit gleichzeitiger Knieextension, geprüft werden, um beurteilen zu können, inwieweit synergistische Bewegungsmuster vorhanden sind, die gegebenenfalls postoperativ persistieren (7).

Zusammenfassend gibt es folgende positive und negative Patientenselektionskriterien:

positive Selektionskriterien:
– Frühgeburtlichkeit,
– ausschließliche Spastik,
– gute Rumpfkontrolle,
– willkürliche motorische Kontrolle und Kraft,
– minimale Kontrakturen,
– hohe Motivation und Intelligenz,
– ausreichende Therapiemöglichkeiten;

negative Selektionskriterien:
– Hemiplegie,
– schlechte Rumpfkontrolle und Hypotonie,
– fehlende Vertikalisierung durch Schwäche der entsprechenden Muskulatur,
– Rigidität,
– Dystonie,
– Athetose,
– Ataxie,

- fixierte Kontrakturen,
- Wirbelsäulendeformitäten/vorangegangene Spondylodesen,
- schlechte Motivationen, familiäre Compliance.

Möglichkeiten der Rhizotomie

Wenn die Patienten sorgfältig ausgewählt werden, dann führt die Verringerung der Spastik zu einer Funktionsverbesserung und zu einer Erleichterung der Aktivitäten des täglichen Lebens. Bis zum heutigen Zeitpunkt beziehen sich die meisten Studien, die die Ergebnisse der Rhizotomie nachuntersuchen, auf eine klinische Bewertung des Muskeltonus und der motorischen Funktionsfähigkeit entsprechend einem Score, wie er von Ashworth vorgeschlagen und von Bohannon u. Smith modifiziert wurde (3, 5). Einige objektive Bewertungen wurden versucht. Berman u. Mitarb. (4) haben 29 Patienten vor und nach einer Rhizotomie untersucht und berichten über eine Abnahme von Muskeltonus und Gelenksteifigkeit und über eine Verbesserung der funktionellen Bewegungsmuster. Bei 16 dieser Patienten konnte durch eine Ganganalyse eine Verbesserung der Gelenkbeweglichkeit, der Schrittlänge und der Gehgeschwindigkeit nachgewiesen werden. Sutherland hat eine dreidimensionale Bewegungsanalyse bei einem Patienten mit Diplegie vor und nach Rhizotomie durchgeführt. Er fand eine Verbesserung des Gangablaufes, insbesondere des Bewegungsausmaßes in Knie- und Sprunggelenk (27).
Den wahrscheinlich längsten Nachuntersuchungszeitraum überblicken Peacock u. Mitarb. (2, 19, 29). Sie fanden 1–5 Jahre postoperativ die besten Resultate bei den Patienten, die eine reine Spastik hatten, bei denen die unteren Extremitäten mehr als die oberen Extremitäten betroffen waren, die frei sitzen konnten und bei denen bisher noch keine orthopädischen Operationen durchgeführt worden waren. Bei 35 Kindern, die präoperativ einen hohen oder sehr hohen Tonus hatten, konnte dieser auf ein Normalniveau reduziert werden. 18 von 40 Patienten mit einer überwiegenden spastischen Diplegie entwickelten postoperativ eine Hypotonie, die sich jedoch im weiteren Verlauf, unterstützt durch Krankengymnastik, wieder normalisierte. Bei diesen Patienten wurde eine leichte Schwäche bemerkt, deren Ursache allerdings nicht zu klären war. Wahrscheinlich wurde diese Schwäche (willkürliche Kraft) präoperativ durch eine überlagernde Spastik maskiert. Nach der Ausschaltung der Spastik wurde die Schwäche dann offensichtlich. Bezüglich des Gangablaufes konnte bei den meisten Patienten eine Besserung beobachtet werden; dies betrifft die Flüssigkeit des Gangbildes, die Gehgeschwindigkeit und die Schrittlänge, darüber hinaus verringerte sich die Notwendigkeit des Gebrauchs von Hilfsmitteln. Bei den tetraspastischen Patienten zeigten sich positive Veränderungen vor allem in einer Erleichterung der Körperpflege, einer Verbesserung der Sitz- und Lagerungsfähigkeit und in einem vergrößerten Bewegungsausmaß der Gelenke; weniger war ein Erfolg erkennbar in bezug auf individuelle funktionelle Fähigkeiten des täglichen Lebens. Weiterhin wurden eine Verbesserung der Sprache, eine leichtere Anfallskontrolle und eine Verbesserung der Blasenfunktion beobachtet; eindrucksvolle Persönlichkeitsveränderungen, eigensinnig und aggressiv zu gutgelaunt und unterhaltsam, traten ebenso auf. Die Langzeitbeobachtungen bis zu 7 Jahren konnten zeigen, daß die Reduktion der Spastik und die funktionelle Verbesserung anhielten (2). Auch andere Autoren berichteten über klinische Erfolge der Rhizotomie. Tippets u. Mitarb. (28) stellten fest, daß bei 80 % der Patienten das Ziel einer qualitativen Funktionsverbesserung erreicht werden konnte und daß diejenigen mit einer nur leichten oder mäßigen Bewegungseinschränkung die geeignetsten Kandidaten für ein solches Operationsverfahren sind. Auch Gage konnte vermittels der dreidimensionalen Ganganalyse die Effektivität der Rhizotomie sowohl in bezug auf eine Zunahme der Gehgeschwindigkeit als auch der Schrittlänge und des Bewegungsausmaßes der Hüft- und Kniegelenke nachweisen (12). Perry u. Mitarb. beobachteten bei der EMG-unterstützten Ganganalyse eine Verringerung des spastischen Muskelmusters und eine Verbesserung der Fußposition in der Standphase nach der Rhizotomie (23).

Komplikationen und Risiken der Rhizotomie

Zu den häufigen postoperativen Problemen gehören ein vorübergehender Spasmus der Flexoren, eine Übersensibilität, ein Kauergang, eine Rückfußvalgus und eine verbleibende Muskelschwäche. Die Hypersensibilität im Bereich der Füße und der Beine in den frühen postoperativen Tagen und Wochen löst sich im allgemeinen mit der Zeit spontan auf. Zur Unterstützung dieses Auflösungsprozesses können der Gebrauch von festen orthopädischen Schuhen oder von Unterschenkelgehapparaten und eine frühe Belastung nützlich sein. Der Kauergang ist auf eine Schwäche der Wadenmuskulatur zurückzuführen, die eine entsprechende physiotherapeutische Behandlung und Unterschenkelorthesen erfordert. Empfehlenswert ist ein Orthesengelenk, bei dem der Freiheitsgrad des unteren Sprunggelenkes in dem Maße, wie die Kraft des M. triceps surae zunimmt, von vollkommen festgestellt bis zur völligen Freigabe der Dorsalextension geändert werden kann. Bei einigen Kindern kann eine spezielle Unterschenkelorthese erforderlich sein, die durch ihre Konstruktion die Wirkung der Plantarflexoren verstärkt. Ein plötzlicher Kollaps der unteren Extremitäten in eine vollständige Flexionshaltung kann auf eine Vielzahl von Faktoren zurückzuführen sein, wie z. B. eine Schwäche des M. triceps surae, des M. quadriceps femoris und der Hüftstreckmuskulatur. Als Folge dieser Schwäche ist das Kind nicht in der Lage, das Körpergewicht zu kontrollieren, und der Körperschwerpunkt des Kindes verlagert sich weit hinter die Kniegelenkachse. Häufig kann man präoperativ eine Valgusstellung des Rückfußes (subtalare Pronation und Absinken des Fußlängsgewölbes) beobachten. An dieser Stellung ändert sich normalerweise nichts, manchmal kann sie sich sogar postoperativ verschlechtern. Dies geht dann gegebenenfalls mit einem Kauergang einher. Eine Verbesserung ist in diesen Fällen mit einer entsprechenden Orthese zu erzielen; bei älteren Kindern sollte eine operative Korrektur vorgenommen werden (z. B. durch die Grice-Operation), insbesondere dann, wenn sie sich durch die Fußposition gehandikapt fühlen.

Die Kraftlosigkeit kann am besten, wie oben erwähnt, durch eine sorgfältige präoperative Untersuchung vermieden werden. Auch eine zu ausgedehnte Deafferenzierung muß vermieden werden. Eine Schwäche des Rumpfes oder einer Hypotonie spricht ebenso gegen eine Operation wie der Einsatz von spastischen Reflexen (die dem willkürlichen Muskelgebrauch entgegenwirken) zur Unterstützung einer aufrechten Körperhaltung.

Ein Verlust der Blasenkontrolle sollte eigentlich nicht auftreten, wenn – wie oben beschrieben – mit aller Sorgfalt die zu durchtrennenden Nervenebenen bestimmt werden.

Es ist bekannt, daß sich Hüftluxationen bei tetraspastischen Patienten verschlechtern können; hier sind deshalb eine sorgfältige Prophylaxe und intensive Kontrolle notwendig. Obwohl viele Patienten mit Zerebralparese eine Skoliose entwickeln, scheint die Laminektomie, wenn sie nur in begrenztem Rahmen durchgeführt wird, diese Entwicklung nicht zu initiieren oder zu beschleunigen (15, 24, 30).

Verhältnis zu den orthopädischen Standardoperationen

Auch wenn die Indikationen für die orthopädischen Operationen und die selektive dorsale Rhizotomie auf den ersten Blick ähnlich erscheinen mögen, so sind sie doch keine gleichwertigen Verfahren. Das Ziel der Ablösung von Muskeln und Sehnen ist es, Kontrakturen zu beseitigen. Das Ziel der Durchtrennung von dorsalen Nervenwurzeln ist es, eine Spastik zu beseitigen (18). Diese Verfahren ergänzen sich eher als daß sie einander ausschließen. Diejenigen Kontrakturen, die verbleiben, nachdem die Spastik durch eine Rhizotomie operativ angegangen worden ist, erfordern weiterhin eine Sehnenverlängerung, auch wenn es jetzt leichter sein mag, eine Überkorrektur zu vermeiden. Wenn die Spondylose einer Skoliose vorgesehen ist, sollte man zunächst erwägen, ob nicht eventuell eine Rhizotomie notwendig ist; allerdings wird die Rhizotomie bei einer schweren Wirbelsäulendeformität, wie sie relativ häufig bei einer spastischen Tetraplegie beobachtet wird, selten durchgeführt. Wenn zur Debatte steht, ob das Problem eher neurochirurgisch oder eher orthopädisch angegangen werden soll, dann bevorzugen wir ein orthopädisches Vorgehen immer dann, wenn die notwendige Behandlungsmaßnahme relativ klein ist, z. B. eine einfache Verlängerung der ischiokruralen Muskulatur im Gegensatz zu einem kombinierten Release der Knie- und Sprunggelenkmuskulatur. Im letztgenannten Fall führen wir die Rhizotomie zuerst durch. Es ist nicht zu erwarten, daß sich eine Hüftsubluxation oder eine knöcherne Deformität, wie z. B. eine Coxa antetorta, nach einer Rhizotomie zum Positiven ändert. Ganz im Gegenteil kann es sogar vorkommen, daß sich die Hüftsituation nach einer Rhizotomie verschlechtert, wenn dies Verfahren bei einer spastischen Tetraplegie – allerdings eine seltene Indikation – eingesetzt wird und die Spastik präoperativ eine schon vorbestehende Muskelschwäche überdeckt hat.

Manche orthopädischen Probleme scheinen sich auch nach einer Rhizotomie stärker in den Vordergrund zu schieben, oder sie erfordern auch postoperativ die übliche orthopädische Behandlung, weil die Rhizotomie das betreffende Problem nicht löst. Zum Beispiel kann der Spitz-Knick-Fuß, wie er häufig bei der spastischen Diplegie gesehen wird, postoperativ stärker hervortreten und eine subtalare Arthrodese erforderlich machen. Überhaupt erfordern sämtliche knöchernen Deformitäten, z. B. die Coxa valga et antetorta oder die Hüftpfannendysplasie, weiterhin, wie oben erwähnt, eine orthopädische Kontrolle und Behandlung. Bei vielen schwerbetroffenen Patienten entwickelt sich eine Wirbelsäulendeformität, die in ähnlicher Weise behandlungsbedürftig ist. Bei ungefähr zwei Drittel bis drei Viertel aller Patienten, bei denen eine selektive dorsale Rhizotomie durchgeführt worden ist, ist im weiteren Verlauf mit der Notwendigkeit einer orthopädischen Operation zu rechnen. Die muskuläre Schwäche, die aufgrund der Reduktion des Muskeltonus postoperativ offenbar wird, kann sogar eine Intensivierung der Physiotherapie und eine vorübergehende oder andauernde orthetische Behandlung erforderlich machen.

Zusammenfassung

Die Reduktion der Spastik durch eine selektive dorsale Rhizotomie hat sich sowohl bei streng selektierten hochmotivierten Kindern mit spastischer Diplegie als auch bei Patienten mit zerebraler Tetraspastik zur Erleichterung des pflegerischen Handlings als wirkungsvoll erwiesen. Die plausibelste Erklärung für diese Wirkung geht aus von dem spinalen Reflexbogen und seiner Modulation durch einerseits segmentale Beeinflussung und andererseits durch Einflüsse von höher gelegenen Zentren des zentralen Nervensystems. Die selektive Durchtrennung von dorsalen Nervenwurzelfasern kann möglicherweise den Verlust des normalen inhibitorischen Einflusses auf die Vorderhornzellen des R. ventralis ausgleichen, denn der Verlust dieses inhibitorischen Einflusses ist ein Teil der zugrundeliegenden Schädigung oder zumindest werden die Auswirkungen der Schädigung hierdurch moduliert. Durch die Spastik werden gegebenenfalls andere Symptome der zerebralen Schädigung verdeckt; diese Symptome können postoperativ stärker in den Vordergrund treten und dementsprechend das definitive Operationsergebnis beeinflussen. Daher ist es für die Auswahl des für diese Operation geeigneten Patienten von überragender Bedeutung, durch sorgfältige präoperative Untersuchung die weiteren Krankheitselemente zu identifizieren und hinsichtlich ihrer klinischen Wertigkeit einzuordnen. Die selektive dorsale Rhizotomie hängt also ab von der Auswahl des Patienten, von der Auswahl eines erfahrenen Operationsteams und – wie der Name „selektive dorsale Rhizotomie" schon sagt – von der richtigen Auswahl der entsprechenden dorsalen Nervenwurzelfasern.

Literatur

1 Abbe, R.: Resection of the posterior roots of spinal nerves to relieve pain, pain reflex, athetosis and spastic paralysis: Dana's operation. Med. Rec. (N. Y.) 79 (1911) 377–381
2 Arens, L. J., W. J. Peacock, J. Peter: Selective posterior rhizotomy: a long term follow-up study. Child's nerv. Syst. 5 (1989) 148–152
3 Ashworth, B.: Preliminary trial of carisoprodol in multiple sclerosis. Practioneer 192 (1964) 540–542
4 Berman, B., W. Peacock, C. L. Vaughan, R. S. Bridger: Assessment of patients with spastic cerebral palsy before and after rhizotomy. Develop. Med. Child Neurol. 29 (1987) 24
5 Bohannon, R. W., M. B. Smith: Interrater reliability of a modified Ashworth scale. Phys. Ther. 67 (1987) 206
6 Burke, D.: Spasticity as an adaptation to pyramidal tract injury. Advanc. Neurol. 47 (1988) 401–423
7 Cahan, L., J. Adams, J. Perry et al.: Instrumented gait analysis following selective posterior rhizotomy (Abstr.). Phys. Ther. 69 (1989) 386
8 Fasano, V. A., G. Barolat-Romana, A. Ivaldi et al.: La radicotomie posterieure fonctionnelle dans le traitement de la spasticité cerebrale: premieres observations sur la stimulation electrique per-operatoire des racines posterieures et leur utili-

sation dans le choix des racines a sectionner. Neurochirurgie 22 (1976) 23–34
9. Fasano, V. A., G. Broggi, G. Barolat-Romana, A. Sguazzi: Surgical treatment of spasticity in cerebral palsy. Child's Brain 4 (1978) 289–305
10. Foerster, O.: Über eine neue operative Methode der Behandlung spastischer Lähmungen mittels Resektion hinterer Rükkenmarkswurzeln. Z. orthop. Chir. 22 (1908) 203–223
11. Foerster, O.: On the indications and the results of the excision of posterior spinal nerve roots in men. Surg. Gynecol. Obstet. 16 (1913) 463–474
12. Gage, J.: Symposium on Selective Posterior Rhizotomy. Annual Meeting of the American Academy of Cerebral Palsy and Developmental Medicine, San Francisco 1989
13. Gros, C., G. Ouknine, B. Vlahovitch, P. Frerebeau: La radicotomie selective posterieure dans le traitement neuro-chirurgical de l'hypertonie pyramidale. Neurochirurgie 13 (1967) 505–518
14. Lee, W. A., A. Boughton, W. Z. Rymer: Absence of stretch reflex gain enhancement in voluntarily activated spastic muscle. Exp. Neurol. 98 (1987) 317–335
15. MacCarty, C. S., E. J. Kiefer: Thoracic, lumbar and sacral spinal cordectomy: preliminary report. Mayo Clin. Proc. 24 (1949) 108–115
16. McCouch, G. P., G. M. Austin, C. N. Liu, C. Y. Liu: Sprouting as a cause of spasticity. J. Neurophysiol. 21 (1958) 205–216
17. Montgomery, J., M. K. Gillis, C. Winstein et al.: Physical Therapy Management of Patients with Hemiplegia Secondary to Cerebrovascular Accident. Professional Staff Association of Rancho Los Amigos Hospital, Downey/Ca. 1983
18. Oppenheim, W. L.: Selective posterior rhizotomy for spastic cerebral palsy. Clin. Orthop. 253 (1990) 20–29
19. Peacock, W. J., L. J. Arens: Selective posterior rhizotomy for the relief of spasticity in cerebral palsy. S. Afr. med. J. 62 (1982) 119–124
20. Peacock, W. J., L. J. Arens, B. Berman: Cerebral palsy spasticity: selective posterior rhizotomy. Pediat. Neurosci. 13 (1987) 61–66
21. Peacock, W. J., L. A. Staudt: Spasticity in cerebral palsy and the selective posterior rhizotomy procedure. J. Child Neurol. 5 (1990) 179–185
22. Peacock, W. J., L. A. Staudt: Functional outcomes following selective posterior rhizotomy in children with cerebral palsy. J. Neurosurg. 74 (1991) 380–385
23. Perry, J., J. Adams, L. D. Cahan: Foot-floor contact patterns following selective dorsal rhizotomy. Develop. Med. Neurol. 31, Suppl. 59 (1989) 19 (Abstr.)
24. Peter, J. C., E. B. Hoffman, L. J. Arens, W. J. Peacock: Incidence of spinal deformity in children after multiple level laminectomy for selective posterior rhizotomy. Child's nerv. Syst. 6 (1990) 30–32
25. Sahrmann, S. A., B. J. Norton: The relationship of voluntary movement to spasticity in the upper motor neuron syndrome. Ann. Neurol. 2 (1977) 460–465
26. Sherrington, C. S.: Decerebrate rigidity and reflex coordination of movements. J. Physiol. (Lond.) 22 (1898) 319–337
27. Sutherland, D. H.: Utilization of gait analysis for clinical decision making in cerebral palsy II. Workshop, American Academy of Cerebral Palsy and Developmental Medicine, Boston 1987 (pp. 20)
28. Tippets, R. H., M. L. Walker, K. L. Liddell: Long-term follow-up of selective dorsal rhizotomy for relief of spasticity in cerebral-palsied children. Develop. Med. Child Neurol. 31 Suppl. 59 (1989) 19 (Abstr.)
29. Vaughan, C. L., B. Berman, W. J. Peacock: Cerebral palsy and rhizotomy: a 3 year follow-up evaluation with gait analysis. J. Neurosurg. 74 (1991) 178–184
30. Yasuoka, S., H. A. Peterson, C. S. MacCarty: Incidence of spinal column deformity after multilevel laminectomy in children and adults. J. Neurosurg. 57 (1982) 441

Aspekte der orthopädischen Behandlung der posttraumatischen Zerebralparese

Mary Ann E. Keenan
(Übersetzung C. Carstens)

Einleitung

Traumatische Hirnschäden sind in der modernen Industriegesellschaft eine der führenden Ursachen für Behinderungen. Die meisten Verletzten sind junge Männer, die einen Motorradunfall erlitten haben. Die Sofortversorgung in modernen unfallchirurgischen Zentren hat zu einer erhöhten Überlebensrate bei diesen Patienten geführt. Die Überlebenden haben nahezu eine normale Lebenserwartung. Dieses wiederum führt zu einer ständig wachsenden Zahl von jungen Menschen, die durch eine schwere Spastik behindert sind.

Die Rehabilitation von hirnverletzten Patienten erfordert ein multidisziplinäres Vorgehen, welches unmittelbar nach dem Unfall beginnen sollte. Der orthopädische Chirurg ist integraler Bestandteil dieses Behandlungsteams. Die Behandlung der hirnverletzten Patienten kann in 3 Phasen unterteilt werden: die akute, die subakute und die chronische Phase.

Akute Phase

Die Mehrheit der traumatischen Hirnschädigungen entsteht durch Motorradunfälle, daher muß meistens mit Mehrfachverletzungen gerechnet werden. Die sofortige orthopädische Untersuchung des komatösen Patienten muß demzufolge die röntgenologische Untersuchung der gesamten Wirbelsäule, der Brust, des Beckens, der Hüftgelenke und der Knie beinhalten. Röntgenbilder der Extremitäten sind erforderlich, wenn Prellmarken oder Deformitäten erkennbar sind. Frakturen und Luxationen werden bei 10 % dieser Patienten im Rahmen der Erstuntersuchung übersehen (1). Verletzungen der peripheren Nerven sind ebenfalls sehr häufig und werden oft nicht erkannt (2). In diesem Zusammenhang muß man sich bewußt machen, daß nicht unbedingt alle neurologischen Ausfälle aus der Verletzung des Zentralnervensystems resultieren müssen.

Eine aggressive chirurgisch-orthopädische Behandlung des verletzten Patienten ist einerseits notwendig zur Frühmobilisation und andererseits, um die pulmonale Situation zu verbessern. Die orthopädische Behandlung der Schädel-Hirn-verletzten Patienten sollte davon ausgehen, daß der Patient überlebt und daß die neurologischen Defizite vorübergehen. Allerdings wird der Patient zunächst nicht in der Lage sein, mit dem Arzt bei der Behandlung zu kooperieren. Die Fixation der Frakturen muß daher stabil genug sein, um einer Periode der Agitation und Konfusion, die im allgemeinen nach dem Koma folgt, zu widerstehen. Wenn irgend möglich sollten daher die Frakturen übungsstabil osteosynthetisch versorgt werden (3).

Subakute Phase

Eine spontane neurologische Besserung nach einem Schädel-Hirn-Trauma tritt im allgemeinen über einen längeren Zeitraum hinweg ein. Die genaue Zeitdauer einer Verbesserung der motorischen Situation kann variieren, aber nimmt im allgemeinen 9–18 Monate in Anspruch (4, 5). Während der Phase der spontanen neurologischen Besserung sollten selektive chirurgische Eingriffe vermieden werden.

Die subakute Phase wird durch das Auftreten einer Spastik kompliziert. Zur Vermeidung von Kontrakturen muß die Gelenkbeweglichkeit aufrechterhalten werden. Bereits innerhalb von 2 Wochen sind biochemische Veränderungen im Bindegewebe meßbar, wenn keine Bewegungsübungen durchgeführt werden (6).

Wenn die Gelenkbeweglichkeit eingeschränkt ist, müssen mehrere Ursachen differentialdiagnostisch abgeklärt werden. Hierzu gehören eine übersehene Fraktur oder Luxation, die Bildung von paraartikulären heterotopen Ossifikationen, frühe Kontrakturen, schwere Spastik und Schmerz. Durch Röntgenuntersuchungen lassen sich Frakturfolgen, Luxationen oder heterotope Ossifikationen ausschließen. Wenn keine knöcherne Veränderung vorliegt, kann gegebenenfalls mittels einer diagnostischen Nervenblockade zwischen Schmerz, Spastizität und Kontraktur weiter differenziert werden (7).

Die Behandlungsmöglichkeiten, mit denen während der subakuten Phase die Spastik kontrolliert werden kann, beinhalten Spasmolytika, redressierende Gipse, Nervenblockaden mit Phenol oder Alkohol, Injektion von Botulinustoxinen und die Elektrostimulation der antagonistischen Muskelgruppen. Spasmolytika können zu einer nicht gewünschten Sedierung führen. Die Kombination einer peripheren Nervenblockade durch ein Lokalanästhetikum, um vorübergehend die Spastik zu verringern, mit der Anwendung von Redressionsgipsen ist eine sinnvolle Behandlungsmöglichkeit. Redressionsgipse verhindern eine myostatische Kontraktur durch die Verringerung des Muskeltonus und die Aufrechterhaltung der Länge der Muskelfaser. Allerdings ist die Gipsredression nicht sinnvoll zur Langzeitbehandlung der Spastik.

Schwere Spastiken können durch die Injektion von Phenol oder Alkohol in den peripheren Nerven beeinflußt werden (8–22). Phenol denaturiert Eiweiß in den peripheren Nerven und verursacht hierdurch eine Axondegeneration und damit eine Verhinderung der Nervenüberleitung. Der Phenolblock wirkt durchschnittlich 6 Monate, die Zeit, die für eine axonale Regeneration erforderlich ist. Nervenblockaden mit Phenol können entweder perkutan oder offen nach chirurgischer Freilegung des gewünschten Nervs erfolgen. Die erforderliche Technik hängt sowohl von der anatomischen Lage als auch von der Zusammensetzung des Nervs ab. Die Wirkung von Phenol und Alkohol ist nicht spezifisch, sie beeinträchtigt vielmehr sowohl die motorischen als auch die sensiblen Nervenfasern. Daher kann die direkte Injektion eines peripheren Nervs, der zum großen Teil aus sensiblen Anteilen besteht, zu einer schmerzhaften Hyperästhesie führen.

Die Injektion von Botulinustoxin ist eine vergleichsweise neue Technik, um vorübergehend den Muskeltonus zu mindern. Allerdings sind der Anwendung insoweit Grenzen gesetzt, als die Gesamtdosis einen Schwellenwert nicht überschreiten darf, um ungewünschte systemische Nebenwirkungen zu vermeiden.

Chronische Phase

Wenn die spontane neurologische Erholung der motorischen Schädigung nicht weiter voranschreitet und eine weitere Besserung nicht anzunehmen ist, können Operationen geplant werden, um die verbleibenden Gelenkdeformitäten zu korrigieren und um die spastisch bedingten Muskelungleichgewichte zu balancieren. Die vorgesehenen Operationen sind in das Gesamtrehabilitationsprogramm zu integrieren. Generell müssen Operationen, mit denen die Funktionstüchtigkeit eines Gelenkes oder einer Extremität verbessert werden soll, von solchen unterschieden werden, mit denen Kontrakturen in einer nicht funktionell einsetzbaren Extremität beseitigt werden sollen. Die operative Therapie von Kontrakturen ist indiziert, um die hygienische Situation zu verbessern, um Druckulzera zu verhindern oder zu beseitigen und um Schmerzen auszuschalten. In einigen Fällen kann auch die Korrektur einer Kontraktur in einer nicht funktionell nutzbaren Extremität die Gesamtsituation des einzelnen Patienten bessern.

Operationsmöglichkeiten an den oberen Extremitäten

Die Funktion der Arme und Hände erfordert ein komplexes Zusammenspiel der Motorik und eine intakte Sensibilität. Eine sorgfältige präoperative Untersuchung ist daher notwendig, um das Operationsergebnis so optimal wie möglich zu gestalten. Die sensiblen Qualitäten Schmerz, Berührung, Temperatur und Zweipunktdiskrimination von weniger als 10 mm müssen vorhanden sein, um die Motorik der oberen Extremitäten funktionell einsetzen zu können. Propriozeption und kinästhetisches Bewußtsein sind für einen optimalen Gebrauch der betreffenden Extremität ebenfalls von großer Bedeutung (23–25). Bei den Schädel-Hirn-verletzten Patienten gestaltet sich mitunter die präoperative klinische Untersuchung der motorischen Kontrolle schwierig. Das Bewegungsausmaß wird beeinflußt durch abnormale Muskelkräfte und myostatische Kontrakturen. In diesem Zusammenhang kann es manchmal nützlich sein, durch Nervenblockaden die Spastik der antagonistischen Muskelgruppen auszuschalten. Dies ermöglicht dann eine genauere klinische Untersuchung der motorischen Willkürfunktionen. Auch die dynamische Mehrkanalelektromyographie hat sich in der präoperativen Planung als außerordentlich wertvoll erwiesen. Das dynamische Elektromyogramm liefert detaillierte Informationen über die Aktivität der einzelnen Muskelgruppen während eines Funktionsablaufes und schafft hierdurch eine wissenschaftliche Grundlage für die Operationsplanung.

Ellenbogenspastik

Wenn die obere Extremität funktionell einsetzbar ist, ist die Schultergelenkbeweglichkeit normalerweise ausreichend. Allerdings findet man häufig eine Einschränkung der Ellenbogenbeugung und -streckung. Klinisch zeigt sich eine Verstärkung der Spastizität bei dem Versuch der schnellen Ellenbogenstreckung. Dies führt darüber hinaus zu einer Verschlechterung der Stellung der Hand. Durch dynamische EMG-Analysen konnte das zugrundeliegende Muster einer schweren Spastik des M. brachioradialis, einer mäßigen Spastik des M. biceps und einer geringen Spastik des M. brachialis aufgedeckt werden. Die Aktivität des M. triceps humeri ist im allgemeinen normal (26). Die Ellenbogengelenkbeweglichkeit kann nur verbessert werden, wenn die spastische Aktivität dieser Muskelgruppe durchbrochen wird. Hierzu wird die proximale Myotomie des M. brachioradialis mit einer Verlängerung der Sehnen des M. biceps und des M. brachialis kombiniert.

Handgelenk- und Fingerbeugekontrakturen

Durch die Spastik der Handgelenk- und Fingerbeuger wird die Hand zu einer Faust geballt. In dieser Stellung wird ein physiologisches Öffnen der Hand unmöglich. Durch dynamische EMG-Untersuchungen konnte nachgewiesen werden, daß der M. flexor digitorum superficialis normalerweise wesentlich stärker spastisch ist als der M. flexor digitorum profundus (27). In diesem Fall ist eine fraktionierte Verlängerung der betroffenen Beugemuskeln durch Einkerbung des Sehnenspiegels am Sehnen-Muskel-Übergang die Methode der Wahl (28). Wenn eine Handgelenkbeugekontraktur vorliegt, müssen die Handgelenkbeugemuskeln ebenfalls verlängert werden. Eine schon lange bestehende Handgelenkbeugekontraktur führt im allgemeinen zu einem Karpaltunnelsyndrom durch Kompression des N. medianus gegen das Lig. carpi transversum (29). In diesem Fall wird zusammen mit der Verlängerung der Beugemuskeln in gleicher Sitzung eine Dekompression des Nervs durch Spaltung des Lig. carpi transversum vorgenommen.

Eingeschlagener Daumen

Der kontrakt in der Hohlhand liegende Daumen (eingeschlagener Daumen) findet sich sehr häufig bei Schädel-Hirn-verletzten Patienten. Ihm liegt eine spastische Aktivität des M. adductor pollicis, des M. flexor pollicis longus, des ersten dorsalen M. interosseus und der Thenarmuskeln zugrunde. Durch Z-förmige Verlängerung des M. flexor pollicis longus in Kombination mit einer Ablösung des proximalen Ursprungs der Thenarmuskeln und einer Ablösung des M. adductor pollicis vom Os metacarpale III kann einerseits der Daumen reponiert und andererseits die Möglichkeit der aktiven Muskelbewegung aufrechterhalten werden.

Operative Kontrakturbehandlung an der oberen Extremität

Schulterkontrakturen

Die Indikation zur operativen Therapie von Schulterkontrakturen ist dann gegeben, wenn einerseits die Voraussetzungen für eine funktionelle Nutzung der oberen Extremität nicht vorliegen und andererseits hygienische Probleme, Druckstellen oder eine funktionell ungünstige Stellung der Extremität ein Eingreifen dringend erforderlich macht. Vorherrschend in diesen schwerstkontrakten oberen Extremitäten sind zumeist eine Adduktion und Flexion. Die Schulter ist adduziert und innenrotiert und verursacht hierdurch Probleme beim Anziehen und Lagern. Durch die Ablösung von M. pectoralis major, M. latissimus dorsi, M. teres major und M. subscapularis kann diese Kontraktur korrigiert und damit das präoperative Problem gelöst werden (23–25).

Ellenbogenkontraktur

Schwere Ellenbeugenkontrakturen können zu erheblichen Hauptproblemen in der Ellenbeuge führen. Darüber hinaus kann es zu einer erworbenen Schädigung des N. ulnaris kommen, wenn der Patient für längere Zeit auf dem Ellenbogen liegt. Durch ein komplettes Ellenbogen-Release mit Ablösung des M. brachioradialis und der Sehne des M. biceps humeri sowie einer Verlängerung des M. brachialis kann die myostatische Ellenbogenkontraktur korrigiert werden. Weil bei dieser Vorgehensweise der M. brachialis nicht abgelöst wird, bleibt das Muskelgleichgewicht am Ellenbogen aufrechterhalten, und es besteht nicht die Gefahr einer Streckkontraktur. Die Eröffnung der Ellenbogengelenkkapsel ist zumeist nicht notwendig.

Handgelenk- und Fingerkontrakturen

Die Beugekontraktur des Handgelenkes und der Finger kann zu einer Mazeration der Haut in der Hohlhand, zu rezidivierenden Nagelbettinfektionen und zu einer Kompression des N. medianus führen. Die einfache Durchtrennung der Beugesehnen ist nicht empfehlenswert, da in diesem Fall der Tonus der Streckmuskeln ohne Widerpart ist und zu einer Kontraktur der Hand in Überstreckung führt. Allerdings kann in der Regel durch intramuskuläre Verlängerung kein ausreichender Längengewinn erzielt werden; bei forcierter Dehnung ist eine Ruptur am Muskel-Sehnen-Übergang möglich. Aus diesem Grund werden die Fingerbeuger durch einen Transfer der Superfizialissehnen auf die Profundussehnen verlängert. Durch diese Vorgehensweise wird sowohl eine ausreichende Länge erzielt als auch durch die passive Fesselung der Tonus der Extensoren balanciert. Die Ablösung der Handgelenkbeugesehnen ist im allgemeinen ebenfalls notwendig. Um ein schwerkraftbedingtes Rezidiv einer Handgelenkbeugekontraktur zu verhindern, wird das Handgelenk in gleicher Sitzung arthrodesiert. Eine Neurektomie der motorischen Äste des N. ulnaris sollte ebenfalls durchgeführt werden, um die postoperative Entwicklung einer Intrinsic-plus-Deformität zu verhindern.

Untere Extremitäten

Für die Operationen an den unteren Extremitäten gelten ähnliche Überlegungen wie für die oberen Extremitäten. Zu berücksichtigen sind die Fähigkeit des Patienten zu stehen, eventuell bestehende Kontrakturen und die willkürliche Kontrolle der Extremität (35–37). Die Untersuchung sollte unbedingt die Beobachtung des aufrecht stehenden und gehenden Patienten beinhalten, weil gerade in diesen Positionen die stärkste Spastik auftritt. Die Nervenblockaden, die Ganganalyse und die dynamische Elektromyographie sind weitere wichtige Hilfen für die Planung von Operationen an den unteren Extremitäten. Die Grundvoraussetzung für das Gehen ist eine stabile Gliedmaße, das Vorschwingen der Gliedmaße und ein intaktes Gleichgewichtsvermögen. Die Stabilität im Stand hängt eng zusammen mit der Fähigkeit zur Vorwärtsbewegung und hängt ab von einer entsprechenden Kontrolle der motorischen Funktionen und einer intakten Propriozeption (38).

Hüftadduktionsspastik

Ein typisches pathologisches Muster im Bereich der Hüftgelenke ist das Anspreizen der Beine, welches entweder beim Gehen oder beim Übersetzen zu beobachten ist. Die Ursache hierfür ist eine Überaktivität der adduktorisch wirkenden Hüftmuskulatur. Wenn durch eine Lokalblokade des N. obturatorius diese Position der Beine verbessert werden kann, dann ist eine Adduktorentenotomie indiziert.

Hüftbeugespastik

Durch einen überschießenden Tonus im Bereich der Hüftbeugemuskeln wird der Patient während des Stehens und Gehens in eine vornübergeneigte Position gezwungen. Wenn die Hüftbeugekontraktur nur mäßiggradig ist, kann durch eine Ablösung der Sehne des M. iliopsoas vom Trojanter minor diese Situation gebessert werden, ohne die Fähigkeit, die Hüfte zu beugen und die Gliedmaße während des Gehens vorwärts zu schwingen, negativ zu beeinflussen.

Kniebeugespastik

Kniebeugespastiken behindern das Gangbild erheblich; für das Stehen und Gehen ist zudem eine erhebliche Kraftaufwendung und damit Energieverbrauch notwendig. Die Kniebeugespastik wird durch eine Überaktivität der ischiokruralen Muskulatur verursacht. Die Kniebeugespastik kann durch eine Ablösung oder Verlängerung der entsprechenden Sehnen ansatznah auf Höhe des Kniegelenkes korrigiert werden. Durch eine anschließende redressierende Gipsbehandlung können eventuelle postoperativ verbleibende Kontrakturen zumeist vollständig auskorrigiert werden.

Kniestreckspastik

Wenn die Spastik den M. quadriceps femoris betrifft, resultiert ein Gehen mit steifen Knien als Folge einer ungenügenden Kniebeugung während der Schwungphase. Der Patient muß in diesem Fall das Bein durch eine Zirkumduktion und durch ein Anheben des Beckens auf der ipsilateralen Seite vorbringen. Beides erfordert einen erheblichen Energieaufwand. Bei diesem spastischen Gangmuster ist die Ganganalyse mit dynamischer Elektromyelographie eine der wesentlichen Grundlagen in der präoperativen Planung. Es gibt keinen klinischen Test, mit dem mit hinreichender Sicherheit die Aktivität der einzelnen Anteile des M. quadriceps femoris differenziert werden kann. Die pathologische Aktivität des M. quadriceps femoris ist in 25 % der Patienten auf den M. rectus femoris oder auf den M. rectus femoris und den M. vastus intermedius beschränkt. Wenn die pathologische Aktivität auf diese beiden Muskeln beschränkt ist, dann kann durch eine selektive Rezession der jeweiligen Sehnen unmittelbar proximal des Kniegelenkes die Kniebeugung verbessert werden (40). Wenn allerdings eine pathologische Aktivität in allen vier Anteilen des M. quadriceps femoris nachweisbar ist, dann beinhaltet jegliche chirurgische Therapie die Gefahr einer Beeinträchtigung der Kniegelenkstabilität.

Klumpfuß

Der Klumpfuß ist die Kontraktur, die am häufigsten ein chirurgisches Eingreifen erforderlich macht. Durch dynamische Elektromyographie konnte nachgewiesen werden, daß die Spitzfußkomponente durch eine vorzeitige und verlängerte Aktivität des M. gastrocnemius und des M. soleus verursacht wird. Die Spastik des M. tibialis anterior ist verantwortlich für die Varusdeformität. Allerdings zeigt in ungefähr 10 % der Fälle auch der M. tibialis posterior eine pathologische Aktivität. Die Spastik des M. flexor hallucis longus und des M. flexor digitorum longus führt zur Krallenzehenstellung und ist zum Teil mitverantwortlich für die Spitzfüßigkeit (41–43).

Der Spitzfuß kann durch die Dreifachachillotenotomie in der Technik nach Hoke korrigiert werden. Bei einer Varusdeformität haben wir gute Erfahrungen mit dem hälftigen Tibialis-anterior-Transfer gemacht, weil hierdurch das Muskelgleichgewicht wiederhergestellt wird. Wenn durch dynamische elektromyographische Untersuchungen eine Überaktivität des M. tibialis posterior nachgewiesen werden kann, dann sollte die Sehne intramuskulär verlängert werden. Krallenzehen können durch die Durchtrennung der Beugesehnen im Bereich der Zehenbasis korrigiert werden. Der Patient kann postoperativ mit einem Unterschenkelgehgips versorgt werden und kann mit dem Gehtraining unter Belastung postoperativ nach Maßgabe der subjektiven Beschwerden beginnen. Dieser Unterschenkelgehgips wird für 6 Wochen belassen, für weitere 4 Monate wird der Fuß dann mit einer Unterschenkelgehorthese versorgt.

Bei dem nichtgehfähigen Patienten sollte die Operationsindikation dann gestellt werden, wenn durch einen Klumpfuß das Tragen von Schuhen oder das plantigrade Aufsetzen der Füße auf den Fußrasten des Rollstuhles erheblich behindert wird. Durch eine Operation kann in diesen Fällen die Sitzbalance verbessert werden, darüber hinaus werden Druckstellen im Bereich des Fußaußenrandes verhindert.

Kontrakturbehandlung im Bereich der unteren Extremitäten

Generell ist die Indikation zur Operation einer Kontraktur im Bereich der unteren Extremitäten bei dem nicht steh- oder gehfähigen Patienten dann gegeben, wenn es darum geht, die hygienische Situation, die pflegerische Situation, die Sitzfähigkeit oder Druckstellen zu verbessern. Um diese Ziele zu erreichen, ist oft ein erheblicher operativer Aufwand erforderlich, der sowohl die Ablösung der kontrakten Muskulatur als auch eine Neurektomie beinhalten kann.

Die wesentlichen Kontrakturen, die beim nichtgehfähigen Patienten eine operative Intervention erforderlich machen, sind die Hüftbeugekontraktur, die Hüftadduktionskontraktur und die Kniebeugekontraktur. Nach der Ablösung der entsprechenden spastisch verkürzten Muskeln ist häufig eine weitere postoperative Gipsredression erforderlich, um verbliebene Deformitäten auszugleichen. Dabei ist sorgfältig darauf zu achten, daß eine Überdehnung der entsprechenden Nerven und Gefäße vermieden wird.

Hüftbeugekontrakturen

Beim Tetraspastiker mit schwerer Hüftbeugekontraktur ist durch einen vorderen Zugang eine Ablösung des M. iliopsoas, des M. pectineus, des M. rectus femoris und des M. sartorius erforderlich. Die Hüftadduktionskontraktur erfordert eine Ablösung des M. adductor longus, des M. adductor brevis und des M. gracilis durch einen medialen Zugang. Dabei wird der vordere Ast des N. obturatorius ebenfalls durchtrennt. Eine Ablösung des M. adductor magnus ist in der Regel nicht notwendig.

Kniebeugekontraktur

Die Kniebeugekontraktur wird durch eine distale Ablösung der ischiokruralen Muskulatur und eine entsprechende postoperative Gipsredression korrigiert. Das Ziel der operativen Kontrakturbehandlung ist es, die Beweglichkeit der Gelenke dergestalt zu verbessern, daß sowohl das Liegen in der Bauchlage als auch das Sitzen erleichtert wird. Die Eröffnung von Gelenkkapseln sollte nach Möglichkeit vermieden werden, weil es hiernach einerseits zu Gelenkverklebungen mit der Folge der Bewegungseinschränkung und andererseits zur Subluxation kommen kann.

Literatur

1 Garland, D. E., S. Bailey: Undetected injuries in head-injured adults. Clin. Orthop. 155 (1981) 162–164
2 Stone, L., M. A. E. Keenan: Peripheral nerve injuries in the adult with traumatic brain injury. Clin. Orthop. 233 (1988) 136–143
3 Garland, D. E., M. A. E. Keenan: Orthopedic strategies in the management of the adult head-injured patient. Phys. Ther. 63 (1983) 2004–2009
4 Garland, D. E., M. Rhoades: Orthopedic management of brain-injured adults. Clin. Orthop. 131 (1978) 111–122
5 Rhoades, M. E., D. E. Garland: Orthopaedic prognosis of brain-injured adults. Clin. Orthop. 131 (1978) 104–110
6 Akeson, W. H., D. Ameil, Woosly, R. O. Boutts, D. Daniel: The connective tissue response to immobility: biochemical changes in per-articular connective tissue of the immobilized rabbit knee. Clin. Orthop. 93 (1973) 356–362
7 Keenan, M. A. E.: The orthopaedic management of spasticity. J. Head Trauma Rehab. 2 (1987) 62–71
8 Braun, R. M., M. M. Hoffer, V. Mooney, J. McKeever, B. Roper: Phenol nerve blocke in treatment of acquired spastic hemiplegia in the upper limb. J. Bone Jt Surg. A 55 (1973) 580–585
9 Garland, D. E., R. S. Lucie, R. L. Waters: Current uses of open phenol nerve block for adult acquired spasticity. Clin. Orthop. 165 (1982) 217–222
10 Garland, D. E., M. Lilling, M. A. Keenan: Phenol blocks to motor points of spastic forearm muscles in head-injured adults. Arch. phys. Med. 65 (1984) 243–245
11 Katz, J., L. W. Knott, D. J. Feldman: Peripheral nerve injections with phenol in management of spastic patients. Arch. phys. Med. 48 (1967) 97–99
12 Copp, E. P., J. Keenan: Phenol nerve and motor point block in spasticity. Rheumatol. phys. Med. 11 (1972) 287–292
13 Khalili, A. A., H. B. Betts: Peripheral nerve block with phenol in the management of spasticity: indications and complications. J. Amer. med. Ass. 200 (1967) 1155–1157
14 Khalili, A. A., M. H. Harmel, S. Forster, J. G. Benton: Management of spasticity by selective peripheral nerve block with dilute phenol solutions in clinical rehabilitation. Arch. phys. Med. 45 (1964) 513–519
15 Mooney, V., G. Frykman, J. McLamb: Current status of intraneural phenol injections. Clin. Orthop. 63 (1969) 132–141
16 Moritz, U.: Phenol block of peripheral nerves. Scand. J. Rehab. Med. 5 (1973) 160–163
17 Wainapel, S. F., D. Haigney, K. Labib: Spastic hemiplegia in a quadriplegic patient: treatment with phenol nerve block. Arch. phys. Med. 65 (1984) 786–787
18 Wood, K. M.: The use of phenol as a neurolytic agent: a review. Pain 5 (1978) 205–229
19 Botte, M. J., M. A. E. Keenan: Percutaneous phenol blocks of the pectoralis major muscle to treat spastic deformities. J. Hand Surg. 13 A (1988) 147–149
20 Keenan, M. A. E., E. Tomas, L. Stone, L. M. Gersten: Percutaneous phenol block of the musculocutaneous nerve to control elbow flexor spasticity. J. Hand Surg. A 15 (1990) 340–346
21 Keenan, M. A. E., E. P. Todderud, R. Henderson, M. J. Botte: Management of intrinsic spasticity in the hand with phenol injection or neurectomy of the motor branch of the ulnar nerve. J. Hand Surg. A 12 (1987) 734–739
22 Keenan, M. A. E., M. J. Botte: Technique of percutaneous phenol block of the recurrent motor branch of the median nerve. J. Hand Surg. A 12 (1987) 806–807
23 Botte, M. J., M. A. E. Keenan: Reconstructive surgery of the upper extremity in the patient with head trauma. J. Head Trauma Rehab. 2 (1987) 34–45
24 Waters, R. L., M. A. Keenan: Surgical treatment of the upper extremity after stroke. In Chapman, M.: Operative Orthopaedics. Lippincott, Philadelphia 1988 (pp. 1449–1458)
25 Keenan, M. A. E.: Management of the spastic upper extremity in the neurologically impaired adult. Clin. Orthop. 233 (1988) 116–125
26 Keenan, M. A. E., T. T. Haider, L. R. Stone: Dynamic electromyography to assess elbow spasticity. J. Hand Surg A 15 (1990) 607–614
27 Keenan, M. A. E., R. R. Romanelli, B. R. Lunsford: The use of

dynamic electromyography to evaluate motor control in the hands of adults who have spasticity caused by brain injury. J. Bone Jt Surg. A 71 (1989) 120–126

28 Keenan, M. A. E., R. A. Abrams, D. E. Garland, R. L. Waters: Results of fractional lengthening of the finger flexors in adults with upper extremity spasticity. J. Hand Surg. A 12 (1987) 575–581

29 Orcutt, S. A., M. Howard, M. A. E. Keenan, R. L. Waters, L. R. Stone, H. Gellman: Carpal tunnel syndrome in patients with spastic wrist flexion deformity. J. Hand Surg A 15 (1990) 940–944

30 House, J. H., F. W. Gwanthmey, M. O. Fidler: A dynamic approach to the thumb-in-palm deformity. J. Bone Jt Surg. A 63 (1981) 216–225

31 Matev, I.: Surgical treatment of spastic „thumb-in-palm" deformity. J. Bone Jt Surg. B 45 (1963) 703–708

32 Botte, M. J., M. A. E. Keenan, H. Gellman, D. E. Garland, R. L. Waters: Surgical management of spastic thumb-in-palm deformity in adults with brain injury. J. Hand Surg. A 14 (1989) 174–181

33 Braun, R. M., G. T. Vise, B. Roper: Preliminary experience with superficialis to profundus tendon transfer in the hemiparetic upper extremity. J. Bone Jt Surg. A 56 (1974) 466–472

34 Keenan, M. A. E., J. I. Korchek, M. J. Botte, D. E. Garland: Results of transfer of the flexor digitorum superficialis tendons to flexor digitorum profundus tendons in adults with acquired spasticity of the hand. J. Bone Jt Surg. A 69 (1987) 1127–1132

35 Jordan, C.: Current status of functional lower extremity surgery in adult spastic patients. Clin. Orthop. 233 (1988) 102–109

36 Smith, C. W., L. Leventhal: Surgical management of lower extremity deformities in adult head injured patients. J. Head Trauma Rehab. 2 (1987) 53

37 Waters, R. L., J. Perry, D. E. Garland: Surgical correction of gait abnormalities following stroke. Clin. Orthop. 131 (1978) 54–63

38 Keenan, M. A. E., J. Perry, C. Jordan: Factors affecting balance and ambulation following stroke. Clin. Orthop. 182 (1984) 165

39 Keenan, M. A. E., K. Ure, C. W. Smith, C. Jordan: Hamstring release for knee flexion contractures in spastic adults. Clin. Orthop. 236 (1988) 221–226

40 Waters, R. L., D. E. Garland, J. Perry, T. Habig, P. Slabaugh: Stiff-legged gait in hemiplegia: surgical correction. J. Bone Jt Surg. A 61 (1979) 927

41 Waters, R. L., J. Frazier, D. Garland, C. Jordan, J. Perry: Electromyographic gait analysis before and after treatment for hemiplegic equinus and equinovarus deformity. J. Bone Jt Surg. 64 A (1982) 284–288

42 Keenan, M. A., J. Creighton, D. E. Garland, T. Moore: Surgical correction of spastic equinovarus deformity in the adult head trauma patient. Food and Ankle 5 (1984) 35–41

43 Roper, B. A., A. Williams, J. B. King: The surgical treatment of equinovarus deformity in adults with spasticity. J. Bone Jt Surg. B 60 (1978) 533–535

44 Keenan, M. A. E., A. P. Gorai, C. W. Smith, D. E. Garland: Intrinsic toe flexion deformity following correction of spastic equinovarus deformity in adults. Foot and Ankle 7 (1987) 333–337

Mittelfristige Ergebnisse weichteilentspannender Eingriffe zur Prophylaxe und Therapie der sekundären paralytischen Hüftluxation beim zerebralparetischen Kind

G. Manolikakis und G. Zeiler

Einleitung

Die sekundäre paralytische Hüftluxation tritt bei zerebralparetischen Kindern – abhängig vom Schweregrad der zentralen und peripheren Schädigung auf. Ihre Häufigkeit wird in der Literatur zwischen 2 und 60 % angegeben (6, 13, 15, 19, 28). Die ausgeprägteste Gefährdung für eine Lateralisation und eine Luxation von Hüftgelenken besteht bei Tetraplegikern mit ausgeprägtem statomotorischem Entwicklungsrückstand. In der Regel manifestiert sich die Luxation zwischen dem 2. und 7. Lebensjahr, der statistische Häufigkeitsgipfel liegt um das 6. Lebensjahr (8, 12, 28).
Nach Feldkamp u. Treppenhauer soll die Lateralisation nach dem 8. Lebensjahr nicht mehr zunehmen und auch bei der Tetraparese der Befund selbst bei einer bestehenden Lateralisation über lange Zeitabschnitte stationär bleiben (8). Beim zerebralparetischen Kind wird die Entwicklung der primär normal angelegten Hüftgelenke durch die Störung des muskulären Gleichgewichtes bestimmt. Der erhöhte Tonus der Flexoren und der Adduktoren des Hüftgelenkes steht im Gegensatz zur unterschiedlich ausgeprägten Tonusminderung und Schwächung der Hüftabduktoren und fördert die Entwicklung der typischen Adduktions-, Beuge- und Innenrotationskontraktur (3, 10, 29, 34).
Über die Veränderung der resultierenden Kraftlinien im Schenkelhals führt das muskuläre Ungleichgewicht zu einer vermehrten Antetorsion und Valgusstellung des Schenkelhalses, die die Lateralisation des Kopfes und seine Luxation zusätzlich fördert (19, 35).
Ein mangelnder statistischer Belastungsreiz und ein Schiefstand des Beckens beschleunigen die Fehlentwicklung (3, 18, 29, 31, 34).
Die Einschätzung der Bedeutung der genannten Faktoren und der zeitlichen Abläufe ist schwierig und wird auch in der Literatur kontrovers diskutiert. Nach unserer Meinung bleibt die Störung des muskulären Gleichgewichtes der bedeutsamste pathogenetische Faktor.
Die Literatur bietet zahlreiche Konzepte zur Prophylaxe und Therapie an. Verschiedene Vorstellungen hinsichtlich der Wahl des geeigneten Operationszeitpunktes werden diskutiert. Bleck empfiehlt, die muskuläre Detonisierung vor dem 5. Lebensjahr zu realisieren und knöcherne Eingriffe den älteren Kindern vorzubehalten (18). Hoffer u. Mitarb. und Samilson u. Mitarb. dagegen führen auch die knöchernen Korrekturen vor dem 5. Lebensjahr durch (14, 29).
Schließlich wird ein kombiniertes Vorgehen mit weichteilentspannenden Eingriffen und Osteotomien am proximalen Femur und an der Pfanne befürwortet und letzteres auch unabhängig vom Schweregrad der neurologischen Schädigung als die effektivste Maßnahme zur Behandlung der drohenden Hüftluxation dargestellt (4).

Patientengut und Methode

In der Orthopädischen Klinik Wichernhaus II am Krankenhaus Rummelsberg wurden zwischen 1972 und 1990 567 zerebralparetische Kinder und Jugendliche an den Hüften operiert (Abb. 1–4). Insgesamt wurden 1847 Eingriffe durchgeführt. Davon waren in 1820 Fällen ausschließlich die Weichteile betroffen und in 27 Fällen knöcherne Eingriffe erforderlich. Alle Patienten wiesen Kontrakturen im Sinne der Beugung, der Adduktion und der Innenrotation an den Hüftgelenken auf (Tab. 1).
Das Alter der Patienten zum Zeitpunkt der Operation zeigt Tab. 2. In Tab. 3 ist die Art der Weichteileingriffe dargestellt.

Abb. 1a–c Röntgenologischer Verlauf der Hüftentwicklung eines Mädchens mit spastischer Tetraparese nach Adduktorentenotomie und konsequenter Spreizschalenversorgung: **a** präoperativer Befund im Alter von 4 Jahren mit Lateralisation der linken und Subluxation der rechten Hüfte, **b** 3 Jahre postoperativ, bessere Zentrierung beider Femurköpfe, **c** Befund der inzwischen 23jährigen Frau, 19 Jahre nach dem ersten und 13 Jahre nach dem zweiten Weichteileingriff. Die Überdachung beider Hüften ist gut, die sitzfähige Patientin hat keine Beschwerden

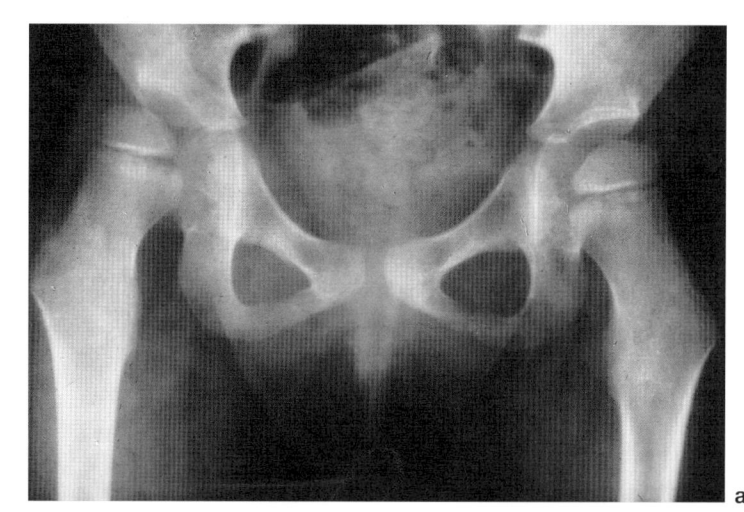

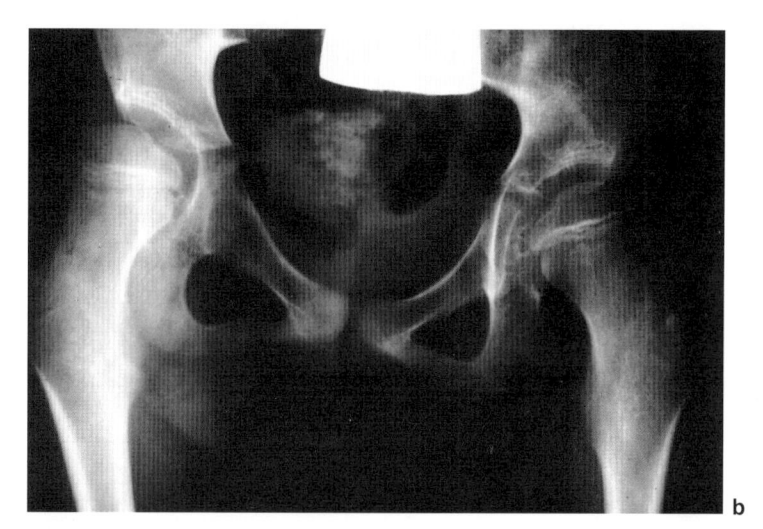

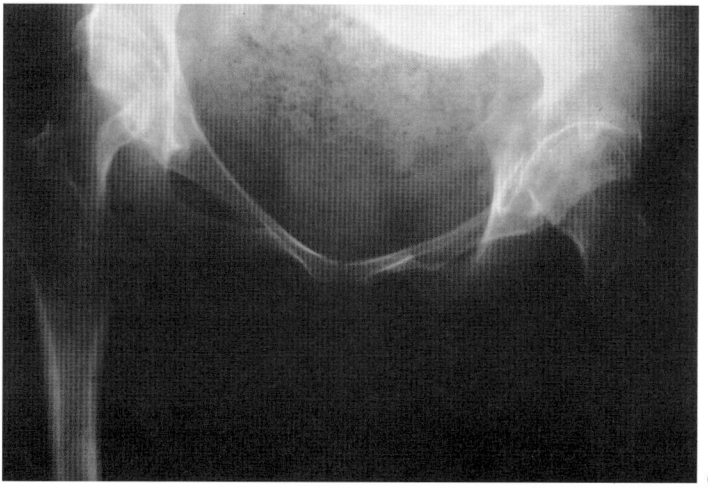

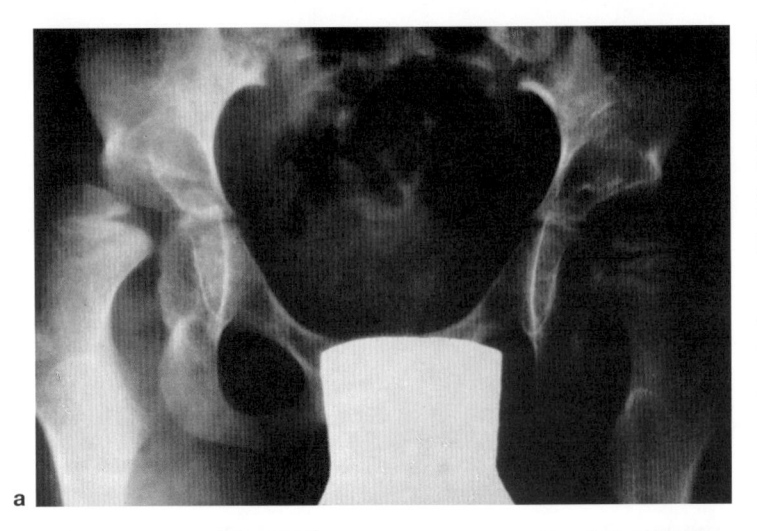

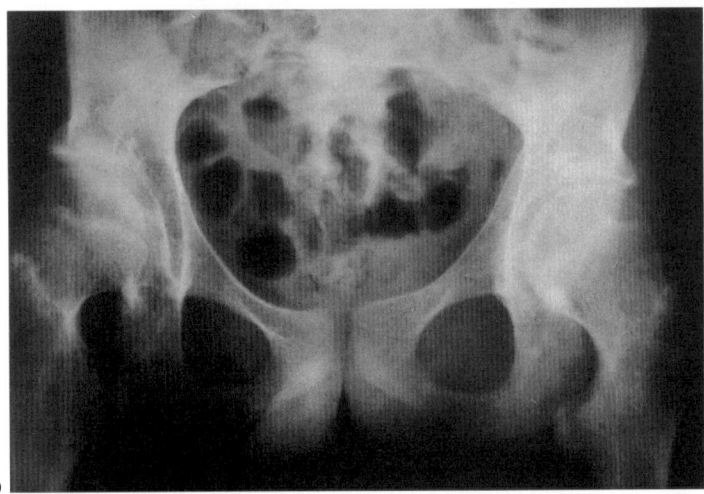

Abb. 2a u. b Radiologischer Verlauf eines Jungen mit spastischer Tetraparese. Im Alter von 7 Jahren wurde eine Adduktorentenotomie und Spinamuskelablösung beidseits durchgeführt. Postoperativ konsequente Spreizschalenversorgung bis zum 17. Lebensjahr. Präoperativ konnte der Junge nicht stehen, postoperativ geführt gehen:
a präoperativer Ausgangsbefund im Alter von 7 Jahren mit Subluxation beider Hüften,
b 10 Jahre postoperativ stehen beide Femurköpfe zentriert in der Pfanne. Die Ossifikation im Erkerbereich ist unauffällig

Tabelle 1 Anzahl der Patienten mit infantiler Zerebralparese, welche zwischen 1972 und 1990 an den Hüften operiert wurden, und Anzahl der durchgeführten Eingriffe

Patientenzahl	567
Zahl der Eingriffe	1847
– davon Weichteile	1820
knöchern	27

Tabelle 2 Alter bei der Erstoperation (n = 567)

bis 3 Jahre	29
3–6 Jahre	110
6–10 Jahre	132
10–16 Jahre	167
über 16 Jahre	129

Tabelle 3 Art der durchgeführten Weichteileingriffe von 1972–1990 (n = 1820)

Adduktorentenotomie	1051
– davon subkutan	995
offen	56
Spinamuskelablösung	669
Readduktorentenotomie	93
Respinamuskelablösung	5
Grazilistenotomie	2

Abb. 3 a–c Radiologische Hüftentwicklung bei einem Mädchen mit spastischer Tetraparese als Beispiel einer Fehlbehandlung. Im Alter von 5 Jahren wurde auswärts wegen einer Luxation rechts eine rechtsseitige Adduktorentenotomie mit inkonsequenter Spreizschalenversorgung durchgeführt. Wegen einer Luxation der linken Hüfte wurde erneut eine einseitige Adduktorentenotomie links mit dem Versuch der geschlossenen Reposition im Alter von 8 Jahren unternommen. Auch diesmal keine konsequente Spreizschalenversorgung. Vorstellung bei uns im Alter von 15 Jahren wegen erheblicher Probleme beim Sitzen und Liegen:
a Luxation der rechten Hüfte im Alter von 5 Jahren vor dem ersten Eingriff, **b** 5 Monate nach Adduktorentenotomie rechts, asymmetrische Stellung beider Beine, **c** katastrophaler Befund beim 15jährigen Mädchen mit Luxation der linken Hüfte und ausgeprägter Adduktionskontraktur. Es bestehen erhebliche Probleme beim Sitzen und Liegen, verbunden mit Schmerzen

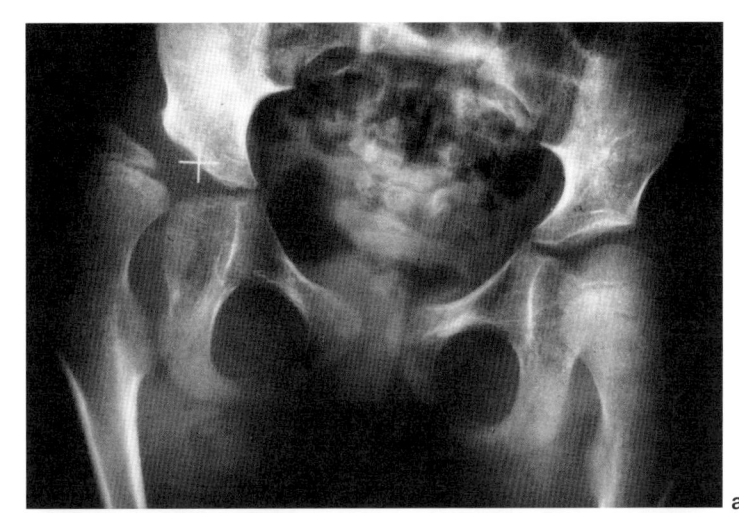

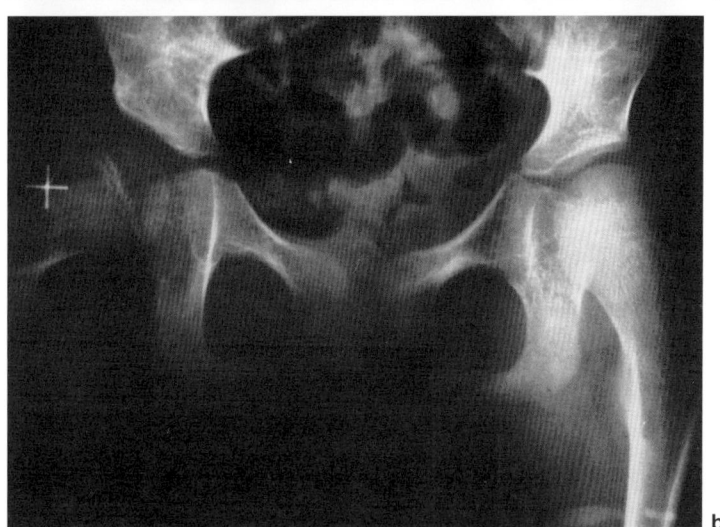

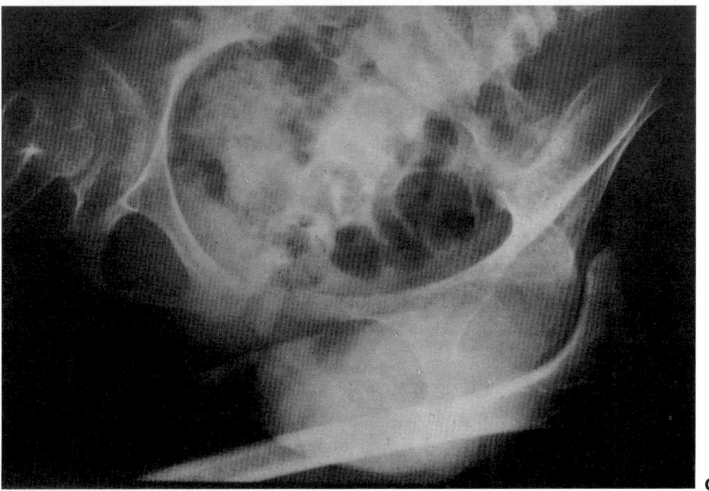

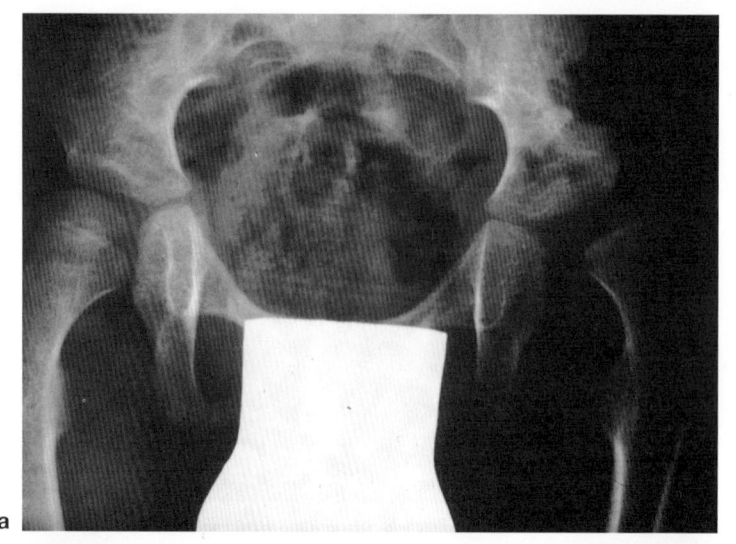

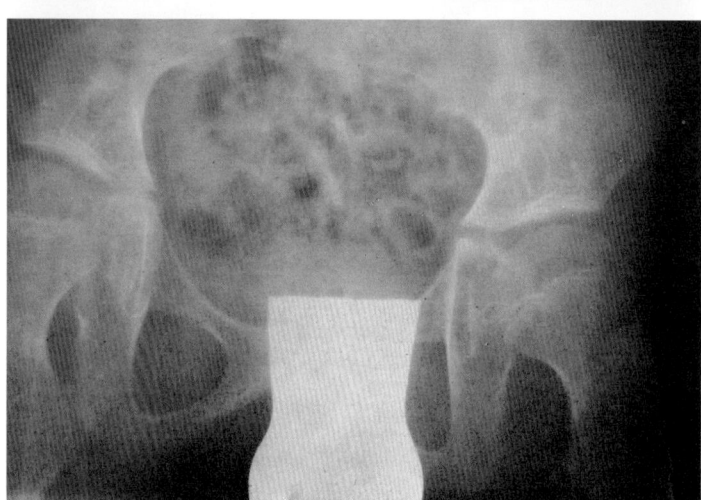

Abb. 4a u. b Radiologischer Verlauf eines nicht gehfähigen Jungen mit einer schweren Tetraparese. Im Alter von 6 Jahren wurden wegen einer spastischen Luxation der linken Hüfte eine Adduktorentenotomie, Spinamuskelablösung und die schonende geschlossene Reposition der linken Hüfte durchgeführt. Anschließend erfolgte die konsequente Versorgung mit Spreizschalen über mehrere Jahre. Das Repositionsergebnis konnte bis zur letzten Kontrolle 7 Jahre postoperativ gehalten werden: **a** präoperativer Befund mit Hüftluxation links im Alter von 6 Jahren, **b** Befund 7 Jahre postoperativ, beide Hüftgelenke sind zentriert und stabil

Indikation zur Operation

Bei der Abwägung der Operationsindikation bemühen wir uns, die subjektiven Angaben der Patienten, ihrer Betreuer oder ihrer Angehörigen zu berücksichtigen. Wir beziehen den klinischen Befund, insbesondere den erreichten statomotorischen Entwicklungszustand, und röntgenmorphometrische Parameter mit ein. Geh-, Steh- und Sitzfähigkeit waren im Ausgangsbefund bei 426 Patienten sorgfältig dokumentiert. Die Bestimmung der Position des Hüftkopfes gegenüber der Pfanne erfolgte in Anlehnung an das Schema des Arbeitskreises für Hüftdysplasie (36), wenn möglich wurde der CE-Winkel bestimmt.

Wegen der regelmäßig bestehenden Kontrakturen und der in den frühen Jahren nicht immer optimalen radiologischen Dokumentation wurde für die Abschätzung der Coxa valga et antetorta der projizierte CCD-Winkel herangezogen.

Operationstechnik

Bestand außer einer fixierten Adduktionskontraktur eine Hüftbeugekontraktur bis 15 Grad, so wurde die alleinige Adduktorentenotomie durchgeführt.

Hatte die Beugekontraktur der Hüftgelenke 20 Grad erreicht oder überschritten, wurde die Spinamuskelablösung mit Revision des Iliopsoas und der Verlängerung seiner sehnigen Anteile vorgenommen.
Eine zusätzliche Ablösung des Rectus femoris im Ursprungsbereich haben wir bei nicht gehfähigen Kindern und bei einem positiven Rectusfemoris-Test eingeplant.
Bei gehfähigen Kindern wurde die Sehne verlängert und genäht.
Seit mehreren Jahren führen wir die Adduktorentenotomie nur noch offen durch. Dieses Vorgehen ermöglicht eine genauere Dosierung und eine exaktere Blutstillung und damit die Vermeidung lokaler Hämatome und Wundheilungsstörungen.

Nachbehandlung

Postoperativ wird immer in Narkose ein Becken-Bein-Fuß-Gipsverband in weitgehender Streckung des Hüftgelenkes und abhängig vom Ausgangsbefund in variabler Abspreizung und etwa 10 Grad Innenrotation für 2–6 Wochen angelegt. Mit Stehübungen wird bereits nach den ersten postoperativen Tagen im geschlossenen Gipsverband begonnen. Nach 2 bis spätestens 3 Wochen entfernen wir das Bauchteil des Gipsverbandes und lassen die aktive und die unterstützte Flexion der Hüftgelenke trainieren. Die Abnahme des Gipsverbandes wird immer unter stationären Bedingungen durchgeführt. Sie wird regelmäßig von einer sorgfältigen krankengymnastischen Übungsbehandlung begleitet. Bei günstigen Umgebungsbedingungen wird diese Betreuung ambulant fortgesetzt, im optimalen Fall täglich. In dieser Phase erfolgt auch die Versorgung mit Becken-Bein-Fuß-Spreizliegeschalen, zuletzt generell aus dem Material Streifylen und in der Regel für mehrere Jahre. Im Einzelfall wird die Anwendungsdauer dieser Hilfsmittel von der Entwicklung des klinischen und radiologischen Befundes, dem Ausmaß der zentralen Schädigung und vom Alter des Kindes abhängig gemacht. Für überwiegend rollstuhlfähige Kinder werden zusätzlich Spreizhilfen in Form von Sitzschalen, Kissen und Gurten angeboten.
Die Disziplin bei der konsequenten Anwendung dieser Hilfsmittel stellt ein wichtiges Teilproblem der Nachbehandlung dar. Vergleichbares gilt für die in unseren Augen für den Behandlungserfolg entscheidenden Kontrolluntersuchungen beim Operateur.

Ergebnisse

In diese retrospektive Analyse wurden ausschließlich Patienten aufgenommen, deren Operation mindestens 2 Jahre zurückliegt. Der längste postoperative Beobachtungszeitraum beträgt 18 Jahre. Die verwendeten Daten stammen aus der Auswertung unserer Krankenblattunterlagen und der Verarbeitung von Fragebögen, die den Patienten zu Beginn der Untersuchung vorgelegt wurden.
Die Fragebogenaktion hat nur in 36,4 % der Anfragen zu verwertbaren Antworten geführt. Die Ursachen hierfür sind vielfältig. Die geistige Behinderung vieler Betroffener macht die Beantwortung der Fragen unmöglich und abhängig von der Mitarbeit von Angehörigen oder Betreuern.

Klinische Befunde

Bei 314 operierten Patienten konnten Steh- und Sitzfähigkeit präoperativ und jeweils 2 Jahre nach den Weichteileingriffen verglichen werden (Tab. 4).

Tabelle 4 Verhalten der Stehfähigkeit (n = 314)

	Allein	Mit Hilfe – mit Unterstützung	Überhaupt nicht
Präoperativ	141	129	44
Postoperativ	161	124	29

Bei den vorgegebenen Grunderkrankungen können entscheidende Verbesserungen in diesen Funktionen nicht erwartet werden.
Nur 20 der insgesamt 300 Patienten haben eine selbständige Stehfähigkeit entgegen dem Ausgangsbefund erreicht. Von 44 präoperativ in keiner Weise Stehfähigen konnte wenigstens 15 Patienten, also rund 1/3, eine Teilstehfähigkeit vermittelt werden. Die Kontrolle der Abduktionsfähigkeit über 1 Jahr, 5 Jahre und 10 Jahre postoperativ war zwar nur an einem stark abnehmenden Krankengut möglich, trotzdem ergeben sich Hinweise, die auch auf langfristige Erfolge hindeuten (Tab. 5–7).

Tabelle 5 Abduktionsfähigkeit nach Adduktorentenotomie (n = 501)

	Präoperativ	1 Jahr postoperativ
0–10°	143 (28,6 %)	20 (4 %)
10–20°	198 (39,5 %)	71 (14,2 %)
20–40°	153 (30,5 %)	262 (52,3 %)
über 40°	7 (1,4 %)	148 (29,5 %)
Gesamt	501	501

Tabelle 6 Abduktionsfähigkeit nach Adduktorentenotomie (n = 241)

	Präoperativ	5 Jahre postoperativ
0–10°	67 (27,8 %)	7 (2,9 %)
10–20°	101 (41,9 %)	39 (16,2 %)
20–40°	69 (28,6 %)	134 (55,6 %)
über 40°	4 (1,7 %)	61 (25,3 %)
Gesamt	241	241

Tabelle 7 Abduktionsfähigkeit nach Adduktorentenotomie (n = 47)

	Präoperativ	10 Jahre postoperativ
0–10°	12 (25,5 %)	4 (8,5 %)
10–20°	23 (48,9 %)	8 (17 %)
20–40°	10 (21,3 %)	26 (55,5 %)
über 40°	2 (4,3 %)	9 (19,2 %)
	47	47

Die präoperative Position des Femurkopfes in der Pfanne bei 685 radiologisch beurteilbaren Hüftgelenken ist in Tab. 8 dargestellt.

Tabelle 8 Präoperative Femurkopfstellung (n = 685)

Zentriert (= normal)	247 (36 %)
Lateralisiert (= Grad I)	288 (42 %)
Subluxiert (= Grad II)	73 (10,7 %)
Luxiert (= Grad III)	77 (11,3 %)
Gesamt	685

Zum Zeitpunkt der Operation war nur 1/3 der Hüften hinreichend zentriert, in 42 % der Fälle bestand eine mehr oder minder ausgeprägte Lateralisation, und 22 % der Hüftgelenke wiesen eine Subluxation oder eine Luxationsstellung auf.

5 Jahre postoperativ war gegenüber dem Ausgangsbefund der Anteil der zentrierten Hüftgelenke verdoppelt.

Die subluxierten und lateralisierten Fälle hatten von 27,8 % des Krankengutes auf 20,4 % abgenommen (Tab. 9).

Tabelle 9 Femurkopfstellung (n = 309)

	Präoperativ	5 Jahre postoperativ
Zentriert	76 (24,6 %)	132 (42,7 %)
Lateralisiert	147 (47,6 %)	114 (36,9 %)
Subluxiert	38 (12,3 %)	40 (12,9 %)
Luxiert	48 (15,5 %)	23 (7,5 %)
	309	309

Die Entwicklung des CE-Winkels als Maß für die Überdachung des Hüftkopfes zeigt eine deutliche Abhängigkeit vom Lähmungsbild. Bei den Hemiparetikern weisen nur 4 % einen negativen CE-Winkel auf. Bei den Diparetikern findet sich diese Defektform bereits in 10 % der Patienten, um auf 28 % bei den Tetrapareseformen anzusteigen (Tab. 10).

Tabelle 10 CE-Winkel, klinische Manifestationsform (n = 649)

	Negativ	0–20°	20–40°	
Hemiparese	2 (4 %)	17 (34 %)	31 (62 %)	50
Diparese	30 (9,8 %)	121 (39,5 %)	155 (50,7 %)	306
Tetraparese	82 (28 %)	109 (37,2 %)	102 (34,8 %)	293
	141 (17,6 %)	247 (38 %)	288 (44,4 %)	649

Die Kontrolle 5 Jahre postoperativ ließ eine Verminderung der Fälle mit negativem CE-Winkel von 22,8 auf 14,1 % nachweisen. Patienten, deren CE-Winkel auf Werte über 20 % angestiegen waren, stellen jetzt über 50 % des Krankengutes, während sie vorher nur 35 % umfaßten (Tab. 11).

Tabelle 11 CE-Winkel (n = 298)

	Präoperativ	5 Jahre postoperativ
Negativ	68 (22,8 %)	42 (14,1 %)
0–20°	124 (41,6 %)	105 (35,2 %)
20–40°	106 (35,6 %)	151 (50,7 %)
	298	298

In vergleichbarer Weise zeigt die zahlenmäßige Analyse des CCD-Winkels klare Abhängigkeiten von der Pareseform. So steigt der Anteil der Hüftgelenke mit Winkelwerten über 140 Grad von 54 % der Patienten bei der Hemiparese auf 76,4 % bei den Diparesen und auf 87,7 % bei den Tetraparesen.
Obwohl nach dem klinischen Befund die spannungsmindernde Operation der Weichteile eine deutliche Minderung des Muskeltonus der Adduktoren und der Flexoren langfristig realisieren läßt, sind Änderungen des projizierten CCD-Winkels durch diese Eingriffe an 296 dokumentierten Hüftgelenken nicht nachweisbar.

Subjektive Angaben

Von den 160 gehfähigen Patienten gaben 81, also 50 %, eine Besserung des Gangbildes im 1. postoperativen Jahr an. 15 Patienten bezeichneten das Gangbild als gleichbleibend, und 7 Patienten gaben eine Verschlechterung an.
Bis zum Ablauf des 5. postoperativen Jahres hat sich der Befund offensichtlich zunehmend verschlechtert, wenn auch in geringem Umfang. Die auftretenden Komplikationen sind in Tab. 12 dargestellt. Die Gesamtkomplikationsrate bei den Weichteileingriffen betrug 7,9 %. Hier sind an erster Stelle die Hämatome nach Adduktorentenotomie, allgemeine Wundheilungsstörungen und Hautschäden durch Gipsabdruck zu nennen.

Tabelle 12 Komplikationen (n = 1820)

	Adduktorentenotomie	Spinamuskelablösung	Gesamt
Hämatome	58		58
Wundheilungsstörung	29	6	35
Gipsdruckschäden	18	3	21
Andere	22	8	30
Gesamt			144 (7,9 %)

Weitere Komplikationen stellen temporäre Irritationen des N. cutaneus femoris lateralis, Darmatonien, Harnwegsinfekte und Pneumonien dar. Während der Mobilisation unmittelbar nach der Gipsabnahme ist es 2mal zu suprakondylären Frakturen gekommen. Sie wurden konservativ behandelt und sind problemlos abgeheilt (Tab. 12).

Diskussionen

Ein wichtiges Ziel in der Behandlung des Zerebralparetikers ist die Verhinderung der sekundären Hüftluxation. Die Luxation führt zu schwerwiegenden Folgeschäden und funktionellen Einschränkungen der Sitz-, Steh- und Gehfähigkeit. Nur die Kooperation aller bei der Betreuung und Behandlung der zerebralparetischen Kinder mitwirkenden Fachkräfte läßt eine Verbesserung auf dieses Ziel hin erreichen. Spezielle Kenntnisse bei den verschiedenen Berufsgruppen sind Voraussetzung für den Erfolg der langwierigen Behandlungsmaßnahmen. Die Behandlungsmöglichkeiten und die erreichbaren Ergebnisse verschiedener therapeutischer Konzepte müssen kritisch abgewogen werden. Insbesondere das starre Beharren auf konservativen Behandlungskonzepten kann zu schwerwiegenden Funktionsverlusten und lebenslang irreparablen Folgen für das Kind führen.
Unseres Erachtens bestimmt neben der funktionellen Störung und dem radiologischen Lokalbefund vor allem der Schweregrad der zentralen Schädigung die Wahl des geeigneten Operationsverfahrens. Die aufwendigen operativen Rekonstruktionen mit mehrfachen Weichteilkorrekturen und gleichzeitiger knöcherner Rekonstruktion müssen mit dem erzielbaren Ergebnis sorgfältig abgewogen werden, sie werden sich bei einem nicht gehfähigen Tetraparetiker kaum anbieten, um so mehr aber bei einem Diparetiker mit hinreichender Gehfähigkeit angezeigt sein.
Zur Verhinderung der Hüftluxation muß der betreuende Kollege die klinischen Zeichen der zunehmenden Abspreizbehinderung rechtzeitig erkennen und die sich schrittweise anbahnende Luxation in ihren radiologischen Befunden deuten können. Neben der Lateralisation des Femurkopfes sind dies die Verbreiterung der Tränenfigur, die mediale Ausziehung der Femurkopfepiphyse, die zunehmende Inkongruenz zwischen Kopf und Pfanne und die Vergrößerung des Pfannendurchmessers.
Die radiologische Beurteilung ist auf die vergleichende Befundung der vorhandenen Röntgenbilder an einem Ort angewiesen, weil nur so die

Progredienz der morphologischen Veränderungen erkennbar wird. Die Verminderung der klinischen Abspreizfähigkeit unter 20 Grad zwingt zur kritischen Überprüfung der angewandten Therapiekonzepte und macht umgehende Entscheidungen für operative Eingriffe notwendig. Die zahlenmäßige Analyse belegt die Abhängigkeit der Gefährdung für die sekundär paralytische Hüftluxation vom zentralen Schädigungsgrad. Die geringste Gefährdung besteht bei der Hemiparese, die Tetraparese läßt bei zunehmendem Schweregrad bei jedem 2. Patienten eine Dislokation des Hüftgelenkes erwarten.

Eine Verbesserung der Entwicklung des CE-Winkels ist nach unseren Ergebnissen nur durch die frühe Detonisierung der Adduktoren möglich. Im Interesse einer hinreichenden Zentrierung des Femurkopfes ist zusätzlich die Versorgung mit abnehmbaren Spreizliege- und gegebenenfalls -sitzschalen sowie eine dauerhafte krankengymnastische Weiterbetreuung erforderlich. Die Durchsetzung dieses Therapieprinzips auf Dauer ist schwierig, erfordert aufwendige Aufklärungs- und Überzeugungsarbeit. Zahlreiche Beispiele mit unbefriedigenden Resultaten lassen Zusammenhänge mit schwerwiegenden Versäumnissen bei der Anwendung der Hilfsmittel und der Übungsbehandlung erkennen.

Die Persistenz großer CCD-Winkel sollte ohne Lateralisation des Hüftgelenkes nicht zu frühzeitigen knöchernen Schenkelhalskorrekturen verleiten. Entscheidend ist nicht die Verbesserung der radiologischen Befunde, sondern die Erhaltung einer funktionsgerechten Einstellung des Hüftgelenkes. Wenn Weichteileingriffe eine hinreichende Einstellung des Hüftkopfes nicht erreichen lassen oder die radiologischen Zeichen der Lateralisation eine Verschlechterung signalisieren, sollte man knöcherne Korrektureingriffe durchführen und ihren Aufwand sorgfältig gegen die bestehende funktionelle Beeinträchtigung und den statomotorischen Zustand des Patienten abwägen. Wenn sie den ersten Schritt der Korrektur darstellen, müssen knöcherne Eingriffe immer simultan mit Weichteilkorrekturen zur Beseitigung der Kontrakturen durchgeführt werden.

Belegen die radiologischen Befunde, insbesondere die Verlaufsbeobachtung, eine Zunahme der Schädigungszeichen, sollte man sich frühzeitig zu Weichteileingriffen entschließen. Leider stehen hier überzogene Erwartungen in andere Therapiekonzepte einer frühen operativen Intervention immer noch in der Mehrzahl der Fälle im Wege. So wird die günstige frühe Weichteilkorrektur, die nur einen geringen operativen Aufwand erfordert, das Kind einer geringen Gefährdung aussetzt und eine rasche funktionelle Nachbehandlung ermöglicht, versäumt.

Die Möglichkeiten der operativen Rekonstruktion subluxierter und luxierter Hüftgelenke beim Zerebralparetiker sind begrenzt. Sie stellen im Gegensatz zu den wenig aufwendigen Tenotomien schwierige, aufwendige, komplikationsreiche Eingriffe dar, die noch dazu die funktionelle Entwicklung nachhaltig stören.

Zusammenfassung

Die sekundär spastisch-paralytische Hüftluxation stellt eine schwerwiegende Funktionsbehinderung für das zerebralparetische Kind dar. Sie läßt sich durch regelmäßige Kontrolluntersuchung der Betroffenen beim erfahrenen Fachmann, durch einfache konservative und operative Behandlungsmaßnahmen und eine günstige Wahl der geeigneten Behandlungszeiten wirksam vermeiden.

Die Behandlung durch Weichteileingriffe stellt eine wirksame Prophylaxe dar. Dies beweist die zahlenmäßige Analyse von 1847 Eingriffen an den Hüftgelenken bei 567 Patienten.

Die frühestmögliche Belastung der Hüftgelenke im Rahmen der krankengymnastisch geführten Nachbehandlung stellt eine bedeutende Grundlage der erfolgreichen Therapie dar.

Für den langfristigen Erfolg ist die postoperative Lagerung in individuell angefertigten Spreizliege- und Spreizsitzschalen über lange Zeitperioden von vergleichbarer Bedeutung.

Die Behandlungsmöglichkeiten bei eingetretener Hüftluxation sind begrenzt und aufwendig.

Literatur

1 Baumann, J. U., R. Feinstein: Die Hüfte bei cerebraler Bewegungsstörung – 10-Jahres-Resultate der Derotations-Varisations-Osteotomie bei cerebralen Bewegungsstörungen. Orthopädie 8 (1979) 91–92

2 Bleck, E. E.: Orthopaedic management in cerebral palsy. Clinics in Developmental Medicine, vol. 99/100. McKeith, Oxford 1987

3 Bleck, E. E.: The hip in cerebral palsy. Orthop. Clin.. N. Amer. 11 (1980) 79–104
4 Carstens, C., F. U. Niethard, M. Schwinning: Die operative Behandlung der Hüftluxation bei Patienten mit infantiler Zerebralparese. Z. Orthop. 130 (1992) 419–425
5 Coon, V., G. Donato, C. Houser, E.E. Bleck: Normal ranges of motion of the hip in infants six weeks, three month and six months of age. Clin. Orthop. 110 (1975) 256–260
6 Cooke, P. H., W. G. Cole, R. P. L. Carey: Dislocation of the hip in cerebral palsy. J. Bon Jt Surg. B 71 (1989) 441–446
7 Cooperman, D. R.,E. Bartucci, E. Dietrieck, E. A. Millar: Hip dislocation in spastic cerebral palsy: long-term consequences. J. pediat. Orthop. 7 (1987) 268–276
8 Feldkamp, M., M. Treppenhauer: Erfolgsaussichten operativer Hüfteingriffe bei schwerbehinderten Kindern mit Zerebralparese. Z. Orthop. 123 (1985) 189–192
9 Göb, A.: Muskelmechanische und elektromyografische Untersuchungen am Hüftgelenk des Spastikers und deren praktische Folgerungen. Z. Orthop. 103 (1967) 303
10 Göb, A.: Die operative Behandlung der spastischen Hüftluxation. Verh. dtsch. orthop. Ges. 47. Kongr. (1959) 468–471
11 Griffith, B., M. M. Donovan, C. T. Stephenson, T. Franklin: The adductor transfer and iliopsoas release in the cerebral palsy hip. Orthop. Trans. 6 (1982) 94–95
12 Heimkes, B., N. Hien, S. Stotz: Die spastische Hüftluxation – Prophylaxe und Therapie. Orthop. Prax. 7 (1986) 505–510
13 Hoffer, M. M., E. Abraham, V. Nickel: Salvage surgery at the hip to improve sitting posture of mentally retarded, severely disabled children with cerebral palsy. Develop. Med. Child Neurol. 14 (1972) 51–55
14 Hoffer, M. M., G. A. Stein, M. Koffman, M. Prietto: Femoral varus-derotation osteotomy in spastic cerebral palsy. J. Bone Jt Surg A 67 (1985) 1229–1235
15 Hoffer, M. M.: Current concepts review: management of the hip in cerebral palsy. J. Bone Jt Surg. A 68 (1986) 629–631
16 Howard, C. B., B. McKibbin, L. A. Williams, I. Mackie: Factors affecting the incidence of hip dislocation in cerebral palsy. J. Bone Jt Surg. B 67 (1985) 530–532
17 Imman, V. T.: The functional aspects of the abductor muscles of the hip. J. Bone Jt Surg. 29 (1947) 607–619
18 Kalen, V., E. Bleck: Prevention of spastic paralytic dislocation of the hip. Develop. Med. Child Neurol. 27 (1985) 17–24
19 Lewis, F. R., R. L. Samilson, D. B. Lucas: Femoral torsion and coxa valga in cerebral palsy: a preliminary report. Develop. Med. Child Neurol. 6 (1964) 591–597
20 Lonstein, J. E., K. Beck: Hip dislocation and subluxation in cerebral palsy. J. pediat. Orthop. 6 (1986) 521–526
21 Manolikakis, G.: Individuelle Versorgung mit Sitzspreiz- und Spreizliegeschalen bei Adduktionskontraktur und drohender paralytischer Hüftluxation bei infantiler Zerebralparese. Orthop.-Techn. 10 (1992) 810–815
22 Matsuo, T., T. Shunsaku, T. Hajime: Insufficiency of the hip-adductor after anterior obturator neurectomy in forty-two children with cerebral palsy. J. pediat. Orthop. 6 (1986) 6
23 Molloy, M. K.: The unstable paralytic hip: treatment by combined pelvic and femoral osteotomy and transiliac psoas transfer. J. pediat. Orthop. 6 (1986) 533–538
24 Perry, J., M. M. Hoffer, D. Antonelli, J. Plut, G. Lewis, R. Greenberg: Electromyography before and after surgery for hip deformity in children with cerebral palsy. J. Bone Jt Surg. A 58 (1976) 201–208
25 Phelps, W. M.: Prevention of acquired dislocation of the hip in cerebral palsy. J. Bone Jt Surg. A 41 (1959) 440
26 Pritchett, J. W.: The untreated unstable hip in severe cerebral palsy. Clin. Orthop. 173 (1983) 169–172
27 Reimers, J., S. Poulsen: Adductor transfer versus tenotomy for stability of the hip in spastic cerebral palsy. J. pediat. Orthop. 4 (1984) 52–54
28 Root, L., C. R. Spero: Hip adductor transfer compared with adductor tenotomy in cerebral palsy. J. Bone Jt Surg. A 63 (1981) 767–772
29 Samilson, R. L., P. Tsou, G. Aamouth, W. M. Green: Dislocation and subluxation of the hip in cerebral palsy: pathogenesis, natural history and management. J. Bone Jt Surg. A 54 (1972) 863
30 Sharrad, W. J. W., J. M. H. Allen, S. H. Heaney, G. R. G. Prendiville: Surgical prophylaxis of subluxation and dislocation of the hip in cerebral palsy. J. Bone Jt Surg. B 57 (1975) 160–166
31 Sherk, H. H., P. D Pasquariello, J. Doherty: Hip dislocation in cerebral palsy: selection for treatment. Develop. Med. Child Neurol. 25 (1983) 738–746
32 Siffert, R. S.: Patterns of deformity of the developing hip. Clin. Orthop. 160 (1981) 14–29
33 Stotz, S.: Quantitative elektromyografische Untersuchung zur Indikation und Beurteilung muskelentspannender Operationen bei der infantilen Zerebralparese. Medizinisch-Literarische Verlagsgesellschaft, Uelzen 1978
34 Tachdjian, M. O., W. L. Minear: Hip dislocation in cerebral palsy. J. Bone Jt Surg. A 38 (1956) 1358–1364
35 Thom, H.: Die Antetorsion des koxalen Femurendes bei der infantilen Zerebralparese. Verh. dtsch. orthop. Ges. 49 (1961) 166–177
36 Tönnis, D.: Die angeborene Hüftdysplasie und Hüftluxation im Kindes- und Erwachsenenalter. Springer, Berlin 1984
37 Wheeler, M. E., S. L. Weinstein: Adductor tenotomy-obturator neurectomy. J. pediat. Orthop. 4 (1984) 48–51
38 Zeiler, G.: Die Behandlung der sekundären Hüftluxation bei spastisch-paralytischen Patienten. Orthop. Prax. 1 (1993) 42–44

Sachverzeichnis

Abrollmechanismen 97
AC-Winkel 73
Achillessehnenverlängerung 86, 98
– überdosiert 76
ACM-Winkel 73
Adduktions-Beuge-Innenrotations-Kontraktur 69
Adduktorentenotomie 79, 127, 132
Affolter-Methode 38
Aktivitäten des täglichen Lebens 43
Alphamotoneuronen 105, 111
Antetorsion 95
Antispastikum 106
Antispastika, Dosierung 108
– Wirkungsmechanismus 107
Arthrodese, des Daumenendgelenkes, auch Daumenendgelenk, Arthrodese 47
Arthrodese, Handgelenk, 47
Arthrodesen 44
AT-Winkel 71
Ataxien 2
Athetosen 2
Auge-Hand-Koordination 41
Auslösezone 12, 13
Ausreifungsanomalien 32
Ayres-Methode 38

Baclofen 106
Baclofenpumpe 109
Beckenschiefstand 52
Befund, physiotherapeutischer 20, 24
Behandlungseffekt 28
Behandlungsplanung 60
Behandlungsprogramm 27
Behandlungstechniken 28
Behindertenproblematik 37
Benzodiazepine 109
Beugetypus 18
Bewegungsanalyse 60
Bewegungsentwicklung 1
Bewegungskette 61, 100
Bewegungsmuster 30
Bewegungsplanung 61
Blähungen 34
Blasenkontrolle 116
Bobath 3, 5, 27, 36
Bodenreaktionskräfte 83, 94
Botulinum-A-Toxin 97, 109, 120

Castillio-Morales-Methode 38
CCD-Winkel, 71, 133
CD-Instrumentarium 58
CE-Winkel 72, 132

Coxa valga antetorta 69
Crank-shaft-Phänomen 58

Dantamacrin 107
Dantrolen 108
Daumen, eingeschlagen 46, 121
Daumengrundgelenk, Stabilisierung 43
Derotations-Varisations-Osteotomie 69
Diazepam 106
Diparese 97
Duncan-Ely-Test 88
Dwyer, auch OP n. Dwyer 58
Dysästhesie 112
Dyskoordination, zerebrale 1

Eggers 89
eingeschlagener Daumen, Korrektur 48
Elektromyographie 121
– dynamische 62
– intraoperativ 111
Ellenbogenbeugekontraktur 51
Ellenbogenkontraktur, auch Kontraktur Ellenbogen 46, 122
Ellenbogenspastik 121
Energieaufwand 62
Entwicklung, Variabilität 31
Entwicklungshemmung 1
Entwicklungsrehabilitation 35
Entwicklungsstörungen 1
Extensor carpi, radialis longus, Transfer, auch Sehnentransfer Extensor carpi rad. longus 48
Extensor carpi ulnaris, Transfer, auch Sehnenransfer Extensor carpi ulnaris 50
Extensor pollicis longus, Transfer, auch Sehnentransfer Extensor pollicis longus 48

Feed-forward-Kontrolle 7
Feedback-Mechanismus 7
Femurosteotomie 66
Fersenabrollung 97
Fingerbeugekontrakturen 121
Fingerkontrakturen, auch Kontraktur Finger 122
Fingermittelgelenkinstabilität 50
Flexor carpi ulnaris Transver, auch Sehnentransfer Flexor carpi ulnaris 49
Flexor digitorum superficialis

Transfer, auch Sehnentransfer Flexor digitorum superficialis 50
Fortbewegung, pathophysiologische 15
Frostig-Methode, Methode nach Frostig 38
Frühdiagnostik 35
Frühförderung 31
– Prinzipien 35
Fuß, spastischer 92
Fußdeformitäten 96
– konservative Behandlung 97
– Ursachen 99

Gammaaminobuttersäure 106, 109
Ganganalyse 60, 100
Gangkinematik 62
Gangkinetik 62
Gangmuster 60
Gangzyklus 81
Gastroknemius 98
Gastroösophagealer Reflux 32, 34
Gelenkdrehachse 83
Gelenkkontrakturen, auch Kontrakt, Gelenk 42
Gelenkkräfte 64
Gelenkmomente 83
Gesundheitsreformgesetz 36
Greiffunktionen 41, 43, 49
Grice-Arthrodese, auch Operation nach Grice 91, 119

Hackenfuß 94, 98
Hallux flexus 93
Haltefunktionen 41
Haltungsreflex 1
Hand, Operationsresultate 44
Handfehlstellung 43
Handfunktion 46
Handgelenk, Arthrodese 46
– Beugesehnenverlängerung, auch Sehnenverlängerung, Handgelenk 51
– Beweglichkeit 46
Handling 5, 22
Handoperationen, postoperative Behandlung 51
Harrington-Spondylodese, auch Operation nach Harrington 58
Hebelarm 83
Hemiparese 97
Hirnschädigungen, traumatische 119
Hirnstrukturen 32

Sachverzeichnis

Hüftadduktionskontraktur, auch Kontraktur Hüftgelenk 52, 122
Hüftbeugekontraktur, auch Kontraktur Hüftgelenk 122, 124
Hüftbeugekontraktur 124
Hüftdislokation 54
Hüfte, Weichteileingriffe 126
Hüftgelenksoperation, Ergebnisse 71
Hüftgelenksorthesen, auch Orthesen, Hüftgelenk 103
Hüftluxation 52, 54, 69, 116, 126
– Nachbehandlung 131
– Operationstechnik, auch Operation, Hüftgelenk 130
Hüftsubluxation 77
Hyperexzitabilität 31
Hypotonie 2

Iatrogene Faktoren, Fußoperation 96
Infantile Zerebralparese, Definition 1
– Formen 35
– Ursachen 35
Intelligenz 42

Kalkaneusosteotomie, auch Osteotomie, Kalkaneus 99
Kauergang 86, 98, 116
Kinematik 63
Kiphard 38
Klumpfuß 94, 123
Knick-Platt-Fuß 92
Knickfuß 98
Kniebeugekontraktur 89, 98, 122, 124
Kniebeuger 84
Kniebeugesehnenverlängerung 89
Kniegelenkstabilität 82
Kniegelenkskinematik 82
Kniestreckspastik 89, 123
Koaktivierung 61
Kokontraktion 112
Kompensationsmechanismus 61
Kontraktur, erster Fingerzwischenraum 48
Körperschwerpunkt 83
Kospastik 87
Kraftmeßplatte 63

Lagereaktionen 6, 21
Lagerungsorthesen 102, 103
Langzeit-pH-Metrie 34
Lokomotion 13
Lokomotionsstufe 24
lumbale Rhizotomie, Rhizotomie, lumbale 54
Luque-Operation, Operation nach Luque 58
Luxationsgrad 72

M. gastrocnemius 66
M. iliopsoas 77
M. rectus femoris 95
Massenbewegungen 2
Matev 49

Meilensteine 1, 31, 35
Mementine 109
mentale Störung 18
Methode nach Affolter 38
Methode nach Ayres 38
Methode nach Castillio-Morales 38
Migrationsindex 77
Minussymptome 105
Motoneuronen 9, 105
Muskel-Sehnen-Verlängerung 41, 97
Muskelgleichgewicht 86
Muskelketten 11
Muskelkontrakturen, Kontraktur, Muskel 42
Muskelkraft 41
Muskelstatus 46
Muskeltonus 97
Muskeltransfer 42
Muskelverkürzung Prävention 79
Myotonolytika 109

Nachtlagerungsschiene 46
Narkoseuntersuchung 62
Nervenblockade 97, 120
neurologische Symptome transitorisch 31
Neurophysiologie 7

O_2-Verbrauch 66
Oberbauchsonographie 33
Obere Extremität 40
Oberflächen-EMG, Elektromyographie, Oberfläche 66
Ontogenese 11, 14
Orthesen 102
– funktionell 102
– Indikation 102
– Technik 97
Ossifikation, heterotope 120

Pathophysiologie 1, 8, 32, 68
Perzeptionsfähigkeit 42
Petö-Methode, Methode nach Petö 38
Pfannendysplasie 69, 74
Phasische Bewegung 14
Phenothiazine 107
Phylogenese 1, 6
Physiotherapie 2, 106
posturale Aktivität 6
Primitivreflexe 6
Primitivschablonen 8
Pronator teres Transfer, Sehnentransfer Pronator teres 50
Pronatoren 95
Pronatorenspastik 93
Propriozeptiva 5, 43
Psoasrezession 66
Psychomotorik 11

Reaktibilität, posturale 11
Rectus femoris 61
– Kospastik 98
– Transfer, Sehnentransfer, Rectus femoris 8, 66, 89
Reflexkriechen 3, 6, 12

Reflexlokomotion 31
Reflexprüfungen 20
Reflexumdrehen 6, 12, 13
Reflexuntersuchungen 31
Rektussehnentransfer, Sehnentransfer Rectus 99
Revalgisierung 70
Rhizotomie 111
– bei Kontrakturen 114
– Möglichkeiten 115
– Risiken 116
– Selektionskriterien 114
Rotationsdeformität Hüftgelenk 95
Rückenmarkreflexe 107
Rumpforthesen 103

Salter-Beckenosteotomie, Operation nach Salter 70, 74
Sauerstoffmangelzustände 32
Schädel-Hirn-Trauma 119
Schlüsselpunkte 5
Schrittfrequenz 84
Schrittlänge 62
Schulterkontrakturen, Kontraktur, Schulter 121
Schwanenhalsdeformität 47
Schwungphase 81, 85, 96
Schwungphasenstabilität 62
Segmental-spinale Ebene 8
Sehnentransfer 46, 97
Sehnenverlängerung 46
Sensibilität der Finger 42
Sensorik 20
sensorische Integration 38
Silfverskjöld-Zeichen 65
Sitzbalance 69
Sitzkorsett 57
Skoliose 52, 57
– Ätiologie 52
– Entwicklung 69
– Klassifikation 53
– Korsett 57
– Krankengymnastik 57
– Krümmungstypen 53
– Pathogenese 53
– Prävalenz 52
– Prognose 53
– Progredienz 54
Sonderkindergärten 36
Sonderschulen 36
sozialpädiatrische Zentren 36
Sozialrecht 38
Spasmuspumpe 109
spastic loop 8
Spastik, Auslöser 105
– Ursache 105
Spitzfuß 123
– spastischer 97
Spondylodese 59
Spontanmotorik 20
Spontanverlauf 27, 41, 69
sprouting 9, 105
Sprunggelenksabrollung 97
Standphase 81
Standphasenstabilität 62
Stereognosie 43

Strayer-Operation, Operation nach Strayer 66
Strecktypus 18
Supinatoren 95
Sutcliff-Sanifer-Syndrom 32

Tapping 5
Techniken 38
Tenotomien 106
Therapie, Gipsbehandlung 97
– medikamentöse 105
Therapieerfolge 14
Tizanidin 107
Triceps surae 95
Tripelarthrodese 99

Unterarm, Pronationsstellung 46
Unterschenkel-Fuß-Orthesen, Orthesen, Unterschenkel-Fuß 103
Unterschenkelgehgips 97
Unterschenkelorthese 90, 103
Untersuchung 40

Verlaufskontrolle 27
Versteifungsoperationen 97
Videoaufzeichnung 62
Vojta 3, 5, 36
Vojta-Therapie, Nebenwirkungen 36
Vorderarm-Handgelenk-Orthesen 103

Vorfußabwickelung 97
Vorsorgeuntersuchungen 31

Wachstum, Muskel 95
Weichteileingriffe Hüfte 69, 126, 128
Windschlagdeformität 55

Zehengreifreflex 93
Zerebralparese, Ursache 40
Zielke, Operation nach Zielke 58
Zielorientierung 27